Roman Böckmann (Hrsg.)

Gesundheitsversorgung zwischen
Solidarität und Wettbewerb

Roman Böckmann (Hrsg.)

Gesundheitsversorgung zwischen Solidarität und Wettbewerb

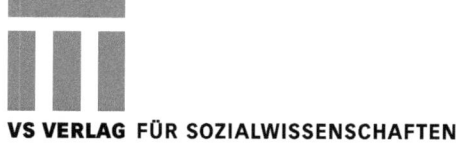

VS VERLAG FÜR SOZIALWISSENSCHAFTEN

Bibliografische Information der Deutschen Nationalbibliothek
Die Deutsche Nationalbibliothek verzeichnet diese Publikation in der
Deutschen Nationalbibliografie; detaillierte bibliografische Daten sind im Internet über
<http://dnb.d-nb.de> abrufbar.

1. Auflage 2009

Alle Rechte vorbehalten
© VS Verlag für Sozialwissenschaften | GWV Fachverlage GmbH, Wiesbaden 2009

Lektorat: Frank Schindler

VS Verlag für Sozialwissenschaften ist Teil der Fachverlagsgruppe
Springer Science+Business Media.
www.vs-verlag.de

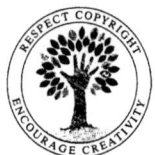

Das Werk einschließlich aller seiner Teile ist urheberrechtlich geschützt. Jede Verwertung außerhalb der engen Grenzen des Urheberrechtsgesetzes ist ohne Zustimmung des Verlags unzulässig und strafbar. Das gilt insbesondere für Vervielfältigungen, Übersetzungen, Mikroverfilmungen und die Einspeicherung und Verarbeitung in elektronischen Systemen.

Die Wiedergabe von Gebrauchsnamen, Handelsnamen, Warenbezeichnungen usw. in diesem Werk berechtigt auch ohne besondere Kennzeichnung nicht zu der Annahme, dass solche Namen im Sinne der Warenzeichen- und Markenschutz-Gesetzgebung als frei zu betrachten wären und daher von jedermann benutzt werden dürften.

Umschlaggestaltung: KünkelLopka Medienentwicklung, Heidelberg
Druck und buchbinderische Verarbeitung: Krips b.v., Meppel
Gedruckt auf säurefreiem und chlorfrei gebleichtem Papier
Printed in the Netherlands

ISBN 978-3-531-16206-5

Vorwort

In kaum einem Politikfeld wird so leidenschaftlich und emotional gestritten wie in der Gesundheitspolitik. Die Frage nach der „optimalen" Gestaltung des Gesundheitswesens beschäftigt Ärzte und Patienten, Politiker und Wähler, Versicherungen und Versicherte, Arbeitnehmer und Arbeitgeber sowie Experten aus Wissenschaft und Praxis gleichermaßen. Das Verhältnis von Solidarität und Wettbewerb ist dabei einer der zentralen Streitpunkte. Obwohl die Wettbewerbslogik dem Solidarprinzip auf den ersten Blick entgegenzustehen scheint, ist das deutsche Gesundheitswesen durch Elemente beider Prinzipien gekennzeichnet. Wie aber passen so unterschiedliche Steuerungsinstrumente zusammen? Welche Spannungen resultieren daraus? Lassen sich Solidarität und Wettbewerb zum Wohl von Patienten und Versicherten vereinen? Wie könnte ein mögliches Gesundheitssystem aussehen, das die Vorteile beider Prinzipien miteinander vereinbart?

In diesem Buch versuchen die Autoren, Antworten auf diese und weitere Fragen zu finden. In neun aufeinander bezogenen Beiträgen wird das Spannungsverhältnis von Solidarität und Wettbewerb im Gesundheitswesen thematisiert. Am Beispiel der verschiedenen Versorgungsbereiche und Akteure im Gesundheitswesen werden aktuelle Reformentwicklungen einer umfassenden Analyse unterzogen und kontrovers diskutiert. Die Idee zu diesem interdisziplinär angelegten Band ist auf der gleichnamigen Tagung entstanden, die in Kooperation von Graduate School of Politics (GraSP) der Westfälischen Wilhelms-Universität Münster und dem Zentrum für Sozialpolitik (ZeS) der Universität Bremen am 14. November 2007 in Münster stattgefunden hat.

Mein ganz besonderer Dank gilt allen Autoren dieses Bandes, die ihre Beiträge zur Verfügung gestellt haben und bereit waren, meinen zum Teil umfangreichen Bitten um Überarbeitungen sorgfältig und geduldig nachzukommen. Mein aufrichtiger Dank gebührt auch Prof. Dr. Klaus Schubert, der die Entstehung dieses Buches mit vielen konstruktiven Verbesserungsvorschlägen begleitet hat. Als Promotionsstipendiat der Hans-Böckler-Stiftung danke ich vor allem Werner Fiedler und Dr. Eike Hebecker, die als Referatsleiter in der Promotionsförderung viele stipendiatische Projekte – so auch die Tagung im November 2007 – gefördert und unterstützt haben. Ein ganz herzlicher Dank gilt auch Prof. Dr. Karl-Heinz Stange für die kritische Durchsicht und Kommentierung meines Beitrags in diesem Band. Meinen Kollegen Florian Blank und Hendrik Meyer verdanke ich unzählige wertvolle Diskussionen zu aktuellen Problemen der Sozialpolitik, die mir beim Erstellen dieses Buches eine außerordentliche Hilfe waren. Astrid Sauermann danke ich ganz herzlich für ihre unkomplizierte und verlässliche Hilfe beim Umsetzen der Layoutvorgaben für dieses Buch.

Münster, im September 2008   Roman Böckmann

Inhalt

Vorwort 5

Einleitung: Solidarität und Wettbewerb im Gesundheitswesen
Roman Böckmann 9

Wettbewerb und Patientenorientierung in der gesetzlichen Krankenversicherung
Thomas Gerlinger 19

Verbesserung des Risikostrukturausgleichs als Instrument zur Sicherung der Balance zwischen Solidarität und Wettbewerb
Rebecca Jahn/Susanne Staudt/Jürgen Wasem 43

Die Private Krankenversicherung – weder Solidarität noch Wettbewerb?
Roman Böckmann 63

Wettbewerbliche Transformation im ambulanten Sektor: Governanceformen und gesundheitspolitische Zielpräferenzen im Wandel
Nils C. Bandelow/Mathieu Schade 91

Krankenhaus unter DRG-Bedingungen:
Zwischen Ökonomisierung, Unwirtschaftlichkeit,
Veränderungsresistenz und Desorganisation
Bernard Braun 117

Die Preispolitik der Hersteller – Totengräber unseres Systems?
Zur Effizienz der Arzneimittelversorgung in Deutschland
Gerd Glaeske 141

Pharmaunternehmen im Spannungsfeld von Shareholdern
und Stakeholdern
Claudia Heilig 159

Vereinbarkeit von Wettbewerb und Solidarität in der sozialen
Krankenversicherung? Gesundheitsreformen in den Niederlanden
und Deutschland
Simone Leiber/Maral-Sonja Manouguian 175

Solidarität in der europäisierten Gesundheitspolitik?
Zum Verhältnis von Wettbewerb und Solidarität im
europäischen Binnenmarktprojekt
Rolf Schmucker 203

Autorenverzeichnis 233

Einleitung: Solidarität und Wettbewerb im Gesundheitswesen

Roman Böckmann

„Gesundheit wird teurer", „Weniger Arzt fürs Geld", „Arzneimittel treiben die Kosten", „Am Quartalsende ist die Praxis dicht", „Kliniksterben erwünscht", „Krankenversicherer erwägen Selbstabschaffung", „Feuer im Ärztehaus", „Der Patient ist der Verlierer" – wer in großen, überregionalen Tageszeitungen nach Informationen über die derzeitige Gesundheitspolitik sucht, könnte leicht den Eindruck gewinnen, das deutsche Gesundheitssystem befände sich kurz vor seinem Untergang. Die Liste der Schlagzeilen, die vom nahen Ende des einst so vorbildlichen Gesundheitssystems künden, ließe sich beinahe beliebig fortführen. So manchem kritischen Leser dürften beim Anblick dieser Überschriften jedoch berechtigte Zweifel kommen, ob solch dramatische Untergangsszenarien tatsächlich den realen Gegebenheiten entsprechen. Über eines kann aber auch der sachlichste Analytiker kaum hinwegsehen: Das deutsche Gesundheitssystem steht unter einem erheblichen Kosten- und Veränderungsdruck, so dass grundlegende Reformen überfällig erscheinen. Über die richtigen Mittel, die besten Lösungskonzepte und die nachhaltigsten Reformvorschläge wird dabei unter Bürgern, Politikern und Wissenschaftlern leidenschaftlich und kontrovers gestritten. Einer der zentralen Gegenstände dieser Auseinandersetzungen ist das „optimale" Verhältnis von Solidarität und Wettbewerb.

Dem deutschen Gesundheitswesen wird im Allgemeinen eine starke Verankerung solidarischer Elemente attestiert, die vor allem in den Umverteilungsmechanismen der gesetzlichen Krankenversicherung (GKV) ihren Ausdruck findet. Das konkrete Ausmaß der Solidarität ist dabei weder maximal noch ist es in irgendeiner Weise dauerhaft festgeschrieben. Vielmehr ist der solidarische Gehalt des Gesundheitswesens je nach historischer, politischer und ökonomischer Situation starken Schwankungen unterlegen. Dass das Solidarprinzip in weiten Teilen der Bevölkerung eine relativ große Zustimmung erfährt, ist insofern bemerkenswert, als die gesetzliche Krankenversicherung mit ihrer weitgehend einkommensabhängigen Beitragserhebung und der bedarfsabhängigen Leistungsgewährung vergleichsweise hohe Anforderungen an die Solidaritätsbereitschaft der Versicherten stellt. Während z.B. in der privaten Krankenversicherung ebenso wie in der gesetzlichen Renten- und Arbeitslosenversicherung ein wesentlich stärkerer Zusammenhang zwischen Beitragszahlung und Leistungsgewährung besteht, ist das Ausmaß der umverteilenden Elemente in der GKV relativ hoch. In der Betonung solidarischer Elemente spiegelt sich nicht zuletzt die hohe gesellschaftliche Wertschätzung für das „Gut" Gesundheit wieder. Daher entspricht es in nahezu allen modernen Gesellschaften einem weitgehend geteilten Werteverständnis, dass im Bedarfsfall jeder Kranke unabhängig von seiner Zahlungsfähigkeit medizinisch versorgt wird – auch wenn hinsichtlich des Versorgungsumfangs und des Ausmaßes distributiver Elemente erwartungsgemäß erheblicher Dissens herrscht.

Trotz der starken normativen Verankerung des Solidarprinzips haben marktwirtschaftliche Steuerungsinstrumente in vielen Bereichen der Gesundheitsversorgung zugenommen. Dabei scheinen die Reformen jedoch keineswegs einem einheitlichen Trend zu folgen. Vielmehr lassen sie eine „neue Unübersichtlichkeit" in diesem ohnehin für viele Menschen schwer durchschaubaren Politikfeld entstehen. Nicht zuletzt durch die europäische Integration und die zunehmende Regulierungstätigkeit der Europäischen Union hat die Gesundheitspolitik an Komplexität und Undurchsichtigkeit gewonnen. Die gegenwärtigen Veränderungen können daher kaum noch mit Hilfe eines Markt-Staat-Verständnisses erklärt werden, bei dem es nur um quantitative Variationen entlang einer bipolaren Markt-Staat-Achse geht. „Mehr Markt" bedeutet ganz offensichtlich nicht zwangsläufig „weniger Staat" und auch die Frage nach dem Stellenwert korporatistischer Gremien kann nicht einfach im Sinne eines Ausbaus oder Abbaus beantwortet werden. Viele Begriffe, mit denen diese Entwicklungen häufig beschrieben werden, legen Zeugnis von der Komplexität der aktuellen Entwicklungen im Gesundheitswesen ab. Schlagworte wie „Deregulierung", „Re-Regulierung", „Ökonomisierung", „Privatisierung", „Liberalisierung", „Vermarktlichung" oder „wettbewerbliche Transformation" sind nur einige der Vokabeln, die zur Erklärung der jüngsten Veränderungen im Gesundheitswesen herangezogen werden. Ähnliches gilt für Beschreibungen institutioneller Arrangements, die mit Definitionen wie „regulierter Gesundheitsmarkt", „Wettbewerbskorporatismus" oder „solidarische Wettbewerbsordnung" erahnen lassen, wie stark die Reformen der vergangenen Jahre das institutionelle Gefüge des Gesundheitssystems verändert haben.

Bei genauerer Betrachtung der gesundheitspolitischen Reformen seit den 1990er Jahren zeigen sich vor allem qualitative Veränderungen von Markt-, Selbstverwaltungs- und Regulierungselementen. Eine zentrale Rolle wurde dabei ganz offensichtlich dem Wettbewerb zugedacht. Dabei gilt es zu beachten, dass der Wettbewerb zwar eine notwendige Bedingung für einen funktionierenden Markt darstellt, jedoch das Vorhandensein von marktwirtschaftlichen Strukturen keine Voraussetzung für die Existenz von Wettbewerb darstellt. Dementsprechend trifft die Forderung nach „mehr Wettbewerb" die Akteure des Gesundheitswesens erstens vor dem Hintergrund höchst unterschiedlicher gesellschaftlicher Problemwahrnehmungen und zweitens vor dem Hintergrund höchst unterschiedlicher Ausgangsbedingungen. Die Ziele, die mit Hilfe des Wettbewerbs erreicht werden sollen, gleichen sich jedoch in vielerlei Hinsicht: Die verstärkte Ausrichtung an wettbewerblichen Handlungsmustern soll dem Gesundheitssystem zu mehr Effizienz verhelfen, eine hohe Versorgungsqualität gewährleisten und den Menschen individuelle Entscheidungskompetenzen zubilligen. Während die gesundheitspolitischen Ziele Effizienz, Qualität und Wahlfreiheit keineswegs im Widerspruch zur solidarischen Finanzierung stehen, ist die auf politischer Ebene forcierte Wahl des Steuerungsinstruments Wettbewerb zumindest auf den ersten Blick bemerkenswert, denn die Wettbewerbslogik steht dem normativen Postulat einer solidarischen Absicherung grundlegender Lebensrisiken ganz offensichtlich entgegen. Wie passen normativer Anspruch und steuerungspolitische Realität also zusammen? Lassen sich sozialpolitische Ziele im Rahmen eines wettbewerblich ausgestalteten Gesundheitssystems erreichen? Welche Voraussetzungen und Bedingungen müssten hierfür erfüllt sein? Gibt es Strukturen, die eine Vereinbarkeit von Solidarität und Wettbewerb begünstigen?

Die Autoren in diesem Band versuchen Antworten auf diese Fragen zu finden, indem das Spannungsverhältnis von Solidarität und Wettbewerb am Beispiel verschiedener Akteure und Versorgungsbereiche des Gesundheitswesens diskutiert wird. Dabei werden aktuelle Gesundheitsreformen ebenso berücksichtigt wie der zunehmende Regulierungseinfluss der Europäischen Union. In neun ausgewählten Beiträgen wird der Frage nachgegangen, wie sich das Verhältnis von Solidarität und Wettbewerb gewandelt hat, welche Konsequenzen sich daraus ergeben und wie möglicherweise die Vorteile beider Koordinationsformen miteinander kombiniert werden können.

Thomas Gerlinger analysiert in seinem Beitrag die gesundheitspolitischen Wirkungen wettbewerblicher Transformationsprozesse im Hinblick auf ihre Patientenorientierung. Ausgehend von der Feststellung, dass das deutsche Gesundheitssystem trotz hoher Ausgabenquoten nur mittelmäßige Behandlungsergebnisse erzielt, wird der Frage nachgegangen, ob und inwiefern wettbewerbliche Steuerungsinstrumente tatsächlich zur Effizienzsteigerung und der Verbesserung der Behandlungsqualität beitragen. Hierzu wird zunächst ein differenziertes Bild der Vor- und Nachteile korporatistischer Steuerung entworfen und aufgezeigt, dass gesundheitspolitische Entscheidungsträger als Reaktion auf die nachteiligen Wirkungen korporatistischer Steuerung verstärkt auf Wettbewerbskonzeptionen gesetzt haben. Dass dieser Wettbewerb zwar zu Effizienzsteigerungen führen kann, dieses aber keineswegs ein zwangsläufiges Ergebnis sein muss, wird in den folgenden Kapiteln ausgeführt. Als empirische Beispiele dienen dem Autor dabei die Einführung des Kassenwettbewerbs, die Möglichkeit selektiver Vertragsabschlüsse zwischen Finanzierungsträgern und Leistungsanbietern sowie die Umstellung der ärztlichen Vergütung auf prospektive Vergütungsformen. In den Ausführungen wird deutlich, dass Gewinnorientierung und Qualitätsverbesserung zwar durchaus kompatibel sein können, beide Ziele jedoch grundsätzlich different sind. Sowohl mit Blick auf die Krankenkassen als auch auf die Leistungserbringer werden vorhandene Fehlanreize wettbewerblicher Steuerung analysiert; außerdem wird der Frage nachgegangen, inwiefern Patienten mit der Differenzierung neuer Versorgungsformen auch über qualitätssteigernde Wahlmöglichkeiten verfügen. Dabei wird argumentiert, dass die Krankenversicherungen keineswegs als Agenten der Patienten auftreten, sondern wettbewerbliche Arrangements (Re-)Regulierungserfordernisse wachsen lassen, die ebenfalls mit neuen Problemen behaftet sein können. Vor diesem Hintergrund wird dem Wettbewerb eine immanente Tendenz zur Erosion des Solidargedankens attestiert.

Die Autoren *Rebecca Jahn*, *Susanne Staudt* und *Jürgen Wasem* vertreten die Auffassung, dass Solidarität und Wettbewerb grundsätzlich miteinander vereinbar sind, sofern die Rahmenbedingungen günstig gewählt sind. Sie beschäftigen sich in ihrem Beitrag mit dem Risikostrukturausgleich als Instrument zur Sicherung der Balance zwischen Solidarität und Wettbewerb. Dass der Risikostrukturausgleich prinzipiell geeignet ist, den gesetzlich Versicherten die solidarische Finanzierung zu erhalten und gleichzeitig den Versicherungen eine risikoäquivalente Prämie zu simulieren, ist der modelltheoretische Ausgangspunkt einer „solidarischen Wettbewerbsordnung". Im Beitrag wird zunächst die Notwendigkeit eines Risikoausgleichs skizziert, dessen zentrale Aufgabe in der Verhinderung von versicherungsseitiger Risikoselektion besteht. Detailreich wird jedoch kritisiert, dass die bisherigen Ausgleichskriterien Alter, Geschlecht und der Erwerbsminderungsstatus die letztlich kostenverursachenden Morbiditätsunterschiede nicht zielgenau abbilden. Gestützt auf Gutachterergebnisse über das Wechselverhalten gesetzlich Versicherter wird gezeigt, dass bisher vor allem junge und gesunde Versicherte von der Möglichkeit der Versicherungswechsels Gebrauch gemacht haben. Da der Gesetzgeber als Reaktion auf diese Form unerwünschter Risikoselektion beschlossen hat, dem Risikostrukturausgleich ab dem Jahr 2009 eine morbiditätsorientierte Komponente hinzuzufügen, diskutieren die Autoren verschiedene Modelle und arbeiten anschaulich die Vor- und Nachteile verschiedener Konzeptionen eines zukünftigen morbiditätsorientierten Risikostrukturausgleichs heraus. Letztlich kommen sie zu dem Ergebnis, dass die wesentlichen Ziele des Wettbewerbs – Effizienz und Qualität – nur erreicht werden können, wenn die Ausgestaltung des morbiditätsorientierten Risikostrukturausgleichs zielgenau erfolgt.

Roman Böckmann beschäftigt sich mit der Verwirklichung von Solidarität und Wettbewerb in der Privaten Krankenversicherung (PKV). Ausgehend von grundsätzlichen Überlegungen zu Solidarität und Wettbewerb im Krankenversicherungsbereich wird die besondere Stellung der traditionell marktwirtschaftlich organisierten PKV als substitutiver Krankenversicherung herausgearbeitet. In drei weiteren Schritten wird dann vor dem Hintergrund des zunehmenden Einflusses der europäischen Versicherungsrichtlinien das Zusammenspiel von marktwirtschaftlicher Steuerung und staatlicher Regulierung analysiert. Im ersten Schritt wird die Tendenz nachgezeichnet, durch sozialpolitisch motivierte Regulierung in die Prämien- und Tarifkalkulation der Versicherungsunternehmen einzugreifen und somit ein Mindestmaß distributiver Elemente auch für die PKV zu implementieren. Im zweiten Schritt wird gezeigt, dass auch sozialpolitisch motivierte Verbraucherschutzgesetze eine Aufwertung erfahren haben. Diese gehen zwar nicht zwangsläufig mit einer Umverteilungsverpflichtung zwischen den Versicherten einher, begrenzen aber die asymmetrischen Machtstrukturen zwischen Versicherern und Versicherten. In einem dritten Schritt werden die wettbewerbshemmenden Wirkungen der verpflichtenden Bildung von Altersrückstellungen im gegenwärtigen Geschäftsmodell der PKV analysiert. Abschließend wird das Verhältnis der beiden Versicherungssysteme PKV und GKV in Hinblick auf Solidar- und Wettbewerbselemente untersucht. Insgesamt kommt der Autor zu dem Schluss, dass die gesetzgeberischen Eingriffe zwar ansatzweise den Ausbau von Solidar- und Wettbewerbselementen gefördert haben, letztlich aber das Geschäftsmodell der PKV weder dem Anspruch eines solidarischen GKV-Substituts gerecht wird, noch den wettbewerblichen Erfordernissen eines marktwirtschaftlichen Versicherungssystems genügt.

Nils C. Bandelow und *Mathieu Schade* widmen sich in ihrem Beitrag der wettbewerblichen Transformation im ambulanten Sektor. Am Beispiel der niedergelassenen Ärzte wird der Steuerungswandel in diesem Bereich detailliert nachgezeichnet. Im Fokus ihrer Analyse stehen die sich wandelnden Governanceformen und Zielpräferenzen, die sich gegenwärtig als Folge der jüngsten Gesundheitsreformen im ambulanten Sektor entwickeln. Lange Zeit galten die

Kassenärztlichen Vereinigungen in ihrer Doppelfunktion als Vertreter ärztlicher Standesinteressen und Inhaber öffentlich-rechtlicher Handlungsaufträge als außerordentlich machtvolle Akteure in der Gesundheitspolitik, die es immer wieder verstanden haben, grundlegende Strukturreformen zu verhindern. Die Autoren zeichnen anschaulich und kenntnisreich die systematische und politisch forcierte Umgestaltung der Vertragsbeziehungen zwischen Krankenversicherungen und Ärzten seit Mitte der 1990er Jahre nach. Die Möglichkeit, im Rahmen von Modellvorhaben, Strukturverträgen und Integrierter Versorgung neue Verträge außerhalb kollektivvertraglicher Vereinbarungen zu schließen, wurde durch die Erweiterung einzelvertraglicher Gestaltungsmöglichkeiten im Zuge des Gesundheitsmodernisierungsgesetzes 2004 und des Wettbewerbsstärkungsgesetzes 2007 weiter ausgebaut. Die Autoren beschreiben, wie sich als Folge dieser Veränderungen neue, zum Teil regionale Akteure herausbilden, die sich weniger als Ausführende eines öffentlich-rechtlichen Handlungsauftrags sondern vielmehr als reine ärztliche Interessenvertretung betrachten. Auf der Grundlage dieser Beobachtungen entwerfen die Autoren vier mögliche Szenarien zukünftiger Governanceformen und deren Auswirkungen. Zu diesen als Idealtypen entwickelten Möglichkeiten zählen die fortgesetzte Dominanz der Kassenärztlichen Vereinigungen, das Entstehen neuer (regionaler) Monopole, die Etablierung eines pluralistischen Wettbewerbs und die Fragmentierung der Versorgungslandschaft durch Spezialisierung. Die Autoren prognostizieren und begründen vor dem Hintergrund ihrer Analyse eine Entwicklung, die von allen vier Szenarien geprägt sein wird.

Dass Veränderungen im Gesundheitswesen keineswegs im Sinne eindeutiger Trends erfolgen, unterstreicht *Bernard Braun* in seinem Beitrag „Krankenhaus unter DRG-Bedingungen: Zwischen Ökonomisierung, Unwirtschaftlichkeit, Veränderungsresistenz und Desorganisation". Mit der Umstellung der Vergütung stationärer Leistungen von tagesgleichen Pflegesätzen auf diagnosebezogene Fallpauschalen (DRG) hat sich auch im Krankenhaussektor ein Transformationsprozess vollzogen, dessen Auswirkungen zum gegenwärtigen Zeitpunkt noch nicht abschließend bewertet werden können. Seit 2002 beschäftigen sich jedoch Wissenschaftler des Wissenschaftszentrums Berlin für Sozialforschung und des Zentrums für Sozialpolitik der Universität Bremen mit den Konsequenzen dieser neuen Vergütungsform. Im Rahmen des Projektes „Wandel von Medizin und Pflege im DRG-System (WAMP)" wurden mehrmalig Patienten, Pflegekräfte und Ärzte im Krankenhaus zu den Auswirkungen der DRG auf die Versorgungsqualität und die Arbeitsbedingungen befragt. In drei Schritten analysiert der Autor mit differenzierender Sachlichkeit die jüngsten Befunde der

Studie: In einem ersten Schritt werden unter Berücksichtigung geeigneter statistischer Daten Veränderungen auf der Makroebene des Krankenhausmarktes skizziert. Es zeigt sich, dass zumindest zum gegenwärtigen Zeitpunkt weder die positiven noch die negativen erwarteten Effekte der Vergütungsreform eingetreten sind. Im zweiten Schritt werden Strukturen und Prozesse der Krankenhausversorgung untersucht. Hier geht es vor allem um die befürchteten Auswirkungen der Selektion bei der Patientenaufnahme, der Rehospitalisierung und der vorzeitigen Entlassungen. Auch hier kommt der Autor zu dem Ergebnis, dass viele der befürchteten Effekte zumindest bisher nicht eingetreten sind. Allerdings gelte dies auch für die positiven Erwartungen, die an die DRG gerichtet wurden. Im dritten und letzten Analyseschritt werden die Mikrobedingungen der Krankenhausversorgung unter die Lupe genommen. Dabei wird der Tatsache Rechnung getragen, dass äußere (ökonomische) Anreizsysteme nur dann wirksam werden können, wenn die Steuerungsadressaten – Ärzte und Pflegepersonal – mental, motivational und organisatorisch diesen Handlungsimperativen folgen. Abschließend werden die Befunde diskutiert und in einen Zusammenhang mit nach wie vor wirksamen Systemstrukturen des deutschen Gesundheitswesens gestellt.

Gerd Glaeske befasst sich mit der Effizienz der Arzneimittelversorgung in Deutschland. „Die Preispolitik der Hersteller – Totengräber unseres Systems?" lautet der zugespitzte Titel dieses Beitrags, der sich kritisch mit der defizitären Kosten-Nutzen-Bewertung neuer Arzneimittel auseinandersetzt. Ausgangspunkt der Überlegungen ist die Tatsache, dass die Arzneimittelhersteller gegenwärtig ein Anreizsystem vorfinden, das vielfach scheininnovative Medikamente hervorbringt. Der Autor argumentiert, dass nach Ablauf des Patentschutzes für einen Wirkstoff häufig ähnliche, aber erneut patentierbare Wirkstoffe auf den Markt gebracht werden, ohne dass der Nachweis eines zusätzlichen Nutzens für die Verbraucher geführt werden muss. In der Konsequenz führe dies zu vergleichsweise hohen Arzneimittelpreisen für „neue" Medikamente, die von der Solidargemeinschaft der gesetzlich Versicherten zu finanzieren sind. Zwar existiert mit dem 2004 neu geschaffenen Institut für Qualität und Wirtschaftlichkeit im Gesundheitswesen eine Institution, die eine Nutzenbewertung neuer Arzneimittel durchführt, jedoch haben die Bewertungen des Instituts keinen Entscheidungs- sondern lediglich einen Empfehlungscharakter. Anhand anschaulich beschriebener Wirkstoffbeispiele wird die Problematik der fehlenden Kosten-Nutzen-Bewertung in den nachfolgenden Abschnitten dargestellt und erläutert. Darauf aufbauend wird auf das von Seiten der Arzneimittelhersteller häufig vorgebrachte Argument der hohen Forschungs- und Entwicklungskosten eingegangen und in ein Verhältnis zu den kostenintensiven Marketing- und Werbeanstrengungen der pharmazeutischen Industrie gesetzt. Abschließend wird als Antwort auf die diagnostizierten Systemdefekte gefordert, dass den bisher drei Zulassungshürden für ein neues Arzneimittel – Wirksamkeit, Unbedenklichkeit und pharmazeutische Qualität – eine vierte Hürde hinzugefügt wird, die eine explizite Kosten-Nutzen-Bewertung vornimmt.

Der Aspekt der Arzneimittelvermarktung wird von *Claudia Heilig* in ihrem Artikel „Pharmaunternehmen im Spannungsfeld von Shareholdern und Stakeholdern" aufgegriffen und erweitert. Sie beschreibt zunächst die wirtschaftliche Situation der Pharmaindustrie, um darauf aufbauend Strategien in der Forschung und Vermarktung von Arzneimitteln zu skizzieren. Dabei wird explizit auf historische Entwicklungen Bezug genommen und argumentiert, dass in vielen Fällen das Innovationspotential für die Behandlung schwerwiegender Krankheiten ausgeschöpft sei. Um dennoch Gewinne realisieren zu können, existiere ein Trend in Richtung der Vermarktung und Bewerbung von Lifestylepräparaten. Die Bedeutung von Marken im Pharmamarkt hervorhebend wird im letzten Teil die Marketingstrategie des Direct-to-Consumer-Advertisement analysiert und mit anschaulichen Beispielen aus der Werbewelt der pharmazeutischen Industrie belegt. Kritisch argumentierend wird dabei auf Probleme solcher Marketingstrategien hingewiesen. Abschließend werden Möglichkeiten aufgezeigt, wie durch regulative Eingriffe und Förderprogramme moderat und zum Wohl der Arzneimittelverbraucher in das Marktgeschehen eingegriffen werden könnte.

Simone Leiber und *Sonja-Maral Manouguian* betrachten in ihrer vergleichenden Studie die jüngsten Reformentwicklungen im niederländischen und deutschen Gesundheitssystem. Beide Länder zeichnen sich durch Krankenversicherungssysteme aus, die lange Zeit idealtypisch auf dem Sozialversicherungsprinzip beruhten. Seit einigen Jahren lassen sich jedoch in beiden Ländern weitreichende Strukturreformen klassifizieren, die zwar auf den ersten Blick über einige Gemeinsamkeiten verfügen, jedoch trotz ähnlicher Reformpfade unterschiedliche Wirkungen entfalten. Strukturiert und analytisch gehen die Autorinnen in zwei Schritten der Frage nach, welche Balance zwischen Solidarität und Wettbewerb in den untersuchten Ländern gefunden wurde. In einem ersten Schritt nehmen sie Bezug auf veränderte institutionelle Rahmenbedingungen auf der Regulierungsebene. Hierzu wird zunächst ein differenziertes Bild gemeinsamer Grundstrukturen und wichtiger Unterschiede der beiden Systeme bis zum Jahr 2006 entworfen. Während für den Bereich der gesetzlichen Krankenversicherungen beider Länder viele Übereinstimmungen diagnostiziert werden, zeichneten sich die privaten Krankenversicherungen schon vor 2006 durch einige wichtige Unterschiede aus. Auf der Grundlage dieser Befunde wird für beide Länder dann die Reformentwicklung ab 2006 analysiert. In einem zweiten Schritt gehen die Autorinnen der Frage nach, welche Wirkungen die Reformen im Hinblick auf die Kriterien „Zugang zum System", „Verteilungsgerechtigkeit", „Wahlfreiheit" und „Versorgung" entfalten. Es zeigt sich, dass in beiden Ländern zwar spezielle Problemlagen existieren, insbesondere jedoch für Deutschland ein Blick über die Grenze hinsichtlich eines funktionierenden Risikostrukturausgleichs und eines Risiko- und Solidarausgleichs zwischen GKV und PKV sinnvolle Reformimpulse geben könnte.

Rolf Schmucker komplettiert den vorliegenden Sammelband um die europäische Dimension der Gesundheitspolitik, indem er der Frage nachgeht, welche Bedeutung gesundheitspolitische Solidarität in der europäischen Markt- und Wettbewerbsordnung besitzt. Zunächst erfolgt eine differenzierte Auseinandersetzung mit dem Begriff Solidarität, indem zwischen „Solidarität als moralischem Wert" und der Konzeption „struktureller Solidarität" unterschieden wird. Letztere – verstanden als Unterstützung für Bedürftige im Sinne eines garantierten Rechts aller Angehörigen eines Gemeinwesens – wird mit Verweis auf die Besonderheit des Gutes Gesundheit als Begründung für eine an distributiven Elementen ausgerichtete Krankenversicherung herangezogen. Ausgehend von der Beobachtung, dass die Gesetzliche Krankenversicherung als zentrale Institution struktureller Solidarität seit den 1990er Jahren einem – zunächst auf nationaler Ebene – initiierten steuerungspolitischen Paradigmenwechsel unterliegt, wird untersucht, inwiefern auch die Integration der europäischen Markt- und Wettbewerbsordnung zu einer marktlichen Transformation nationaler Gesundheitspolitik führt. Obwohl sich die Kompetenzen der EU vorrangig auf das ökonomische Feld der gemeinsamen Binnenmarktschaffung sowie einer gemeinsamen Wirtschafts- und Währungspolitik erstrecken und die Gestaltung der Sozialsysteme weiterhin im Zuständigkeitsbereich der Mitgliedsstaaten liegt, findet ein „Spillover" der Marktintegration durch die Rechtsprechung des Europäischen Gerichtshofes statt. Von entscheidender Bedeutung sind hierbei die Gewährleistung des freien Waren- und Dienstleistungsverkehrs sowie das europäische Wettbewerbsrecht. Es wird argumentiert, dass die europäische Markt- und Wettbewerbsordnung die (formal) alleinige Zuständigkeit der Nationalstaaten für die Gestaltung der Gesundheitssysteme überlagert. Während die ökonomische Dimension der europäischen Integration also über eine stabile rechtliche und institutionelle Grundlage verfügt, wird im vorliegenden Beitrag systematisch analysiert, wo und inwieweit sich Solidarität im europäischen Integrationsprozess finden lässt. Hierzu werden verschiedene Orte und Begriffe von Solidarität auf der europäischen Ebene unterschieden. Als Analysekategorien dienen die Bereiche „Deklamatorische Solidarität", „Solidarität in den europäischen Verträgen", „Solidarität als Ausnahmetatbestand" und „Solidarität als Benchmark". Der Autor kommt zu dem Ergebnis, dass sich Wettbewerb und Solidarität in einem asymmetrischen Verhältnis befinden. Während Solidarität vorwiegend in „weichen" Steuerungskontexten zu finden sei, liegen die „harten" Steuerungsinstrumente im Bereich der Marktschaffung. Für die nationale Gesundheitspolitik bedeute diese konstitutionelle Asymmetrie eine Infragestellung ihrer Steuerungskompetenz auf der Basis europäischen Rechts.

Die Beiträge vermitteln nicht nur einen Eindruck von der Vielfalt möglicher Zugänge, sondern stellen nicht zuletzt durch die enge thematische Bezogenheit zum Titel dieses Buches einen interdisziplinären Ansatz zur Bearbeitung gesundheitspolitischer Fragestellungen dar. Dem Leser mögen sie Einblicke in aktuelle Entwicklungen gewähren, das Verständnis für Zusammenhänge des Gesundheitswesens fördern und als Anregung für kritische Diskussionen dienen.

Wettbewerb und Patientenorientierung in der gesetzlichen Krankenversicherung

Thomas Gerlinger

Einleitung

Das deutsche Gesundheitswesen hat bekanntlich ein Effizienzproblem: Die Ausgaben sind im internationalen Vergleich recht hoch und die Behandlungsergebnisse bei manchen Qualitätsindikatoren eher mittelmäßig oder zumindest nicht so gut, wie man angesichts des Ausgabenvolumens erwarten könnte (Sachverständigenrat 2003, Bd. II). Nicht zuletzt gilt dies für die Versorgung bei einigen bevölkerungsweit relevanten chronischen Erkrankungen. Der Umbau der Gesetzlichen Krankenversicherung (GKV) in Richtung eines wettbewerblichen Steuerungssystems soll diesen Problemen abhelfen. Leistungen sollen so in besserer Qualität und mit größerer Effizienz erbracht werden. Nutznießer dieser Transformation soll vor allem der Patient sein. Der folgende Beitrag geht der Frage nach, ob und inwiefern diese in Aussicht gestellten Effekte tatsächlich zu erwarten und seit dem Beginn des Umbaus auch eingetreten sind.

1 Krise des Korporatismus

Das deutsche Gesundheitswesen ist traditionell durch einen komplexen Mix von Regulierungsformen gekennzeichnet (Rosenbrock/Gerlinger 2006). Dabei sind in den einzelnen Versorgungssektoren (ambulante Versorgung, stationäre Versorgung etc.) je eigene Regulierungssysteme mit einem jeweils unterschiedlichen Mischungsverhältnis aus staatlichen, korporatistischen und marktförmigen Elementen anzutreffen. Korporatistische Regulierung ist in diesem Steuerungsmix von besonderer Bedeutung. Sie ist dadurch gekennzeichnet, dass der Staat bei der Steuerung einzelner Politikbereiche einen allgemeinen Ordnungsrahmen setzt und Kompetenzen zur konkretisierenden Regelsetzung an nachgeordnete Verbände delegiert. Die Verbände werden dabei auf die Verfolgung öffentlicher Ziele verpflichtet und füllen diesen Rahmen durch Kollektivverhandlungen und -verträge aus. Zugleich stattet der Staat sie – zumeist über die Schaffung von

Zwangsmitgliedschaften für die vertretene Klientel oder über die Verleihung von Vertretungsmonopolen – mit der Fähigkeit aus, den Verhandlungsergebnissen gegenüber den Betroffenen (z.B. Vertragsärzten, Versicherten) Verbindlichkeit zu verleihen. Dabei sichert er sich durch die Einführung von Genehmigungsvorbehalten und Beanstandungsrechten sowie durch die Drohung mit Ersatzvornahmen eine Art Letztentscheidungsrecht über den Inhalt der Vereinbarungen nachgeordneter Akteure. Insofern handelt es sich bei einer derartigen Wahrnehmung öffentlicher Aufgaben durch Verbände stets um eine „Selbstorganisation im Schatten des Staates" (Scharpf 2000).

Die ambulante Versorgung im Rahmen der gesetzlichen Krankenversicherung („vertragsärztliche Versorgung") kann geradezu als ein Musterbeispiel für den Korporatismus angesehen werden. Hier sind es die Verbände der Krankenkassen und die Kassenärztlichen Vereinigungen, die stellvertretend für ihre weitgehend durch Pflichtmitgliedschaften gebundene Klientel – die Versicherten und die Vertragsärzte – verbindliche Regelungen treffen. Der Korporatismus wurde in einer ersten Phase der Kostendämpfungspolitik zwischen 1975 und 1992 noch gestärkt („Korporatisierung"), als für die Gesetzgebung primär noch der Versuch einer Einbindung der Verbände in die Bemühungen um eine Ausgabenbegrenzung in der GKV charakteristisch war (Döhler/Manow 1997). Im Zuge dieser Entwicklung gewannen korporatistische Regulierungselemente auch in anderen Bereichen des Gesundheitswesens, vor allem im Krankenhaussektor, an Bedeutung. Hier waren es die Krankenhausgesellschaften, denen Kompetenzen zur kollektiv-verbindlichen Steuerung übertragen wurden und die als korporative Akteure allmählich an Bedeutung gewannen.[1]

Seit den frühen 90er Jahren hat sich in der Gesundheitspolitik eine überwiegend negative Beurteilung korporatistischer Regulierung durchgesetzt. Mittlerweile macht die Mehrzahl der Entscheidungsträger sie als einen der wichtigsten Gründe für die Qualitätsmängel und die Effizienzdefizite im Gesundheitswesen aus (Sachverständigenrat 2005, Bd. I: 39-107). Die Kollektivverträge

---

[1] Gleichwohl bestanden und bestehen erhebliche Unterschiede zwischen der Regulierung des ambulanten und des stationären Sektors fort. Erstens handelt es sich bei den Krankenhausgesellschaften im Unterschied zu den Kassenärztlichen Vereinigungen nicht um Körperschaften öffentlichen Rechts. Zweitens handelt es sich im stationären Sektor um einen „halbierten Korporatismus", da hier nur die Finanzierungsträger zu kollektivvertraglichem Handeln gezwungen sind, auf Seiten der Leistungserbringer hingegen das einzelne Krankenhaus und nicht ein Verband der Krankenhausträger Vertragspartner der Krankenkassen ist. Dabei sind die Krankenhäuser zum Abschluss von Versorgungsverträgen mit solchen Krankenhäusern verpflichtet, die das jeweilige Bundesland als bedarfsnotwendig in den Landeskrankenhausplan aufgenommen hat. Drittens liegt bei der stationären Versorgung der Sicherstellungsauftrag für eine ausreichende Versorgung bei den Ländern und nicht bei den Verbänden der Leistungserbringer.

zwischen den Verbänden der Krankenkassen und der Leistungserbringer führten – so die verbreitete Überzeugung – dazu, dass politische Steuerung im Gesundheitswesen durch private Interessen überformt würde, bipartistisch-korporatistische Entscheidungsgremien Vereinbarungen zu Lasten nicht anwesender Dritter fällten und die mit parastaatlichen Steuerungskompetenzen ausgestatteten Akteure dazu neigten, ihre Interessen zu verteidigen und daher an einmal geschaffenen Strukturen festzuhalten. Der Korporatismus sei in der Tendenz also innovationsfeindlich und führe im Ergebnis zu der beklagten Ineffizienz im Gesundheitswesen.

Nun hat die politikwissenschaftliche Forschung zwar einen etwas differenzierteren Blick auf die korporatistische Regulierung geworfen, indem sie darauf hinweist, dass derartige Regulierungsmechanismen nicht nur Probleme erzeugen, sondern auch manche Leistungen erbringen, wie etwa die Bereitstellung des steuerungsrelevanten Wissens durch die beteiligten Akteure, die Entlastung des Staates von Steuerungsaufgaben oder das mit der Einbindung gesellschaftlicher Akteure einhergehende Konfliktlösungspotential korporatistischer Arrangements (Lehmbruch/Schmitter 1982; Mayntz 1992; Streeck 1994 und 1999). Dass aber die beklagten Fehlsteuerungen korporatistischer Regulierung im Gesundheitswesen in der Tat anzutreffen sind, lässt sich an zahlreichen Beispielen belegen. So haben die Kassenärztlichen Vereinigungen als Interessenvertretung der Vertragsärzte in den vergangenen Jahrzehnten lange Zeit Bestrebungen zur Modernisierung von Versorgungsstrukturen erfolgreich blockiert (Rosewitz/Webber 1990) oder standen Kassen- und Ärztevertreter im Gemeinsamen Bundesausschuss als wichtigstem korporatistischem Entscheidungsgremium unter dem Verdacht, Entscheidungen bisweilen auch schon mal auf dem Rücken der Patienten zu treffen (Urban 2001). Die Krankenkassen klagten darüber, dass das Kollektivvertragssystem sie dazu zwinge, Versorgungsverträge auch mit solchen Leistungsanbietern abzuschließen, die Leistungen in unzureichender Qualität erbringen oder unwirtschaftlich sind (Arbeitsgemeinschaft 1994 und 2006). Die gewachsenen Strukturen der GKV hatten die Leistungserbringer gegenüber den Krankenkassen in eine recht komfortable Lage manövriert, und den Finanzierungsträgern wiederum wurde aufgrund der bis 1997 weitgehend starren Zuweisung von Pflichtmitgliedern an einzelne Krankenkassen ein mangelndes Interesse an einer höheren Versorgungsqualität und an einer wirksamen Ausgabenbegrenzung zugeschrieben. Insgesamt wurden also laute Zweifel an der Gemeinwohlfähigkeit der mit weit reichenden Konsequenzen ausgestatteten Verbände im GKV-System geäußert.

2 Wettbewerbsinstrumente und Erwartungen an den Wettbewerb

Entscheidungsträger in der Gesundheitspolitik, darin unterstützt vor allem von Experten aus der Gesundheitsökonomie, sehen in der Einführung einer Wettbewerbsordnung den geeigneten Weg zur Lösung der skizzierten Effizienzprobleme in der GKV. Reformen, die auf die Etablierung eines Wettbewerbssystems zielen, sind in Deutschland mit dem Gesundheitsstrukturgesetz von 1992 eingeleitet worden. Seitdem bewegt sich Gesundheitspolitik auf dem damit eingeschlagenen Entwicklungspfad fort und hat auf inkrementellem Wege wettbewerbliche Steuerungsinstrumente erweitert (Gerlinger 2002). Mittlerweile existiert ein komplexes Nebeneinander von wettbewerblich und korporatistisch regulierten Bereichen in der GKV.

Wettbewerbskonzeptionen setzen auf finanzielle Anreize für die beteiligten Individualakteure. Ihr Einsatz beruht auf der Einschätzung, dass Leistungserbringer und Krankenkassen als Finanzierungsträger sich aus eigener Veranlassung nicht oder nicht hinreichend stark am Ziel einer qualitativ hochwertigen und effizienten Versorgung orientieren (Wille 1999; Cassel 2006). Finanzielle Anreize sollen dazu führen, dass sie genau dies tun. Es wird also erwartet, dass sie ihr gesundheitliches Handeln an ihren finanziellen Interessen ausrichten. Die Akteure werden in Wettbewerbskonzepten also als egoistisch-rational handelnde Wirtschaftssubjekte konzipiert, die sich auf dem Gesundheitsmarkt wie Unternehmen verhalten sollen. Diese Anreize sollen in einen geeigneten ordnungspolitischen Rahmen eingebettet werden, der die Kompatibilität des gesundheitspolitischen Regulierungssystems mit sozialstaatlichen Zielen gewährleisten und eine bessere und effizientere Versorgung hervorbringen soll. In Deutschland ist in der ersten Hälfte der 1990er Jahre dafür der Begriff des „solidarischen Wettbewerbs" geprägt worden (Arbeitsgemeinschaft 1994).

Die wichtigsten Instrumente des Wettbewerbs, die bisher in die GKV eingeführt wurden, sind die freie Kassenwahl für die Versicherten in Verbindung mit einem Risikostrukturausgleich (RSA)[2], die Umstellung der Vergütung für Leistungserbringer auf prospektive Vergütungsformen (Pauschalen, Budgets) sowie die Einführung und der allmähliche Ausbau von Einzelverträgen zwischen Finanzierungsträgern und Leistungserbringern. Für die beteiligten Akteu-

---

[2] Beim RSA handelt es sich um ein finanzielles Umverteilungsverfahren zwischen den Krankenkassen, das die Finanzierungsrisiken, die sich aus der unterschiedlichen Zusammensetzung der jeweiligen Versichertengemeinschaften der Kassen ergeben, ausgleichen soll. Im Ergebnis erhalten Krankenkassen mit einem hohen Anteil „schlechter Risiken" (z.B. Alte, Geringverdiener) Finanzmittel von Krankenkassen mit einem hohen Anteil „guter Risiken" (z.B. Junge, Besserverdienende).

re sind mit dem Wirksamwerden dieser Instrumente weit reichende Folgen verbunden. Die Krankenkassen verlieren mit der freien Kassenwahl ihre bisher de facto gegebene Bestandsgarantie. Der Beitragssatz ist – bei einem nahezu einheitlichen Leistungskatalog – der entscheidende Wettbewerbsparameter in der Konkurrenz um Mitglieder. Daher ist jede Beitragssatzanhebung nunmehr mit dem drohenden Verlust von Marktanteilen behaftet. Für die Leistungserbringer stellt die Einführung von Pauschalen bzw. Individualbudgets eine durchgreifende Veränderung der finanziellen Leistungsanreize dar. Bei einer Pauschalvergütung können sie – bezogen auf den einzelnen Behandlungsfall – ihre Einkommen nicht mehr auf dem Wege der Mengenexpansion, sondern nur noch auf dem der Leistungsminimierung erhöhen, denn deren Höhe ergibt sich nun aus der Differenz zwischen der prospektiv fixierten Vergütung und den entstandenen Behandlungskosten. Budgets begrenzen ihre Möglichkeit, über eine Erhöhung der Leistungsmenge oder der Behandlungsfallzahlen die Einnahmen zu erhöhen. Pauschalen und Budgets stellen aus Sicht der Finanzierungsträger eine zentrale Voraussetzung für ein Wettbewerbssystem dar, weil – anders als bei retrospektiven Vergütungsformen – die Kosten der Versorgung damit besser kalkulierbar werden. Versorgungsverträge mit Leistungserbringern auf der Basis einer – zudem noch ungedeckelten – Einzelleistungsvergütung sind im Rahmen einer Wettbewerbsordnung aus der Perspektive der Krankenkassen schlechterdings nicht vorstellbar.

Mit der Einführung von Einzelverträgen unterliegen die Finanzierungsträger gegenüber den Leistungserbringern keinem Kontrahierungszwang mehr. Die Leistungserbringer verlieren folglich die Garantie auf den Abschluss eines Versorgungsvertrages. Damit verbunden ist ein Bedeutungsverlust von Zwangsmitgliedschaften, Vertragsmonopolen und öffentlich-rechtlichen Sicherstellungsaufträgen. Krankenkassen verbinden damit die Erwartung, nicht mehr zum Abschluss mit solchen Leistungserbringern gezwungen zu sein, die aus ihrer Sicht für die Versorgung nicht notwendig sind oder mit denen sie unter Qualitäts- und Effizienzgesichtspunkten unzufrieden sind. Einzelverträge sind mittlerweile in einer Reihe von Versorgungsbereichen möglich: bei Modellvorhaben (§§ 63-65 SGB V), in der hausarztzentrierten Versorgung (§ 73b SGB V), in der integrierten Versorgung (§ 140a-d SGB V), bei Disease Management Programmen (DMPs) (§ 137f SGB V) und in der besonderen ambulanten ärztlichen Versorgung (hausärztliche und fachärztliche Versorgung) (§ 73 c SGB V).[3] Seit Mitte

---

[3] Darüber hinaus wurde ein Einzelvertragssystem in der Hilfsmittelversorgung (§ 127 SGB V) und über die Möglichkeit zum Abschluss von Rabattverträgen in der Arzneimittelversorgung (§ 130a SGB V) eingeführt.

der 1990er Jahre sind die entsprechenden Optionen von Krankenkassen und Leistungserbringern beständig erweitert worden. Zwar erfassen diese besonderen Versorgungsformen gegenwärtig nur einen kleinen Teil des gesamten Leistungsgeschehens, allerdings haben sie seit Beginn dieses Jahrzehnts doch erheblich an Bedeutung gewonnen und zeichnet sich eine Fortsetzung dieses Trends ab.

Die genannten Instrumente setzen für die beteiligten Akteure außerordentlich starke finanzielle Handlungsanreize. Den Krankenkassen drohen mit der Abwanderung von Patienten ein Einnahmenrückgang und perspektivisch möglicherweise sogar die Schließung der betreffenden Kasse. Für die Leistungserbringer bedeutet dieses Anreizsystem, dass ihr Versorgungshandeln durch die Aussicht auf höhere Gewinne oder auf die Vermeidung von Verlusten gelenkt wird. Diejenigen, die in diesem Wettbewerb nicht mithalten können, müssen mit gravierenden wirtschaftlichen Nachteilen rechnen: mit einer Kündigung oder Nichtverlängerung von Versorgungsverträgen, entsprechenden Einkommensverlusten und mit der Gefährdung einer großen Zahl von Arbeitsplätzen. Für die Entscheidungsträger in den jeweiligen Institutionen – ob es sich nun um Krankenhäuser oder um Krankenkassen handelt – ist mit dem Erfolg oder Misserfolg ihrer Institution auch die individuelle Reputation verbunden. Die Patienten werden also mit Akteuren umgeben, die ein außerordentlich starkes finanzielles Eigeninteresse haben.

Dieses Anreizsystem – so die Erwartung – setzt bei allen Beteiligten Energien frei, die Versorgungs- und Versicherungsangebote beständig zu verbessern. Es genügt nicht (mehr), bloß gute Lösungen anzubieten, vielmehr misst sich der Erfolg auf dem Krankenversicherungs- und -versorgungsmarkt daran, ob ein Akteur bessere Lösungen als die Konkurrenten bereitstellen kann. Im Ergebnis führe dies zu einer Rationalisierung von Versorgungsprozessen und einer Effizienzsteigerung bei gleichzeitiger Verbesserung der Versorgungsqualität („Qualitätswettbewerb"). So gesehen ist der Wettbewerb ein Mechanismus zur beständigen Verbesserung von Problemlösungen, die auf anderen Wegen nicht oder nicht so rasch entwickelt werden könnten – eben, um es mit Hayek zu sagen, ein „Entdeckungsverfahren" (Hayek 1996). Wettbewerb führe also zu einer optimierten Ressourcenallokation in der gesundheitlichen Versorgung und zu einer Steigerung gesellschaftlicher Wohlfahrt. Die Patienten, so das Versprechen, werden die Gewinner des Wettbewerbs sein. Die Qualitätstransparenz werde steigen, die Patienten würden von der verbesserten Qualität profitieren, auch weil der Wettbewerb zu einer Differenzierung von Versorgungs- und Versicherungsformen führe und damit an den spezifischen Versorgungsbedarf der Einzelnen angepasste Lösungen ermögliche.[4]

3 Steuerungswirkungen des Wettbewerbs

Mit diesen an den ökonomisch-rationalen Akteur gerichteten Verhaltenserwartungen wird die Zielgenauigkeit finanzieller Anreize zur Kernvoraussetzung und zum Schlüsselproblem einer auf die Verbesserung der Versorgungsqualität gerichteten Wettbewerbsordnung. Dass finanzielle Anreize dazu anregen können, die Effizienz der Krankenversorgung zu erhöhen, ist zunächst eine durchaus plausible Annahme. So haben Krankenhäuser in vielen Fällen organisatorische Abläufe rationalisiert und Krankenkassen mit der Vertragsärzteschaft restriktivere Vergütungsverträge als in der Vergangenheit abgeschlossen, ohne dass dies – soweit erkennbar – negative Auswirkungen auf die Versorgungsqualität nach sich gezogen hätte.[5] Leistungserbringer können auch versuchen, die Qualität ihrer Leistungen zu verbessern, möglicherweise um dafür – in Abhängigkeit von den Präferenzen der Patienten – höhere Preise zu erzielen. Insofern wird man feststellen können, dass es Konstellationen gibt, in denen Gewinnorientierung und Qualitätsverbesserung synchronisiert werden können. Allerdings stellen die Steigerung von Gewinn und die Verbesserung der Versorgungsqualität grundsätzlich differente Ziele dar und beinhalten differente Handlungslogiken. Die Verbesserung von Qualität muss nicht die einzige Reaktionsweise sein. Es sind immer auch Ausweichreaktionen möglich, und zwar sowohl bei der Krankenversicherung als auch bei der Krankenversorgung. Wirtschaftliche Interessen lassen sich auch verfolgen, indem man die Versorgungsqualität senkt, das Einhalten von Qualitätsstandards vortäuscht oder Qualitätsmängel verschweigt.

Derartige Ausweichreaktionen lassen sich auch in der Empirie des Wettbewerbs identifizieren. Für die *Krankenkassen* schafft der Wettbewerb bekanntlich Anreize zur Risikoselektion. Da der RSA bis 2008 die Morbidität der jeweiligen Versichertengemeinschaften nicht berücksichtigte, richtete sich der Wett-

---

[4] Anfangs wurden neben Qualitätsverbesserungen auch Ausgaben- und Preissenkungen in der medizinischen Versorgung in Aussicht gestellt, allerdings fallen diesbezügliche Prognosen seit Beginn dieses Jahrzehnts im Lichte der seither gemachten Erfahrungen doch deutlich zurückhaltender aus.

[5] Allerdings müssen betriebswirtschaftliche Rationalisierung und Verbesserung der Versorgungsqualität keinesfalls zusammenfallen. Es besteht vielmehr Anlass zu der Vermutung, dass die Rationalisierung von Versorgungsprozessen z.B. in Krankenhäusern mit Blick auf die persönliche Zuwendung gegenüber dem Patienten oftmals zu einer Verschlechterung der Versorgungsqualität geführt hat (Buhr/Klinke 2006a und 2006b).

bewerb bisher auf gesunde Versicherte (Lauterbach/Wille 2001), hingegen waren chronisch Kranke – sofern ihr erhöhter Behandlungsbedarf nicht durch entsprechende Mittelzuweisungen aus dem RSA gedeckt wird – ungern gesehen, denn ihre Behandlung bzw. Versicherung ist vergleichsweise teuer und daher ein Nachteil im Wettbewerb. Da das teuerste Quintil der Versicherten etwa 80 Prozent der Leistungsausgaben verursacht (Winkelhake et al. 2002), entstand ein starker Anreiz, den Anteil dieser „schlechten Risiken" an der Versichertengemeinschaft möglichst gering zu halten.[6] Hingegen wurde eine Modernisierung der Versorgungsstrukturen, die sich auf die Verbesserung der Versorgungsqualität für chronisch Kranke richtet, eher behindert. Trotz des gesetzlich vorgeschriebenen Kontrahierungszwangs sind Strategien der Risikoselektion möglich und werden auch praktiziert (Höppner 2005). Dazu zählen z.B. selektiv platzierte Werbung bis hin zur selektiven Aufforderung zum Kassenwechsel, spezielle Angebote für gute Risiken, Unannehmlichkeiten für unerwünschte Versicherte, Unterschiede in der Servicequalität in Abhängigkeit vom Krankheitsrisiko (z.B. gezielte Öffnungen und Schließungen von Geschäftsstellen), möglicherweise auch der Abschluss von Versorgungsverträgen, die unter Qualitätsgesichtspunkten fragwürdig sind. Derartige Strategien der Risikoselektion sind auch in anderen Gesundheitssystemen anzutreffen, die auf den Wettbewerb von Finanzierungsträgern setzen (Greß 2006; Woolhandler/Himmelstein 2007; Wille 2007).

Darüber hinaus zeigen Wettbewerbsmechanismen insbesondere mit Blick auf die Krankheitsprävention kontraproduktive Effekte. Krankheitsprävention zählt zu den großen Herausforderungen der Gesundheitspolitik. Eine Krankenkasse kann sich, wenn sie Präventionsmaßnahmen finanziert, zunächst nur einer Sache sicher sein: dass Prävention hier und heute Kosten verursacht. Ein möglicher finanzieller Nutzen tritt – wenn überhaupt – in den meisten Fällen erst nach langen Zeiträumen ein, oftmals erst nach Jahrzehnten. Unter den Bedingungen der Wahlfreiheit bedeutet dies, dass eine Kasse niemals sicher sein kann, dass mögliche Kosteneinsparungen in der Zukunft tatsächlich ihr – die sie die Investitionen für die Prävention getragen hat – zugute kommen, und nicht der Konkurrenz, zu der ein Versicherter in der Zwischenzeit möglicherweise gewechselt ist. Sie kann zwar auch unter diesen Bedingungen aus freien Stücken Präventionsprogramme für ihre Versicherten auflegen, etwa um erwünschte Versicherte an die Krankenkasse zu binden. Aber wenn sie sich dazu entschließt, ist dies mit

---

[6] Die 2009 wirksam gewordene Einbeziehung von Morbiditätsmerkmalen im Risikostrukturausgleich dürfte das Interesse der Krankenkassen an einer Risikoselektion mit Blick auf bestimmte Gruppen chronisch Kranker möglicherweise begrenzen, jedoch keineswegs generell beseitigen. Überdies werden diese begrenzenden Wirkungen vermutlich durch die Konstruktion des Gesundheitsfonds überkompensiert werden (Gerlinger 2007).

Blick auf den ökonomischen Nutzen von Prävention immer ein Handeln unter Ungewissheit. Daher ist ökonomischer Wettbewerb ein ernstes Hindernis für die angemessene Berücksichtigung von Prävention durch Krankenkassen.

Auf Seiten der *Leistungserbringer* liegen ähnliche Interessen vor. Die für den Wettbewerb typischen prospektiven Vergütungsformen begünstigen u.a. eine medizinisch nicht indizierte Verschiebung von Behandlungen, eine Weiterleitung von Patienten an andere Institutionen des Versorgungssystems und das Unterlassen von Leistungen. Es gibt einige deutliche Hinweise darauf, dass der Einsatz dieser Instrumente zu Rationierungen, also bewussten, medizinisch nicht begründeten Leistungsverweigerungen, im Versorgungsalltag führt. So gaben bei einer Befragung von Versicherten einer großen Ersatzkasse 27,4 Prozent der antwortenden Befragten an, dass ihnen im vorausgegangenen Quartal in der ambulanten Behandlung eine Leistung vorenthalten worden sei. Bei mehr als der Hälfte von ihnen geschah dies unter ausdrücklichem Hinweis auf vorhandene Budgetgrenzen. Durch Kombination mit den Krankendaten kam der Autor zu dem Schluss, dass bei zehn Prozent dieser Vorgänge sicher davon auszugehen ist, dass die vorenthaltenen Leistungen medizinisch notwendig waren, vermutlich aber war der Anteil noch viel höher (Braun 2000). Auch andere Untersuchungen stützen diese Befunde (Gerlinger 2007). Laut einer Infratest-Erhebung machten 35 Prozent der Befragten Erfahrungen mit Leistungsverweigerungen oder -einschränkungen (Continentale 2006: 32-33); dem Allensbacher Institut für Demoskopie zufolge mussten 24 Prozent der Gesamtbevölkerung bereits erleben, dass ihnen wegen überschrittener Budgets ein Medikament oder eine Behandlung verweigert wurde (Köcher 2002). Die Verweigerung von Leistungen ist vor allem bei Arzneimittelverordnungen zu beobachten, aber auch bei von Ärzten selbst durchgeführten Behandlungen (Braun 2004). In der stationären Versorgung führten die neuen Pauschalentgelte zu einer verstärkten Ausrichtung von Ärzten und Krankenhausleitungen an ökonomischen Nutzenerwägungen. Dies äußert sich u. a. in der frühzeitigen Entlassung von Patienten, in der Weigerung, Patienten aufzunehmen, und in der Verschiebung von Operationen (Simon 2001).[7] Es ist vor allem die Verknüpfung von ärztlichem Definitionsmonopol und Informationsasymmetrie in der Arzt-Patient-Beziehung, die es den Ärzten erleichtert, derartige Leistungsverweigerungen durchzusetzen, denn unter diesen Bedingungen ist die Vorenthaltung von Leistungen vergleichsweise leicht zu begründen, ja bisweilen als solche gar

---

[7] Dabei weist der Autor darauf hin, dass es sich bei dieser Untersuchung um eine qualitative, nicht um eine quantitative Studie handelt. Aussagen über die Verbreitung derartiger Verhaltensweisen ließen sich demzufolge nicht treffen, jedoch hätten die durchgeführten Interviews den Eindruck vermittelt, dass es sich nicht um ein vernachlässigenswertes Problem handele.

nicht zu erkennen. Es gibt also deutliche Hinweise auf Rationierungen, allerdings sind zuverlässige Aussagen über die Verbreitung derartiger Praktiken auf Grund der verfügbaren Daten nicht möglich.

4 Bessere Qualität für die Patienten?

Seit mehr als zehn Jahren sind wettbewerbliche Steuerungsinstrumente in der GKV wirksam. Seitdem sind schrittweise auch die Leistungserbringer in ihren Wirkungsbereich einbezogen worden. Hat der Wettbewerb zu einer Verbesserung der Versorgungsqualität geführt? Eine abschließende Antwort lässt sich darauf kaum geben, zumal das Wissen über die Versorgungsqualität und deren Wandel im Zeitverlauf nach wie vor unzureichend ist. Sofern sich Qualitätsverbesserungen identifizieren lassen, ist es zumeist schwierig, sie kausal zuzuordnen, denn in vielen Fällen mögen sie multifaktoriell verursacht sein oder sind zumindest nicht oder nicht allein dem Wettbewerb zuzuschreiben. In manchen Fällen haben sie auch etwas mit wettbewerbsneutralen Regelungen zu tun. Dies gilt z.B. für die Mindestmengenregelung, die auf der Erkenntnis beruht, dass bei bestimmten diagnostischen und therapeutischen Leistungen ein Zusammenhang besteht zwischen der Häufigkeit, in der eine Versorgungseinrichtung bzw. ein Arzt sie erbringt, und der Qualität, in der sie erbracht wird. Die Mindestmengenregelung sieht vor, dass diese Untersuchungen und Therapien nur noch von Einrichtungen durchgeführt werden dürfen, die eine bestimmte Leistungsfrequenz pro Jahr nachweisen. Diese und andere Regelungen können mit oder ohne einen wettbewerblichen Rahmen angewandt werden. Qualitätsverbesserungen, die damit einhergehen mögen, sind primär Ausdruck einer gewachsenen politischen Aufmerksamkeit für die Versorgungsqualität. Von dem, was wir wissen, deutet wenig darauf hin, dass der Wettbewerb bisher die versprochenen Qualitätsverbesserungen gebracht hat.

Positiv zu vermerken ist, dass Versicherte und Patienten mit der Differenzierung von Versorgungsformen auch über mehr Wahlmöglichkeiten verfügen – etwa bei strukturierten Behandlungsprogrammen (DMPs), integrierter Versorgung oder hausarztzentrierter Versorgung. Dies verbessert die Chancen, solche Versorgungsangebote zu finden, die auf den individuellen Versorgungsbedarf möglichst präzise zugeschnitten sind. Die Ausdifferenzierung von Versorgungsformen ist unter Solidargesichtspunkten weitgehend unbedenklich – im Unterschied etwa zu Einführungen von Wahlmöglichkeiten, die Gelegenheit bieten, einen Versicherungstarif in Abhängigkeit vom individuellen Behandlungsbedarf zu differenzieren.[8] Ob mit der Erweiterung von Wahlmöglichkeiten auch eine verbesserte Versorgung verbunden ist, lässt sich allerdings – wie erwähnt – nicht zuverlässig sagen.

Mit Blick auf die DMPs, die 2003 eingeführt worden sind, um den Krankenkassen einen Anreiz zur besseren Versorgung chronisch Kranker zu geben, sind die Befunde widersprüchlich. Die Qualität der entsprechenden Programme ist zwischen Krankenkassen, Leistungserbringern und Patientenverbänden heftig umstritten. Einzelne Untersuchungen über den Nutzen dieser Programme betonen, dass – mit Blick auf die Diabetikerversorgung – Personen, die sich in derartige Programme eingeschrieben haben, bei wichtigen Qualitätsindikatoren bessere Werte aufweisen als solche Personen, die in der Regelversorgung verblieben sind (Miksch 2007). Andere Untersuchungen verweisen aber auch darauf, dass dabei ein Selektionsbias eine erhebliche Rolle spielt. Offenkundig schreiben sich bevorzugt solche Personen in derartige Programme ein, die ohnehin bereits ein hohes Gesundheitsbewusstsein haben, über ausgeprägte Ressourcen zu einer autonomen Krankheitsbewältigung verfügen und daher zumeist ohne große Komplikationen versorgt werden können. Hingegen werden gerade diejenigen, bei denen dies nicht der Fall ist und daher vielfältige Komplikationen auftreten, von diesen Programmen weit seltener erreicht (Häussler/Berger 2004; Häussler/Storz 2005). Die besseren Ergebnisse bei den eingeschriebenen Personen werden demzufolge irrtümlicherweise den strukturierten Behandlungsprogrammen zugeschrieben. Sie wären bei ihnen vermutlich auch ohne Programme zumeist besser ausgefallen als bei den Patienten in der Regelversorgung.

Mit Blick auf die hausarztzentrierte Versorgung sind valide Aussagen wegen der erst kurzen Laufzeit dieser Programme noch nicht möglich. Allerdings ist angesichts der Erfahrungen mit der ersten Generation von Hausarztmodellen und Praxisnetzen, die seit 1997 im Rahmen von Modellversuchen und Strukturverträgen aufgelegt wurden und zu Beginn dieses Jahrzehnts vielfach ausgelaufen sind, eher Skepsis angezeigt. Die in die Etablierung dieser Versorgungsformen gesetzten Hoffnungen auf eine Qualitätsverbesserung bei ausgabenneutraler oder sogar kostengünstigerer Finanzierung erfüllten sich überwiegend nicht (z.B. Häussler/Bohm 2000; Tophoven 2000 und 2002; Richard 2001; Topho-

---

[8] Allerdings sollte nicht übersehen werden, dass auch Wahltarife, die sich nur auf bestimmte Versorgungsmodelle beziehen, einen Anreiz zur Selbstselektion bieten und damit Mitnahmeeffekte auslösen: Man kann sich für einen günstigen Hausarzttarif entscheiden, weil einem an einer hausarztzentrierten Versorgung gelegen ist, aber auch weil man jung und gesund ist und daher ohnehin davon ausgehen kann, dass kein oder nur ein geringer Behandlungsbedarf entstehen wird. Die entsprechenden Ausnahmeausfälle müssen dann von der gesamten Versichertengemeinschaft aufgebracht werden.

ven/Lieschke 2003). Zwar ließen sich vereinzelt positive Effekte feststellen – z.b. eine Verbesserung der Präsenzzeiten in der ambulanten Versorgung, gelegentlich auch eine erhöhte Zufriedenheit von Ärzten und Patienten. Aber eine Veränderung von Versorgungsverläufen stellte sich in vielen Fällen ebenso wenig ein wie eine Verbesserung der Behandlungsqualität. Und wenn dies doch der Fall war, ließ sich angesichts der unzureichenden Datenlage und einer methodisch häufig unzureichenden Begleitforschung oftmals kaum beurteilen, ob die Fortschritte auf die Behandlung durch Netzärzte oder auf andere Bestimmungsfaktoren zurückzuführen waren. Nicht selten liefen Praxisnetze nur mit großen Schwierigkeiten an oder wurden wieder eingestellt. Auch Einsparungen ließen sich in vielen Fällen nicht nachweisen oder fielen nur gering aus; zumindest in der Anfangsphase verursachten Praxisnetze üblicherweise sogar weit höhere Kosten als die Regelversorgung. Überdies waren insbesondere Praxisnetze in ihrer konzeptionellen Reichweite ohnehin begrenzt, weil sie von den Ausgabenbegrenzungszielen der Kassen überformt und daher häufig als ein Bündnis gegen das Krankenhaus konzipiert sind: Sie beschränkten sich in ihrer großen Mehrheit auf eine Kooperation im ambulanten Bereich und verfolgten das Ziel, die Zahl der Krankenhauseinweisungen zu reduzieren, strebten also eine sektorenübergreifende Versorgung gerade nicht an (Tophoven 2002). In diesem Zusammenhang sind neben den skizzierten wettbewerblichen Anreizen vor allem die Organisationsmerkmale von Praxisnetzen und der institutionelle Ordnungsrahmen der GKV von Bedeutung. Praxisnetze verfolgen das Ziel, etablierte Behandlungsroutinen und -verläufe in der medizinischen Versorgung, die sich in der ärztlichen Ausbildung und Sozialisation eingeschliffen haben oder durch finanzielle Anreize oder institutionelle Rahmenbedingungen gestützt werden, zu verändern.[9]

Auch Modelle einer integrierten, sektorenübergreifenden Versorgung (§ 140a-d SGB V) haben bisher nur recht kurze Laufzeiten, so dass sich Aussagen über die Qualitätsentwicklung kaum treffen lassen. Zwar sah bereits das GKV-

---

[9] Ein wichtiger Grund für diese überwiegend enttäuschende Bilanz lag in den unzureichenden Managementstrukturen dieser Versorgungsformen. Ihrer organisatorischen Gestalt nach handelte es sich bei diesen Netzen um lockere, horizontale Zusammenschlüsse selbständiger Unternehmer. In zweierlei Hinsicht waren die Managementstrukturen nicht für eine wirksame Steuerung des Leistungsgeschehens geeignet (Richard 2001; Tophoven/Lieschke 2003): Erstens mangelte es ihnen in aller Regel an Professionalität, das heißt vor allem an informationellen und personellen Ressourcen, um interne Transparenz über das Leistungsgeschehen herstellen, mögliche Schwachstellen im Versorgungsprozess identifizieren und die Ärzte zu einer Anwendung von Behandlungsleitlinien anhalten zu können. Zweitens fehlte es dem Netzmanagement an wirksamen Entscheidungsbefugnissen im Hinblick auf die Leistungssteuerung und, darin eingeschlossen, an Sanktionsmöglichkeiten gegenüber solchen Netzakteuren – ob Ärzten oder Patienten –, die sich nicht an die getroffenen Prozess- und Zielvereinbarungen hielten.

Reformgesetz 1999 derartige Modelle vor, allerdings wurden die entsprechenden Möglichkeiten bis Ende 2003 so gut wie nicht genutzt, vor allem weil kaum wirksame Anreize vorhanden waren. Dies begann sich erst ab 2004 zu ändern, nachdem das GKV-Modernisierungsgesetz 2003 verstärkte Anreize schuf und bisherige Hürden für die integrierte Versorgung verringerte. Allerdings lässt sich bereits jetzt feststellen, dass die große Mehrzahl der bisher abgeschlossenen Verträge nicht jenem Ideal entspricht, das bei Einführung dieser Option handlungsleitend war. Zumeist geht es dabei eben nicht um die sektorenübergreifende Versorgung chronisch Kranker, sondern vor allem um Vereinbarungen zur ambulanten Nachsorge und Rehabilitation nach stationär erfolgten Eingriffen, nicht zuletzt auf dem Gebiet der Endoprothetik (Weatherly 2007; Techniker Krankenkasse 2007). Zudem sind sie in den meisten Fällen auf eine Kooperation *in* der Medizin und gerade nicht interdisziplinär ausgerichtet. Auch beinahe ein Jahrzehnt nach der gesetzlichen Einführung der integrierten Versorgung sind sektorenübergreifende Versorgungsprozesse bei chronischen Erkrankungen eher eine Ausnahme.

Auch die Auswirkungen der diagnosebezogenen Fallpauschalen (Diagnosis Related Groups – DRGs) auf die Versorgungsqualität sind unklar, zumal eine Begleitforschung bisher nicht stattgefunden hat. Dabei stimmen im Hinblick auf die Qualitätsentwicklung auch hier die Kontextbedingungen und die bisherigen Erfahrungen skeptisch. Die Qualität der Leistungen wird im neuen Vergütungssystem selbst nicht berücksichtigt. Die Einhaltung von Qualitätsstandards soll – im Bewusstsein der oben skizzierten Anreize – über die ärztliche Dokumentation, erweiterte Berichtspflichten der Krankenhäuser und erweiterte Kontrollkompetenzen des Medizinischen Dienstes der Krankenversicherung erfolgen. Vorliegende Untersuchungen über den Wandel der Versorgung unter den Bedingungen von DRGs und Budgetdeckelung enthalten deutliche Anzeichen für eine Verschlechterung der Versorgungsqualität, insbesondere im Hinblick auf die persönliche Zuwendung zum Patienten (Buhr/Klinke 2006a und 2006b).

5 Krankenkassen als Agenten von Versicherten und Patienten?

In Wettbewerbskonzepten erscheinen die Krankenkassen als diejenigen Akteure, die gegenüber den Leistungserbringern erfolgreich auf die Beseitigung von Qualitäts- und Effizienzmängeln hinwirken können. Sie werden als Agenten der Versicherten und Patienten (Prinzipal), deren Handlungsfähigkeit aufgrund der strukturellen Informationsasymmetrien im Gesundheitswesen mehr oder weniger stark eingeschränkt ist, tätig und handeln in ihrem Auftrag mit geeigneten

Leistungserbringern, die eine hohe Qualität der Leistungen und ein günstiges Preis-Leistungs-Verhältnis garantieren, Versorgungsverträge aus (Cassel 2006). Mit Blick auf die Entwicklung seit den frühen 90er Jahren ist in der Tat festzustellen, dass die Krankenkassen ihre einschlägigen vertragspolitischen Kompetenzen beträchtlich erweitert haben. Dennoch gibt es gute Gründe für die These, dass die Steuerungsfähigkeit der Krankenkassen erheblichen Einschränkungen unterliegt. Sie beziehen sich zum einen grundsätzlich auf die Steuerung persönlicher gesundheitlicher Dienstleistungen, zum anderen auf die spezifischen durch die wettbewerbliche Einbindung der Krankenkassen sich ergebenden Handlungsrestriktionen.

Zum einen basiert die medizinische Versorgung auf dem Expertenwissen des Arztes, dessen angemessene Anwendung beim einzelnen Patienten von außen nur begrenzt kontrolliert werden kann. Für einen erheblichen Teil des medizinischen Leistungsgeschehens lassen sich zwar Qualitätsstandards bestimmen. Eine Orientierung an der Ergebnisqualität ist aber nur in einer begrenzten Zahl von Problemen und Interventionen möglich. In vielen Fällen ist der Vergleich der Ergebnisqualität unterschiedlicher Versorgungseinrichtungen nicht wirklich möglich, weil das Versorgungsergebnis von einer Vielzahl von Einflussfaktoren abhängt, die nur zum Teil von der jeweiligen Einrichtung zu verantworten sind und beeinflusst werden können. So ist es für die jüngste Generation von Selektivverträgen, etwa im Rahmen der hausarztzentrierten Versorgung, typisch, dass die Krankenkassen gerade *nicht* die „schlechten" Ärzte – wie bei der politischen Forderung nach solchen Modellen immer angekündigt – von derartigen Verträgen ausschließen, denn sie verfügen gerade *nicht* über die dafür notwendigen Informationen. Vielmehr schließen sie auch diese Verträge mit der Gesamtheit der Ärzteschaft und beschränken sich dabei auf die Festschreibung von Parametern der Struktur- und Prozessqualität. Zudem beruhen Daten über Morbidität sowie Prozess- und Ergebnisqualität letztlich auf den von den Ärzten selbst gemachten Angaben. Schließlich ist in Zweifel zu ziehen, dass wirtschaftliche Anreize unter diesen Bedingungen auf dem Weg zur Qualitätsverbesserung wirklich weiterhelfen. Welches Krankenhaus und welcher Arzt hat unter dem Damoklesschwert einer Kündigung des Versorgungsvertrages wirklich ein Interesse daran, Transparenz über Qualitätsmängel oder Behandlungsfehler herzustellen?

Zum anderen ist zu hinterfragen, ob die Krankenkassen tatsächlich ohne Einschränkung als Sachwalter der Versicherten- und Patienteninteressen tätig werden. Wenn Patienten ein strukturelles Informationsdefizit im Hinblick auf Qualität haben, so gilt dies sowohl mit Blick auf ärztliches Handeln als auch mit

Blick auf die Versorgungsangebote der Krankenkasse. Krankenkassen können unter den harten Bedingungen des Wettbewerbs sehr wohl veranlasst sein, Kosten auch durch die Inkaufnahme von Qualitätsminderung zu senken, gerade wenn es sich um unerwünschte Versicherte handelt.

6 Re-Regulierungsinstrumente

Vor diesen Hintergrund lassen sich unterschiedliche Strategien identifizieren, mit denen den skizzierten Ausweichreaktionen entgegengewirkt werden kann.

Erstens können Versicherte und Patienten zu Experten in eigener Sache werden und so versuchen, die Informationsasymmetrie gegenüber den Leistungserbringern als eine zentrale Voraussetzung für unerwünschtes opportunistisches Handeln abzubauen („Empowerment"). Dies kann durch individuelle Kompetenzentwicklung – etwa durch Nutzung der einschlägigen Medien – oder durch gemeinschaftliche Kompetenzentwicklung, also gleichsam auf dem Wege gesellschaftlicher Selbstorganisation, geschehen – z.B. durch die Bildung von Selbsthilfegruppen (Borgetto 2004) oder von Patientenverbänden. Der Staat kann diesen Prozess unterstützen, indem er entsprechende Organisationen finanziell fördert oder nachgeordneten Einrichtungen wie den Krankenkassen eine finanzielle Förderung auferlegt. Daneben ist auch die Schaffung von Qualitätstransparenz ein zentrales Anliegen diverser Initiativen. Dazu zählen u.a. die von Krankenkassen, Zeitschriften, Zeitungen und Stiftungen ins Leben gerufenen Krankenhaus-Rankings, die den Patienten eine Orientierungshilfe bei der Wahl der richtigen Einrichtung geben sollen. Tendenzen zu einer „Subjektwerdung" von Patienten im therapeutischen Prozess und zur Unterstützung dieser Entwicklung lassen sich in der Tat antreffen, sind doch Millionen von Kranken und ihre Angehörigen in Selbsthilfegruppen organisiert und zeigt sich ein wachsender Teil der Bevölkerung an derartigen Informationen nicht nur interessiert, sondern nutzt sie im Bedarfsfall auch.

Zweitens kann der Staat die Leistungserbringer einer stärkeren Kontrolle durch Bundes- und Landesbehörden oder durch Selbstverwaltungsgremien unterwerfen und Zuwiderhandlungen gegen die den Leistungserbringern auferlegten Pflichten mit Sanktionen belegen („hierarchische Steuerung"). Auch in dieser Hinsicht sind die Überwachungskompetenzen einschlägiger Institutionen in den letzten Jahren erweitert worden, wie beispielhaft die Kompetenzen des Medizinischen Dienstes der Krankenkassen bei der Kontrolle von Krankenhäusern und Pflegeeinrichtungen zeigen.

Drittens kann der Staat versuchen, den Krankenkassen durch die Etablierung eines morbiditätsorientierten Risikostrukturausgleichs Anreize zur Selektion „guter Risiken" zu nehmen und ihr Interesse an einer Verbesserung der Versorgungsqualität für chronisch Kranke zu verstärken. Dieser Weg ist mit dem GKV-Wettbewerbsstärkungsgesetz 2007 beschritten worden, das zwar keinen vollständigen Ausgleich des Morbiditätsrisikos vorsieht, aber immerhin eine Berücksichtigung von 50 bis 80 Krankheiten, deren durchschnittliche Kosten die durchschnittlichen Pro-Kopf-Ausgaben der Krankenkassen für alle Versicherten um mindestens 50 Prozent überschreiten.

In der Vergangenheit sind also diverse Schritte gegangen worden, die darauf zielen, unerwünschte Effekte einer Wettbewerbsordnung zu begrenzen – zumeist in Form staatlicher Intervention, zum Teil aber auch in Form gesellschaftlicher Selbstregulierung. Allerdings darf bezweifelt werden, dass diese Instrumente ein hinreichendes Korrektiv gegen die skizzierten Fehlanreize darstellen.

Erstens betrifft dies das „Empowerment" von Patienten. Untersuchungen zeigen, dass die Bereitschaft und die Fähigkeit, sich Informationen über Erkrankungen, über Behandlungsstandards und die Qualität von Leistungserbringern zu beschaffen, unter Angehörigen höherer sozialer Schichten weit stärker verbreitet sind als in unteren Sozialschichten (Marstedt 2003). Vermutlich sind die Chancen für eine gesellschaftsweite Diffusion derartiger Handlungskompetenzen deutlich begrenzt. Darüber hinaus dürften auch viele derjenigen Laien, die um mehr Autonomie im Behandlungsprozess bemüht sind, sich kaum in die Lage versetzen können, dem Arzt fachlich auf gleicher Augenhöhe zu begegnen. Schließlich möchte ein beachtlicher Teil der Patienten auch einfach darauf vertrauen, dass die medizinischen Versorgungseinrichtungen im Krankheitsfall das Beste für ihn tun. Viele Patienten fühlen sich, gerade wenn sie alt sind oder ihre Krankheit bedrohlich ist, nicht in der Lage, sich als autonomer Patient zu verhalten, auch wenn sie dies eigentlich einmal wollten.

Zweitens verfügen Staat und Selbstverwaltungsinstitutionen nicht über genügend Steuerungsressourcen, um unerwünschtes Handeln von Ärzten auf dem Wege einer externen Kontrolle zu vermeiden. Die hohe Zahl täglicher Arzt-Patient-Kontakte und die Besonderheiten der medizinischen Leistungserbringung – ihr Charakter als persönliche Dienstleistung, die Komplexität von Behandlungsentscheidungen, die hohe Abhängigkeit einer Kontrolle von den von Leistungserbringern selbst erhobenen Daten – setzen einer extern-hierarchischen Steuerung enge Grenzen. Mit Auffälligkeits- und Stichprobenprüfungen lassen sich möglicherweise gelegentliche Abschreckungseffekte erzielen, stellen aber für das Gros der Leistungserbringer keine glaubwürdige Drohung dar. Sie wäre wohl nur mit einem unvertretbar hohen Aufwand zu erreichen.

Drittens sind auch die Möglichkeiten, durch einen morbiditätsorientierten Risikostrukturausgleich eine Selektion „guter Risiken" durch die Krankenkassen zu verhindern, begrenzt. Zum einen sind die politischen Widerstände gegen eine Einbeziehung von Morbiditätskriterien unter den Parteien (CDU und CSU) und unter denjenigen Krankenkassen, die finanzielle Nachteile dadurch erleiden, sehr groß. Die mit der Gesundheitsreform 2007 getroffene Regelung (s.o.) sieht nur eine partielle Berücksichtigung der Morbidität vor; die Beschränkung auf 50 bis 80 Krankheiten ist rein sachlich nicht begründbar, sondern primär Ausdruck eines politischen Kompromisses. Dies gilt ebenso für die Entscheidung, nur solche Krankheiten zu berücksichtigen, deren jährliche Behandlungskosten die Durchschnittsausgaben für alle Versicherten (2006=1.614,93 Euro) um mindestens 50 Prozent überschreiten (2006=2.422,40 Euro). Darüber hinaus hat die 2008 geführte Debatte über die konkrete Ausgestaltung des RSA zwei grundsätzliche Probleme zu Tage gefördert, die mit einem RSA, wie immer er auch konkret aussehen mag, verbunden sind (Wissenschaftlicher Beirat 2007). Zum einen ist die Kostenhomogenität bei der Versorgung einzelner Krankheiten vergleichsweise gering. Das Gutachten des Wissenschaftlichen Beirats, der einen Vorschlag für die Auswahl der erwähnten Krankheiten erarbeiten sollte, hat gezeigt, dass immerhin 15,9 Prozent der Versicherten, die an einer der 80 besonders teuren Krankheiten litten, den Schwellenwert von 150 Prozent (2.422,40 Euro pro Jahr) der durchschnittlichen Pro-Kopf-Ausgaben für alle Versicherten *unter*schritten. Gleichzeitig *über*schritten 34,5 Prozent der Versicherten, die an *keiner* der 80 Krankheiten litten, dennoch den fraglichen Schwellenwert (Wissenschaftlicher Beirat 2007: 60). Fehlsteuerungen bestehen also auch bei Einführung eines RSA fort. Die Risikoselektion kann zwar eingeschränkt werden, wird aber auch in relevantem Umfang bestehen bleiben. Zum anderen besteht ein unauflöslicher Widerspruch zwischen Belastungsausgleich und Präventionsorientierung. Soll die Morbidität der Versicherten im Finanzausgleich zwischen den Krankenkassen ausgeglichen werden, so werden diese – folgt man der Logik finanzieller Anreize – kein Interesse entwickeln, das Entstehen prävenierbarer Erkrankungen zu vermeiden, weil sie für einen erkrankten Versicherten eine entsprechend höhere Zuweisung aus dem RSA erhalten. Umgekehrt benachteiligt die Nichteinbeziehung prävenierbarer Erkrankungen in den RSA aktuell diejenigen Krankenkassen, deren Versicherte einen überdurchschnittlichen Versorgungsbedarf aufweisen.

7 Erosion des Solidarsystems

Das Konzept des Wettbewerbs, so ist oben dargelegt worden, geht vom egoistisch-rationalen Handeln der Beteiligten aus. Eine solche Rationalität steht in offenkundigem Gegensatz zum Prinzip der Solidarität, das ja gerade das gemeinschaftliche Eintreten im Krankheitsfall beschreibt, unabhängig davon, ob sich damit individuelle Vorteile erzielen lassen. Insofern versucht der Begriff des solidarischen Wettbewerbs, gegensätzliche Prinzipien miteinander zu verknüpfen. Dies zeigt sich sowohl auf Seiten der Krankenkassen als auch bei den Versicherten.[10]

Die Krankenkassen sind bisher in der Regel als Sachwalter des Solidargedankens in der GKV hervorgetreten. Dies kam in den 90er Jahren in der Formel vom „solidarischen Wettbewerb" zum Ausdruck, zu deren Kern auch die Forderung nach einem umfassenden und einheitlichen Leistungskatalog gehörte. Die Wettbewerbssituation fördert bei den Krankenkassen das Interesse an einer Erweiterung ihrer unternehmerischen Handlungsfreiheit, um alle Möglichkeiten zur Verbesserung der individuellen Marktposition zu nutzen. Damit gerät neben der Liberalisierung der Vertragsbeziehungen zu den Leistungsanbietern zunehmend auch die Differenzierung von Versicherungskonditionen gegenüber der Nachfrageseite – also den Versicherten und Patienten – als Handlungsoption ins Visier von Krankenkassen. Parallel rückt im Vergleich zu den frühen 1990er Jahren in der Diktion der Krankenkassen der Begriff des *„solidarischen* Wettbewerbs" immer stärker in den Hintergrund (Arbeitsgemeinschaft 2006). Mehr und mehr ist nur noch vom Wettbewerb die Rede. Zwar wird das Adjektiv „solidarisch" immer noch verwendet, dies aber immer seltener. Die Forderung nach einem einheitlichen und umfassenden Leistungskatalog findet sich zwar weiterhin in den einschlägigen Positionspapieren, aber wenn von „solidarischem Wettbewerb" die Rede ist, geschieht dies heute überwiegend unter Hinweis auf die Notwendigkeit eines Risikostrukturausgleichs – freilich auch nur bei denjenigen Krankenkassen, die davon finanziell einen Nutzen haben. Gleichzeitig wurden die mit dem GKV-Wettbewerbsstärkungsgesetz 2007 substanziell erweiterten Möglichkeiten zur Einführung von rein monetären Wahltarifen im Rahmen von Selbstbehalts-, Beitragsrückerstattungs- und Kostenerstattungsmodellen ohne größeren Protest hingenommen oder sogar als Erweiterung von Gestaltungsoptionen begrüßt (Spitzenverbände 2006: 87-88; VdAK/AEV 2008).

---

[10] Leistungserbringer, insbesondere die Organisationen der niedergelassenen Ärzte und der Krankenhäuser, aber auch der pharmazeutischen Industrie, machen sich traditionell ohnehin für eine Privatisierung des Gesundheitswesens stark.

Im Übrigen machen sie von diesen Wahltarifen auch intensiv Gebrauch, nicht zuletzt um „gute Risiken" zum Kassenwechsel bzw. zum Kassenverbleib anzuregen. Insgesamt also hat der Wettbewerb eine immanente Tendenz, sein Anwendungsfeld nicht auf die Krankenkassen und die Leistungsanbieter zu beschränken, sondern auch auf die Leistungsansprüche und Finanzierungsmodi überzugreifen. Auf diese Weise trägt die Wettbewerbssituation dazu bei, dass der subjektive Rückhalt des Solidargedankens bei den Krankenkassen erodiert. Schon jetzt orientieren sich Krankenkassen in ihren gesundheitspolitischen Positionsbestimmungen zunehmend an ihrer individuellen Marktposition. Dadurch bestimmen sich ihre Problemwahrnehmung und ihre Handlungsstrategien. Dies wird etwa am Beispiel RSA deutlich: Die jeweiligen Positionen zu diesem Problem sind offenkundig abhängig vom jeweiligen ökonomischen Interesse der Krankenkassen, und bei manchen haben sich in Abhängigkeit von der Veränderung ihrer Marktposition sogar die Positionen in der Zeit gewandelt. Offenkundig begünstigt der Wettbewerb im Hinblick auf das Solidarprinzip eine gewisse normative Beliebigkeit bei den Akteuren.

Parallel dazu wächst mit der Verbreitung von Zuzahlungen und Wahltarifen die Gefahr, dass die Versicherten die gesetzliche Krankenversicherung immer weniger als eine Solidargemeinschaft wahrnehmen. Die forcierte Privatisierung fördert eine Einstellung, die die Erlangung individueller finanzieller Vorteile in den Vordergrund rückt.

Schließlich werden die skizzierten Trends durch die Kontextbedingungen, innerhalb derer sich das Gesundheitswesen und die Gesundheitspolitik entwickeln, verstärkt und beschleunigt. Privatisierung, Ökonomisierung und Kommerzialisierung sind als übergreifende Tendenzen im Gesundheitswesen wirksam. So dringen Kapitalgesellschaften zunehmend in die Krankenversorgung ein bzw. vor – v.a. in der stationären Versorgung –, deren Renditen auf dem Kapitalmarkt konkurrenzfähig sein müssen. Gleichzeitig befinden sich die öffentlichen Haushalte in einer tiefen Krise, wird die soziale Sicherheit bekanntermaßen abgebaut und existiert ein anhaltender Druck auf die Lohnkosten. Daher lastet ein gewaltiger ökonomischer Druck auf der Krankenversorgung, der bei den Akteuren die Tendenzen zur Entsolidarisierung verstärkt.

8 Fazit

Es ist ohne Frage zutreffend, dass staatlich verfügte Kontrahierungszwänge die Leistungsanbieter in den Nachkriegsjahrzehnten in eine komfortable Lage manövriert und die Herausbildung von Ineffizienzen im deutschen Gesundheitswesen begünstigt haben. Aber diese Mängel mit dem Fehlen von Wettbewerb zu erklären, stellt eine Verkürzung einer weit komplexeren Problematik dar. Aber nicht nur deshalb ist gegenüber der These von den segensreichen Wirkungen des Wettbewerbs im Gesundheitswesen große Skepsis anzumelden. Die Logik des Anreizsystems und bisherige Erfahrungen mit dem Wettbewerb in der gesetzlichen Krankenversicherung geben eher Anlass zu der Befürchtung, dass eine Wettbewerbsordnung die Erwartungen an eine hochwertige und effiziente Versorgung überwiegend nicht erfüllt und mit einer Reihe von unerwünschten, kontraproduktiven Wirkungen verbunden ist. Denn das Mittel – der wirtschaftliche Anreiz – droht sich gegenüber dem Zweck – der Steigerung von Effizienz und Qualität – zu verselbständigen und dürfte über die skizzierten Mechanismen eine Erosion des Solidarprinzips nach sich ziehen.

Literatur

Arbeitsgemeinschaft der Spitzenverbände der Krankenkassen (1994): Solidarische Wettbewerbsordnung als Grundlage für eine zukunftsorientierte gesetzliche Krankenversicherung. o.O.

Arbeitsgemeinschaft der Spitzenverbände der Krankenkassen (2006): Gesundheitspolitische Vorstellungen der Spitzenverbände der Krankenkassen zur Gesundheitsreform. http://www. g-k-v.com/gkv/fileadmin/user_upload/Positionen/SpiK_Position_2006.pdf (Abruf: 6.3.2008).

Borgetto, Bernhard (2004): Selbsthilfe und Gesundheit. Analysen, Forschungsergebnisse und Perspektiven in der Schweiz und in Deutschland. Bern et al.

Braun, Bernard (2000): Rationierung und Vertrauensverlust im Gesundheitswesen – Folgen eines fahrlässigen Umgangs mit budgetierten Mitteln? St. Augustin.

Braun, Bernard (2004): Erwartungen an die mittelfristige Zukunft der Gesundheitsversorgung, in: Böcken, Jan/Braun, Bernard/Schnee, Melanie (Hrsg.), Gesundheitsmonitor 2004. Die ambulante Versorgung aus Sicht von Bevölkerung und Ärzteschaft. Gütersloh. 122-136.

Buhr, Petra/Klinke, Sebastian (2006a): Qualitative Folgen der DRG-Einführung für Arbeitsbedingungen und Versorgung im Krankenhaus unter Bedingungen fortgesetzter Budgetierung. Eine vergleichende Auswertung von vier Fallstudien (Wissenschaftszentrum Berlin für Sozialforschung, Forschungsgruppe Public Health, SP I 2006-311). Berlin.

Buhr, Petra/Klinke, Sebastian (2006b): Versorgungsqualität im DRG-Zeitalter. Erste Ergebnisse einer qualitativen Studie in vier Krankenhäusern (Universität Bremen, Zentrum für Sozialpolitik, Arbeitspapier Nr. 6/2006). Bremen.

Continentale (2006): Gesundheitsreform – die Meinung der Bevölkerung. Eine repräsentative Infratest-Bevölkerungsbefragung der Continentale Krankenversicherung a.G. Dortmund.

Gerlinger, Thomas (2002): Zwischen Korporatismus und Wettbewerb: Gesundheitspolitische Steuerung im Wandel (Wissenschaftszentrum Berlin für Sozialforschung, Arbeitsgruppe Public Health, Discussion Paper P02-204). Berlin.

Gerlinger, Thomas (2007): Soziale Ungleichheit von Gesundheitschancen: Anmerkungen zum Beitrag der Gesundheitspolitik (Johann Wolfgang Goethe-Universität Frankfurt, Institut für Medizinische Soziologie, Diskussionspapier 2007-2). Frankfurt a.M.

Gerlinger, Thomas/Mosebach, Kai/Schmucker, Rolf (2007): Wettbewerbssteuerung in der Gesundheitspolitik. Die Auswirkungen des GKV-WSG auf das Akteurshandeln im Gesundheitswesen (Johann Wolfgang Goethe-Universität Frankfurt, Institut für Medizinische Soziologie, Diskussionspapier 2007-1). Frankfurt a.M.

Greß, Stefan (2006): Regulated Competition in Social Health Insurance: A Three-Country Comparison, in: International Social Security Review, vol. 59. 27-47.

Häussler, Bertram/Bohm, Steffen (2000): Praxisnetze auf dem Weg zur integrierten Versorgung, in: Sozialer Fortschritt, 49. Jg., 127-130.

Häussler, Bertram/Berger, Ursula (2004): Bedingungen für effektive Disease-Management-Programme. Analyse, Bewertung und Lösungsansätze für Qualität und Finanzierung. Baden-Baden.

Häussler, Bertram/Storz, Philipp (2005): Disease-Management-Programme in der gesetzlichen Krankenversicherung: Unterschiede zwischen teilnehmenden und nicht teilnehmenden Diabetikern, in: Böcken, Jan/Braun, Bernard/Schnee, Melanie/Amhof, Robert (Hrsg.), Gesundheitsmonitor 2005: Die ambulante Versorgung aus Sicht von Bevölkerung und Ärzteschaft. Gütersloh. 32-40.

Hayek, Friedrich August von (1969): Der Wettbewerb als Entdeckungsverfahren, in: Ders., Freiburger Studien. Tübingen. 249-265.

Höppner, Karin/Greß, Stefan/Rothgang, Heinz/Wasem, Jürgen/Braun, Bernard/Buitkamp, Martin (2005): Grenzen und Dysfunktionalitäten des Kassenwettbewerbs in der GKV: Theorie und Empirie der Risikoselektion in Deutschland (Universität Bremen, Zentrum für Sozialpolitik, Arbeitspapier Nr. 4/2005). Bremen.

Kassenärztliche Bundesvereinigung (2008): Ärztliche Kooperationsformen. http://www.kbv.de/publikationen/10686.html (Abruf: 6.3.2008).

Köcher, Renate (2002): Angst vor der Zwei-Klassen-Medizin. Wachsende Sorgen über das Gesundheitssystem, in: Frankfurter Allgemeine Zeitung v. 17. April 2002.

Lauterbach, Karl W./Wille, Eberhard (2001): Modell eines fairen Wettbewerbs durch den Risikostrukturausgleich. Sofortprogramm „Wechslerkomponente und solidarische Rückversicherung" unter Berücksichtigung der Morbidität. Abschlussbericht. Köln, Mannheim (Ts.).

Dieter Cassel, Dieter/Ebsen, Ingwer/Greß, Stefan/Jacobs, Klaus/Schulze, Sabine/Wasem, Jürgen (2006): Weiterentwicklung des Vertragswettbewerbs in der gesetzlichen Krankenversicherung. Vorschläge für kurzfristig umsetzbare Reformschritte. Gutachten im Auftrag des AOK-Bundesverbandes. O.O. (Ts.).

Lehmbruch, Gerhard/ Schmitter, Philippe C. (Hrsg.) (1982) : Patterns of corporatist policy-making. London/Beverly Hills.

Marstedt, Gerd (2003): Auf der Suche nach gesundheitlicher Information und Beratung: Befunde zum Wandel der Patientenrolle, in: Böcken, Jan/Braun, Bernard/Schnee, Melanie (Hrsg.): Gesundheitsmonitor 2003: Die ambulante Versorgung aus Sicht von Bevölkerung und Ärzteschaft. Gütersloh. 117-135.

Mayntz, Renate (Hrsg.) (1992): Verbände zwischen Mitgliederinteressen und Gemeinwohl. Gütersloh.

Miksch, Antje/Trieschmann, Johanna/Szecsenyi, Joachim (2007): Was bringt das Mitmachen?, in: Gesundheit und Gesellschaft, 10. Jg. (Spezial 12/07), 7.

Richard, Sabine (2001): Integrierte Versorgung: Chancen und Perspektiven, in: Arbeit und Sozialpolitik, 55. Jg., H. 1-2, 8-13.

Rosewitz, Bernd/Webber, Douglas (1990): Reformversuche und Reformblockaden im deutschen Gesundheitswesen. Frankfurt a.M./New York.

Sachverständigenrat für die Konzertierte Aktion im Gesundheitswesen (2002): Gutachten 2000/2001: Bedarfsgerechtigkeit und Wirtschaftlichkeit. Bd. I: Zielbildung, Prävention, Nutzerorientierung und Partizipation; Bd. II: Qualitätsentwicklung in Medizin und Pflege; Bd. III: Über-, Unter- und Fehlversorgung. Baden-Baden.

Sachverständigenrat für die Konzertierte Aktion im Gesundheitswesen (2003): Gutachten 2003: Finanzierung, Nutzerorientierung und Qualität. Bd. I: Finanzierung und Nutzerorientierung; Bd. II: Qualität und Versorgungsstrukturen. Baden-Baden.

Sachverständigenrat zur Begutachtung der Entwicklung im Gesundheitswesen (2005): Gutachten 2005: Koordination und Qualität im Gesundheitswesen, Bd. 1: Kooperative Koordination und Wettbewerb, Sozioökonomischer Status und Gesundheit, Strategien der Primärprävention. Stuttgart.

Scharpf, Fritz W. (2000): Interaktionsformen. Akteurzentrierter Institutionalismus in der Politikforschung. Opladen.

Simon, Michael (2001): Die Ökonomisierung des Krankenhauses. Der wachsende Einfluss ökonomischer Ziele auf patientenbezogene Entscheidungen (Wissenschaftszentrum Berlin für Sozialforschung, Arbeitsgruppe Public Health, Discussion Paper P01-205). Berlin.

Spitzenverbände der Gesetzlichen Krankenkassen (2006): Gemeinsame Stellungnahme zum Entwurf eines Gesetzes zur Stärkung des Wettbewerbs in der Gesetzlichen Krankenversicherung (GKV-Wettbewerbsstärkungsgesetz – GKV-WSG) Bundestags-Drucksache 16/3100 – vom 24.10.2006. Deutscher Bundestag, Ausschuss für Gesundheit, Ausschussdrucksache 0129(48). Berlin. http://www.g-k-v.de/gkv/index.php?id=476.

VdAK/AEV – Verband der Angestellten-Ersatzkassen/ Arbeiter-Ersatzkassen-Verband (2008): Stellungnahme des VdAK/AEV zum Antrag der Fraktion der FDP „GKV-eigene Tarife durch Kooperation von GKV und PKV beim Wahltarif zur Kostenerstattung ersetzen" (Bundestags-Drucksache 16/6794 vom 24.10.2007). Deutscher Bundestag, Ausschuss für Gesundheit, Ausschussdrucksache 16 (14)0395(7). Berlin.

Streeck, Wolfgang (Hrsg.) (1994): Staat und Verbände (Politische Vierteljahresschrift, Sonderheft 25/1994). Opladen.

Streeck, Wolfgang (1999): Korporatismus in Deutschland. Zwischen Nationalstaat und Europäischer Union. Frankfurt a.M./New York.

Techniker Krankenkasse (2007): Integrierte Versorgung. Dokumentation zur Fachtagung „Strukturwandel im Gesundheitswesen durch Integrierte Versorgung, Bilanz und Ausblick". o.O.

Tophoven, Christina (2000): Entwicklungsperspektiven integrierter Anbieterstrukturen und ärztlicher Selbstverwaltung, in: Arbeit und Sozialpolitik, 54. Jg., H. 11-12, 24-33.

Tophoven, Christina (2002): Der lange Weg zur integrierten Versorgung, in: Arbeit und Sozialpolitik, 56. Jg., H. 9-10, 12-17.

Tophoven, Christina/Lieschke, Lothar (Hrsg.) (2003): Integrierte Versorgung. Entwicklungsperspektiven für Praxisnetze, Köln.

Urban, Hans-Jürgen (2001): Wettbewerbskorporatistische Regulierung im Politikfeld Gesundheit. Der Bundesausschuss der Ärzte und Krankenkassen und die gesundheitspolitische Wende (Wissenschaftszentrum Berlin für Sozialforschung, Arbeitsgruppe Public Health, Discussion Paper P01-206). Berlin.

Weatherly, Johny N./Seiler, Rainer/Meyer-Lutterloh, Klaus/Schmid, Elmar/Lägel, Ralph/Amelung, Volker E. (2007): Leuchtturmprojekte Integrierter Versorgung und Medizinischer Versorgungszentren: Innovative Modelle der Praxis. Berlin.

Wille, Eberhard (Hrsg.) (2007): Zur Rolle des Wettbewerbs in der gesetzlichen Krankenversicherung. Gesundheitsversorgung zwischen staatlicher Administration, korporativer Koordination und marktwirtschaftlicher Steuerung. Baden-Baden.

Wille, Eberhard/Ulrich, Volker/Schneider, Udo (Hrsg.) (2007): Wettbewerb und Risikostrukturausgleich im internationalen Vergleich. Erfahrungen aus den USA, der Schweiz, den Niederlanden und Deutschland. Baden-Baden.

Winkelhake, Olaf/Miegel, Ulrich/Thormeier, Klaus (2002): Die personelle Verteilung von Leistungsausgaben in der Gesetzlichen Krankenversicherung 1998 und 1999. Konsequenzen für die Weiterentwicklung des deutschen Gesundheitswesens, in: Sozialer Fortschritt, 51. Jg., 58-61.

Wissenschaftlicher Beirat zur Weiterentwicklung des Risikostrukturausgleichs (2007): Wissenschaftliches Gutachten für die Auswahl von 50 bis 80 Krankheiten zur Berücksichtigung im morbiditätsorientierten Risikostrukturausgleich. Berlin (Ms.).

Woolhandler, Steffie/Himmelstein, David (2007): Competition in a publicly funded healthcare system, in: British Medical Journal, vol. 335, 1126-1129.

Verbesserung des Risikostrukturausgleichs als Instrument zur Sicherung der Balance zwischen Solidarität und Wettbewerb

Rebecca Jahn/Susanne Staudt/Jürgen Wasem

1 Hintergrund

Mit der Einführung des Gesundheitsfonds in Deutschland startet in Kürze auch der „Morbiditätsorientierte Risikostrukturausgleich". Neben der Frage, was genau sich dahinter verbirgt, ist auch zu klären, welche Funktion ein solcher Ausgleich haben soll, wie er seine Ziele erreichen soll und ob er sie erreichen kann.

Dieser Beitrag will versuchen, Antworten zu finden. Dazu wird zu Beginn ein kurzer Überblick über die Probleme und die Weiterentwicklung des deutschen Gesundheitssystems in wettbewerblicher Hinsicht seit den 90er Jahre des letzten Jahrhunderts gegeben. Danach werden die Vorbereitungen für die Einführung eines morbiditätsorientierten Risikostrukturausgleichs und die daraus entwickelten Bestimmungen des Gesetzgebers im „Gesetz zur Stärkung des Wettbewerbs in der gesetzlichen Krankenversicherung" dargestellt. Am Schluss steht der Versuch einer Einschätzung der Wirkungen der Beschlüsse vor allem im Bezug auf Solidarität und Wettbewerb in unserem Gesundheitssystem.

2 Notwendigkeit eines Risikoausgleichs

Der *Wettbewerb* im deutschen Gesundheitssystem wurde (zumindest in einem Teilbereich, nämlich im Versicherungsmarkt) schon vor über 10 Jahren in Gang gesetzt, als die Mitglieder der gesetzlichen Krankenversicherung das Kassenwahlrecht erhielten. Der Wettbewerb zwischen den Krankenkassen soll die Versorgung der Versicherten flexibel an veränderte medizinische, medizintechnische, ökonomische und politische Gegebenheiten anpassen, aber auch die Berücksichtigung der Wünsche und Präferenzen der Versicherten verstärken.

Abbildung 1: Wettbewerbsbeziehungen im Akteursdreieck der GKV

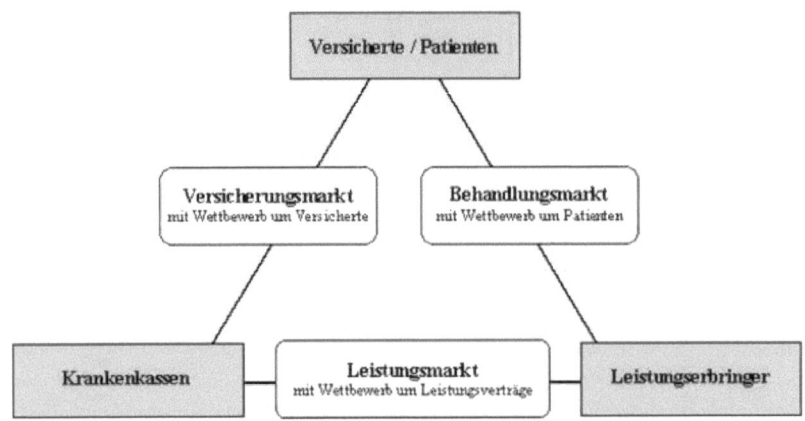

Quelle: Cassel 2006

Wären die Krankenversicherer hinsichtlich ihrer Prämienkalkulation frei, würde sich schnell „Risikoäquivalenz" durchsetzen, das heißt, die Beiträge würden sich am gesundheitlichen Risiko der Versicherten orientieren.

2.1 Solidarische Begründungszusammenhänge

Zurzeit besteht in Deutschland aber noch ein weitgehender Konsens darüber, dass eine risikoäquivalente Beitragsbemessung nicht gewünscht ist. Vielmehr wird auf *Solidarität* zwischen den Bürgern gesetzt. Laut geltendem Recht werden bei fast einheitlichem Leistungskatalog von den Krankenkassen Beiträge entsprechend der wirtschaftlichen Leistungsfähigkeit der Versicherten erhoben. Somit zahlen Gesunde für Kranke, Besserverdienende für Schlechterverdienende, Jüngere für Ältere, Männer für Frauen und aufgrund der beitragsfreien Familienversicherung auch Ledige bzw. Kinderlose für Familien mit. So soll jeder ohne besondere finanzielle Hürden Zugang zu Krankenversicherungsschutz und damit zur gesellschaftlich als notwendig und ausreichend angesehen gesundheitlichen Versorgung haben.

Anders argumentieren aber zum Beispiel Zweifel/Breuer in ihrem Gutachten für den Verband Forschender Arzneimittelhersteller. Sie meinen, dass eine wirkliche Wahlfreiheit der Versicherten erst dann bestünde, wenn alle als Kunden den Krankenkassen gleich willkommen wären, also nicht solidarisch ausgerichtete, sondern am Risiko orientierte Prämien erhoben würden. Dann würde ein wirklicher Wettbewerb um die Versicherten einsetzen, weil Innovationen und optimierte Versorgung Wettbewerbsvorteile brächten. Der durchaus gewollte soziale Ausgleich sollte aber extern geregelt werden, z.B. durch staatliche Beihilfen (Zweifel/Breuer 2002).

2.2 Verminderung von Risikoselektion als Instrument zur Wettbewerbsstärkung

Es ist tatsächlich so, dass für die gesetzlichen Krankenkassen bei Kontrahierungszwang und nicht risikoäquivalenten, einkommensabhängigen Beiträgen (oder auch bei einer Kopfpauschale) starke Anreize zur Risikoselektion bestehen. Die gesetzlichen Rahmenbedingungen lassen eine aktive Selektion durch Ablehnung von Beitrittswünschen oder Kündigung bestehender Verträge zwar nicht zu, aber die Selbstselektion der Versicherten kann unterstützt werden. So gibt es die Möglichkeit, Modellvorhaben und Modelle der Integrierten Versorgung durchzuführen, gezielt Personengruppen mit Werbung anzusprechen, bei Kündigung besondere „Rückhol-Anstrengungen" zu unternehmen, Kann-Leistungen zu gewähren oder Bonus- und Selbstbehaltmodelle anzubieten. Zweck dieser Maßnahmen ist es, möglichst viele „gute Risiken" an die eigene Krankenkasse zu binden (Höppner et al. 2006). Um nicht zahlreiche „schlechte Risiken", also schwer und chronisch kranke Menschen, zum Beitritt zu motivieren, wird dagegen der Optimierung der Versorgung zu wenig Aufmerksamkeit und finanzielle Ausstattung zuteil. Je besser nämlich eine Krankenkasse für diese Versicherten wäre, desto schlechter stünde sie finanziell da.

Aus gesellschaftlicher Perspektive ist die Risikoselektion Ressourcenverschwendung, die Wohlfahrtsmehrung verhindert. Um eine Balance zwischen Wettbewerb und Solidarität zu schaffen, ist es daher wichtig, einen Risikostrukturausgleich zu entwickeln, der die Anreize zur Risikoselektion für die Krankenkassen möglichst eliminiert. So führte der Gesetzgeber auch schon 1994/1995 einen Risikostrukturausgleich ein, um für die Kassen die Situation risikoäquivalenter Einkünfte für die einzelnen Versicherten zu simulieren. Der Versicherte zahlt in diesem System zwar keine risikoäquivalenten Beiträge, aber der Risikostrukturausgleich gleicht in standardisierter Form die Differenz zwischen gezahltem und risikoäquivalentem Beitrag aus. Im Beitragssatzwettbewerb sollen damit die Preissignale so ausgerichtet werden, dass nicht historisch überkommene oder aktuell entwickelte Unterschiede in der Versichertenstruktur einer Krankenkasse sich im Beitragssatz niederschlagen, sondern die Effizienz ihres Handelns. Viele Länder mit wettbewerblicher gesetzlicher Krankenversicherung haben daher die Grundentscheidung für einen Risikostrukturausgleich getroffen, z.B. Niederlande, Belgien, Schweiz, Tschechien, Slowakei, Israel und auch Teilmärkte des US-Gesundheitssystems. (van de Ven/Ellis 2000)

3 Schwachstellen und Verbesserungspotentiale bestehender Regelungen

Um die Wirkungen des in Gesamtdeutschland eingeführten Risikostrukturausgleichs abschätzen zu können, beschloss der Deutsche Bundestag Ende des Jahres 1999, ein diesbezügliches Gutachten in Auftrag zu geben. Dieses wurde im Jahr 2001 vorgelegt (IGES 2001a). Auch Lauterbach und Wille hatten ein thematisch ähnlich gelagertes Gutachten für die Spitzenverbände der gesetzlichen Krankenkassen erstellt (Lauterbach/Wille 2001). In einem Konsenspapier stellten beide Gutachterteams dann gemeinsam dar, dass der bisherige Risikostrukturausgleich zwar einen wichtigen Beitrag zur Sicherung der Wettbewerbsordnung in der GKV leistet, aber nur sehr begrenzt in der Lage ist, systematische Unter- und Überdeckungen abzubauen (IGES 2001b). Es verbleiben zu starke positive Anreize zur Risikoselektion und negative Anreize zum Engagement in der Versorgung. Denn in diesem System werden Ausgleichszahlungen nur auf der Grundlage von Alter, Geschlecht und Erwerbsminderungsstatus berechnet.

Tabelle 1: Veränderung in der Altersstruktur der Kassen nach deren Wachstumsraten 1995/1999

Nr.	Wachstumsfaktor von... bis...	Anzahl Kassen	Versicherte in Mio.		Anteile 1995		Anteile 1999	
			1995	1999	„jung"	„alt"	„jung"	„alt"
	(1)	(2)	(3)	(4)	(5)	(6)	(7)	(8)
1	> 20	8	0,01	0,42	31 %	23 %	52 %	2 %
2	> 10 <= 20	9	0,01	0,13	23 %	29 %	46 %	4 %
3	> 5 <= 10	13	0,03	0,28	27 %	24 %	47 %	5 %
4	> 2 <= 5	34	0,23	0,76	31 %	21 %	43 %	9 %
5	> 1	284	17,65	19,77	33 %	13 %	32 %	16 %
6	<= 1	111	51,58	48,36	29 %	25 %	26 %	28 %
	zusammen	459	69,51	69,72	30 %	22 %	28 %	24 %

Quelle: IGES 2001a.
Anm.: Abweichungen rundungsbedingt.
„jung" = 20 bis unter 40 Jahre. „alt" = 60 Jahre und älter.
(1) Wachstumsfaktor: Versichertenzahl 1999 relativ zu 1995.
(2) Fusionsstand 1.7.2000; Krankenkassen mit Ost- und West-Rechtskreis zählen als zwei Kassen.
*) Kassen, die 1995 oder 1999 inaktiv waren, sind für diese Tabelle nicht auswertbar

Im Gutachten des IGES (2001a) konnte gezeigt werden, dass die zwischen 1995 und 1999 am stärksten gewachsenen Kassen den größten Anteil an jungen Menschen hatten. So waren überwiegend junge Menschen zum Kassenwechsel bereit gewesen. Obwohl diese Entmischung in Bezug auf das Alter durch den Risikostrukturausgleich neutralisiert wurde, mussten die „Wachstumskassen" nur ca. 80% des für den Bereich Arzneimittel angenommenen Beitragsbedarfs für tatsächliche Kosten ausgeben, im Bereich stationäre Versorgung waren es sogar nur ca. 70%. Dagegen lagen die Prozentsätze bei den stark geschrumpften Kassen bei 101% bzw. knapp 103%. Es zeigt sich, dass auch innerhalb der Altersklassen enorme Morbiditätsunterschiede bestehen. Es sind offenbar vor allem *gesunde* junge Menschen zu den rasch gewachsenen Kassen gestoßen. So reichen die bis dahin verwendeten Ausgleichsgrößen Alter, Geschlecht und Berufs-/Erwerbsunfähigkeitsstatus nicht aus, um die Risikostruktur der Krankenkassen genau abzubilden.

Tabelle 2: Ausgewählte Ausgabenpositionen von Krankenkassen nach ihrer Wachstumsraten 1995/1999

Nr.	Wachstumsfaktor der Kasse von ... bis ... (1)	Versichertenjahre 1999 (2)	Ausgabenpositionen im Jahr 1999	
			Arzneimittel (3)	Stationäre Versorgung (4)
1	> 20	421.820	79,5 %	70,3 %
2	> 10 <= 20	127.035	81,9 %	75,0 %
3	> 5 <= 10	283.801	80,8 %	79,5 %
4	> 2 <= 5	764.652	88,3 %	83,5 %
5	> 1	19.767.546	97,7 %	92,0 %
6	<= 1	48.355.804	101,0 %	102,8 %

Quelle: IGES 2001a

Zentrales Ergebnis des „Konsenses der Gutachter" war also, dass der Risikostrukturausgleich verbessert werden musste hin zur direkten Morbiditätsorientierung.

Um schon kurzfristig eine Verbesserung zu erreichen, wurde ab 2003 die Anzahl der in Disease-Management-Programmen eingeschriebenen chronisch Kranken als zusätzliche Ausgleichsgröße in den Risikostrukturausgleich aufgenommen. So werden seitdem Krankenkassen, die Verträge zur besseren Versorgung chronisch Kranker abschließen, nicht mehr finanziell „bestraft", wenn Chroniker anderer Kassen sich zu einem Wechsel zu einem erfolgreichen Disease-Management-Programm entscheiden. Im Gegenteil, es entsteht ein Anreiz, die eigenen Programme zu verbessern, um neue Mitglieder zu gewinnen. Die Effekte dieser Maßnahme auf Wirtschaftlichkeit und Versorgungsqualität werden aber *kontrovers diskutiert*, die Anreize zur Risikoselektion konnten nicht ganz ausgeräumt werden, die Beitragssatzeffekte werden als gering angesehen (Häussler 2004). Eine hinreichende Verbesserung der Situation konnte schon deshalb durch die Berücksichtigung der DMP-Programme nicht erreicht werden, weil nur rd. 2,4 Prozent der Versicherten sich in DMPs eingeschrieben hat.

Außerdem wurde ab 2002 zur kurzfristigen Verbesserung ein Risikopool eingerichtet – wenn auch mit stark „verwässerten" Werten gegenüber den Vorschlägen der Wissenschaftler. Hieraus werden die tatsächlich anfallenden Ausgaben in den Bereichen Krankenhaus, Arzneimittel, Hilfsmittel und Dialyse, sofern sie bei einem Versicherten ca. 20.500 Euro übersteigen (der Grenzwert steigt jährlich so wie die Bezugsgröße), zu 60% der Krankenkasse erstattet. (Die Wissenschaftler hatten hier ursprünglich einen Schwellenwert von 10.000,- Euro und eine Erstattungsquote von 80% vorgeschlagen.), Es geht hier – anders als im Risikostrukturausgleich – um die *tatsächlichen* Ausgaben. So werden Krankenkassen bei besonders teuren Fällen nicht „allein gelassen", aber die Anreize für sparsames Haushalten sind begrenzt und die Risikoselektion ist aufgrund der hohen „Selbstbeteiligung" der Kassen auch nicht völlig unattraktiv gemacht. So entstehen durch den Risikopool bei Beitragssatz, Wirtschaftlichkeit oder Versorgungsqualität kaum Verbesserungen.

4 Entwicklung eines morbiditätsorientierten Risikostrukturausgleichs unter Einbezug internationaler Erfahrungen

Beide Neuerungen des Beschlusses von 2001 sollten nur eine „Übergangslösung" sein. Der Zeitplan sah vor, dass schon 2004 Regelungen für einen ab 2007 einzuführenden morbiditätsorientierten Risikostrukturausgleich getroffen werden sollten. Grundlage dafür sollte eine wissenschaftliche Untersuchung auf der Basis einer Versicherten-Stichprobe zur Auswahl von Modellen für einen morbiditätsorientierten Risikostrukturausgleich sein. Der Zeitplan wurde nicht eingehalten (erst im Rahmen der Gesundheitsreform 2007 einigte man sich auf die Umsetzung des morbiditätsorientierten Risikostrukturausgleichs ab 2009), das Gutachten liegt aber seit 2004 vor (IGES 2004).

Dieser wissenschaftlichen Untersuchung liegt eine GKV-Versichertenstichprobe zugrunde, die entsprechend der Vorgaben des RSA-Reformgesetzes für die Jahre 2001 und 2002 von den Krankenkassen durchgeführt worden war. Dabei wurden insbesondere die bisher im Risikostrukturausgleich verwendeten Risikomerkmale, die ambulanten und stationären Diagnosen, verordnete Arzneimittel sowie Leistungsausgaben aller Leistungsarten erhoben. Damit stand ein für die GKV repräsentativer Datensatz von fast zwei Millionen Versicherten zur Verfügung. Anhand dieser Daten konnten Modelle einer direkten Morbiditätsorientierung und ihrer Wirkungen in der gesetzlichen Krankenversicherung analysiert werden.

Zunächst wurde dazu ein Überblick über die international schon verwendeten Modelle erarbeitet. Dazu wurde eine Vorauswahl von 6 Modellen mit direkter Morbiditätsorientierung getroffen, die alle schon empirisch erprobt waren. Bei den Modellen existieren zwei Verfahren: ein „zeitgleiches" und ein „prospektives". Bei „zeitgleichen" Modellen werden die Versicherten im Ausgleichsjahr unter Verwendung der Morbiditätsinformationen des Ausgleichsjahres zugeordnet (K= Klassifikation (t) und sLA = standardisierte Leistungsausgaben (t)), bei „prospektiven" Modellen stammen die Morbiditätsinformationen aus einem früheren Jahr (K(t-I) und sLA (t)).

Beim prospektiven Verfahren ist der Teil der berücksichtigungsfähigen Leistungsausgaben geringer. Denn nur Krankheiten, die auch im Jahr *nach* der Diagnose noch Kosten verursachen, sind dem Morbiditätsmerkmal des Versicherten aus dem Vorjahr zuzuordnen. Damit fallen akute Krankheiten bzw. Krankheiten ohne signifikante Folgekosten aus der Berechnung heraus und werden nur über den alters- und geschlechtsabhängigen Sockelbetrag ausgeglichen.

Bei einem zeitgleichen Modell dagegen gehen in die Bemessung der Beitragsbedarfe explizit auch die unvorhersehbaren, also die rein zufälligen Morbiditätsveränderungen ein.

Bei den international entwickelten und angewendeten Modellen zur morbiditätsorientierten Versichertenklassifikation gibt es auch Unterschiede in der Methodik, vorhandene Ko- oder Multimorbidität für die Ausgabenschätzung eines Versicherten zu berücksichtigen, nämlich „Zuschlags-„ und „Zellenmodelle". Bei den Zuschlagsmodellen wird bei jedem Versicherten zum Sockelbetrag (entsprechend der Alters-/Geschlechtskategorie) für jede vorhandene Erkrankung ein Zuschlag kalkuliert.

Bei den Zellenmodellen werden die Versicherten je nach Zahl der Komorbiditäten genau einer Risikoklasse („Zelle") zugeordnet. Eventuell wird noch die Ausgabenträchtigkeit dieser Komorbiditäten berücksichtigt.

Folgende Modelle wurden von den Gutachtern empirisch und konzeptionell überprüft:

- ACG – Adjusted Clinical Groups, unter Verwendung ambulanter und stationärer Diagnosen
- ACG-PM – Adjusted Clinical Groups Predictive Model, unter Verwendung ambulanter und stationärer Diagnosen
- CDPS – Chronic Illness und Disability Payment System, unter Verwendung ambulanter und stationärer Diagnosen
- HCC – Hierarchical Condition Categores, unter Verwendung ambulanter und stationärer Diagnosen
- PCG+DCG – Pharmacy-based Cost Groups + Diagnostic Cost Groups, unter Verwendung stationärer Diagnosen in Verbindung mit Arzneimittelverordnungen
- RxGroups+IPHCC – Impatient Hierarchical Condition Categories, unter Verwendung stationären Diagnosen in Verbindung mit Arzneimittelverordnungen

Bei dem ersten Modell handelt es sich um ein Zellenmodell, bei den anderen fünf Modellen um Zuschlagsmodelle.

Bei der Überprüfung der vorgestellten Modelle gab es mehrere Fragestellungen zu beachten:

- Inwieweit kann ein Modell die Risikoselektion verringern und die Verzerrung der Beitragssätze abbauen?
- Wie werden durch das Modell Anreize zu Qualität und Wirtschaftlichkeit der Versorgung gesetzt?
- Ist das Modell praktikabel und gut kontrollierbar?

Ein zentrales Kriterium zur Beurteilung der Eignung der Modelle bezüglich der ersten Fragestellung ist ihre Fähigkeit, die individuellen Ausgaben für Versicherte der Krankenkassen aufgrund der Morbidität zu *prognostizieren*.

Die Gutachter haben diese Fähigkeit – wie international üblich – anhand statistischer Kriterien überprüft, sowohl anhand statistischer Maße auf der individuellen Ebene von Versicherten, als auch solche auf der Ebene von (Teil-) Kollektiven der Versicherten.

Auf der individuellen Ebene findet dabei das so genannte R^2 besondere Beachtung. Das R^2 misst dabei, wie stark die Abweichungen zwischen den durch das Modell prognostizierten individuellen Ausgaben und den tatsächlichen Ausgaben des einzelnen Versicherten sind. Der Wert von R^2 liegt zwischen 0 und 1 (= 100%). Je größer der Wert des R^2, umso besser ist die Schätzgenauigkeit des Modells. Dabei muss man beachten, dass viele Krankenkassenausgaben in prospektiver Sicht „rein zufällig", also nicht vorhersehbar anfallen. International gelten in prospektiven Modellen Werte von mehr als 25% daher als kaum erreichbar (van de Ven/Ellis 2000). Ein R^2 von 100% wäre auch nicht wünschenswert – denn ein R^2 von 100 Prozent ließe sich nur erreichen, wenn nicht mehr standardisierte Ausgaben ausgeglichen würden, sondern tatsächliche Ausgaben. Von einem solchen echten Ausgabenausgleich gehen aber keine Anreize zu wirtschaftlichem Verhalten mehr aus. Liegt das R^2 allerdings zu niedrig, wird die Risikoselektion nicht verringert.

Tabelle 3: R^2-Werte der untersuchten Modelle - prospektiv- (RSA-brücksichtigungsfähige Sachleistungen

Zeithorizont	Modell	R^2 (in Prozent)
prospektiv	RSA S.Q.	6 %
	ACG	9 %
	ACG-PM	12 %
	CDPS	12 %
	HCC	15 %
	PCG+DCG	15 %
	RxGroups+IPHCC	24 %

Anm.: RSA S.-Q.: ohne Trennung der Rechtskreise, ohne Berücksichtigung von RSA-wirksamer DMP-Einschreibung, ohne Risikopool, Ausgaben für Sachleistungen ohne Zahnmedizin.

Quelle: Reschke 2005

Untersucht wurde außerdem die Schätzgenauigkeit in Bezug auf Teilgruppen von Versicherten. Die Abweichung zwischen den durch das Modell prognostizierten und den tatsächlichen Ausgaben für die definierten Versicherten- bzw. Patientengruppen werden dabei über Predictive Ratios gemessen. Bei einer

Überschätzung der Ausgaben liegt dieser Wert über 1, bei einer Unterschätzung unter 1. Je näher der Wert bei 1 = 100% liegt, desto leistungsfähiger ist das Modell. In der Untersuchung wurden Versichertengruppen u.a. nach der Höhe der tatsächlichen Ausgaben sowie für eine Reihe von chronischen Erkrankungen gebildet. Auch hier wurde deutlich, dass alle Modelle, die mit Morbiditätsinformationen arbeiten, deutlich besser sind als solche, die nur mit Alter, Geschlecht und Bezug/Nicht-Bezug einer Erwerbsminderungsrente arbeiten. Allerdings zeigen sämtliche empirische Untersuchungen auch, dass neben den Morbiditätsinformationen auch die demographischen Informationen eine gewisse Erklärungskraft behalten.

Tabelle 4: Prognostizierte Ausgaben relativ zu den tatsächlichen Ausgaben: Versicherte mit Diabetes und Koronaren Herzkrankheiten (KHK)

Zeithorizont	Modell	Predictive Ratio	
		Diabetes	KHK
zeitgleich	RSA S.Q.	0,58	0,26
	ACG	0,68	0,73
	ACG-PM	0,83	0,80
	CDPS	0,86	0,78
	HCC	0,87	0,83
	PCG+DCG	0,94	0,98
	RxGroups+IPHCC	0,93	1,01
prospektiv	RSA S.Q.	0,60	0,69
	ACG	0,67	0,78
	ACG-PM	0,82	0,84
	CDPS	0,86	0,83
	HCC	0,87	0,86
	PCG+DCG	0,90	0,95
	RxGroups+IPHCC	0,91	0,99

Quelle: Reschke 2005

5 Ausgestaltung eines morbiditätsorientierten Risikostrukturausgleichs nach dem Vorbild des RXGroups+IPHCC Modells

Die Autoren des Gutachtens von 2004 empfehlen nach diesen Untersuchungen das Modell RXGroups+IPHCC, das als Morbiditätsindikatoren neben Krankenhaus-Diagnosen auch Arzneimittelverordnungen verwendet. Dadurch erzielt man statistisch bessere Werte als mit einem Modell, das nur mit Diagnosen (Krankenhaus und vertragsärztliche Versorgung) arbeitet. Das Modell sollte prospektiv angewendet werden, also sollten die standardisierten Leistungsausgaben auf der Basis der Daten des Vorjahres neben Alter, Geschlecht und Invaliditätsstatus berechnet werden. Zu berücksichtigen sind dabei die Versichertenzeiten und die Ausgaben des Ausgleichsjahres. Somit haben nur *chronische* Erkrankungen wirkliche Relevanz, die *Akut*erkrankungen werden nur in standardisierter Form über die Faktoren Alter und Geschlecht berücksichtigt. Da die Krankenkassen bei den Akuterkrankungen normalerweise keine Risikoselektion betreiben können, entsteht durch das prospektive Verfahren kein Nachteil, auch wenn gegenüber dem zeitgleichen Verfahren niedrigere R^2-Werte erzielt werden. Es werden hingegen zusätzliche Wirtschaftlichkeitsanreize gesetzt. Eine Erstattung der tatsächlich entstandenen Kosten würde ja den Anreiz zu wirtschaftlichem Verhalten senken; wenn aber prospektiv verfahren wird, kann durch effektivere Versorgung ein wirtschaftlicher Vorteil erzielt werden, indem man unter den geschätzten Kosten bleibt.

Bei diesem Modell setzte sich bei den Berechnungen der Gutachter die Summe der zugewiesenen Beiträge zu 30,3 Prozent aus dem alters- und geschlechtsabhängigen Sockelbetrag, zu 2,9 Prozent aus dem Sockelbetrag entsprechend der Erwerbsminderung, zu 56,1 Prozent aus den Zuschlägen für Arzneimittelverordnungen und zu 10,7 Prozent aus den Zuschlägen für stationäre Diagnosen zusammen. Dies galt allerdings für die „vollständige" Version des Modelles und wird für „abgespeckte" Versionen, wie sie die Politik nunmehr beschlossen hat, nicht mehr zutreffen – dort wird vielmehr der Anteil der Zuweisungen über Alter und Geschlecht größer und derjenige über Diagnosen geringer ausfallen.

Tabelle 5: Sockelbeträge und Zuschläge im prospektiven RxGroups+IPHCC-Modell

	Anzahl Zuschläge	Summe in €	Anteil an Gesamt in %
A+G Alter und Geschlecht	806.444	396.352.527	30,3
EM Erwerbsminderung	28.191	37.785.786	2,9
AM Arzneimittelverordnungen ambulant	2.643.009	732.341.557	56,1
KH- Diagnosen stationär	129.573	139.057.072	10,7
Summe	3.607.218	1.305.536.942	100,0

Quelle: Schräder 2007: 121

Einige weitere Details wurden im Gutachten vorgeschlagen:

- Die Programmkosten für Disease-Management-Programme (DMPs) sollten pauschal – statt nach Einschreibungszahl – beim Ausgleich berücksichtigt werden, damit Anreize zur Durchführung solcher Programme gewahrt bleiben. Bisher wurden für Versicherte, die in DMPs eingeschrieben waren, die durchschnittlichen Leistungsausgaben dieser Versicherten gesondert im RSA berücksichtigt. Im neuen Modell werden die Leistungsausgaben bei Vorliegen der entsprechenden Morbidität berücksichtigt, so dass das DMP-Kriterium insoweit entbehrlich ist. Will man verhindern, dass die Kassen jegliches Interesse an DMPs verlieren, wäre eine Alternative, die je eingeschriebenen Versicherten entstehenden DMP-Programmkosten in standardisierter Form zu berücksichtigen. Damit würde das bisher erhebliche finanzielle Interesse der Krankenkassen, Versicherte „um jeden Preis" in die Programme einzuschreiben, sinken. Dies eröffnet gleichzeitig Chancen einer stärkeren Risikostratifizierung und Zielgruppenorientierung. Es werden wohl in erster Linie DMPs fortgeführt werden, bei denen man sich zumindest auf mittlere Sicht eine akzeptable Kosteneffektivität erwartet. Der administrative Aufwand – der bisher enorm war – könnte auf jeden Fall reduziert werden.
- Der Risikopool könnte entfallen. In der bisherigen Version hatte er im Allgemeinen keine relevanten Effekte gezeigt, aber hohen Aufwand bei den Krankenkassen verursacht. Da die Krankenkassen in Zukunft durch den morbiditätsorientieren Risikostrukturausgleich für zahlreiche Fälle, die heute unter den Risikopool fallen, deutlich höhere Zuweisungen erhalten

werden, fällt auch ein Teil der Funktion des Pools weg (Jacobs 2002). Allerdings muss berücksichtigt werden, dass dieses Argument der Gutachter von 2004 für einen vollständigen morbiditätsorientierten RSA gilt, während der ab 2009 praktizierte Morbi-RSA auch 80 Erkrankungsbilder beschränkt ist.

- Der Bezug einer Erwerbsminderungsrente sollte weiterhin als Ausgleichsmerkmal bestehen bleiben, da empirische Untersuchungen belegt haben, dass dieses Merkmal auch bei Berücksichtigung direkter Morbiditätsindikatoren noch ein gewisses Gewicht hat.
- Im Leistungsbereich Krankengeld sollten keine Veränderungen in der Ausgestaltung des Risikostrukturausgleichs vorgenommen werden, da das empfohlene Klassifikationsmodell dafür nicht geeignet erscheint.

6   Gesetzliche Konkretisierung und Möglichkeiten zur Umsetzung

Lange erfolgte keine Umsetzung der Vorschläge der Gutachter, obwohl die Einführung eines morbiditätsorientierten Risikostrukturausgleichs für 2007 vorgesehen war. Aber mit dem „Gesetz zur Stärkung des Wettbewerbs in der gesetzlichen Krankenversicherung" (GKV-WSG), das am 1.4.2007 in Kraft trat, liegt ein Plan für die Einführung eines Gesundheitsfonds vor und es wurden in der Risikostrukturausgleichsverordnung konkrete Angaben für einen morbiditätsorientierten Strukturausgleich gemacht. Der Gesetzgeber hat darin folgendes bestimmt:

- Der Ausgleich soll auf Diagnosen und Arzneimittelinformationen basieren – wobei noch offen ist, inwieweit ambulante Diagnosen miteinbezogen werden sollen.
- Die Schätzgenauigkeit des zu wählenden Modells muss über $R2 = 12\%$ liegen.
- Das Modell soll prospektiv ausgestaltet werden.
- Morbiditätsgruppen sollen von 50 bis 80 festzulegenden Krankheiten gebildet werden. Diese sollen insbesondere kostenintensiv, chronisch oder mit schwerem Verlauf sein. Berücksichtigung finden nur Krankheiten, bei denen die durchschnittlichen Leistungsausgaben je Versichertem mehr als 150% der durchschnittlichen Leistungsausgaben aller Versicherten betragen. Hier ist noch nicht abschließend geklärt, was genau unter dem Begriff „Krankheit" zu verstehen ist.

- Es sollen keine Anreize zu medizinisch nicht indizierten Leistungsausweitungen gegeben werden. Diese Vorgabe ist relativ unklar und müsste präzisiert werden.

Es scheint aufgrund dieser Angaben sinnvoll, den Vorschlag der Gutachter von 2004 (Reschke 2005) zu übernehmen. Da darin aber neben den 153 Arzneimittelwirkstoffgruppen auch 181 Diagnosegruppen gebildet werden, sind die überzähligen Erkrankungen auf Null zu setzen, das heißt, alle ICD-Codes, die nicht zu den ausgewählten 50-80 Krankheiten gehören, bei der Anwendung des Modells nicht zu berücksichtigen.

Der Zeitplan des Gesetzes sah vor, im April/Mai 2007 einen Beirat zu konstituieren, in dessen Hände die Vorschläge für die Auswahl sowie die zukünftige Pflege der Groupers gelegt wird. Im August 2007 sollten die Daten für 2005 und 2006 gemeldet werden. Für Juli 2008 war die Festlegung des Klassifikationsmodells und des Berechnungsverfahrens durch das Bundesversicherungsamt geplant. Im November 2008 soll der einheitliche Beitragssatz festgelegt werden, und die Haushaltspläne der Krankenkassen sind vorzulegen. Im Januar 2009 schließlich soll der Gesundheitsfonds mit den morbiditätsrisikoadjustierten Zuweisungen starten (Goepffarth 2007). Der Wissenschaftliche Beirat hat im Januar 2008 einen Vorschlag für 80 Erkrankungen vorgelegt (Wissenschaftlicher Beirat zur Weiterentwicklung des Risikostrukturausgleichs 2007). Das Bundesversicherungsamt hat inzwischen auch die Grundzüge des Klassifikationsmodelles vorgelegt; die konkreten Zuschläge für die einzelne Erkrankung liegen bei Redaktionsschluss dieses Beitrags aber noch nicht vor.

7   Fazit

Bei dem neuen Gesetz handelt es sich sicher um einen vertretbaren Kompromiss. Endlich wird die Einführung eines morbiditätsorientierten Risikostrukturausgleichs in Angriff genommen. Die Einführung des Gesundheitsfonds beseitigt die bisher für emotional aufgeladene Kontroversen sorgende Unterscheidung in „Zahler-„ und „Empfängerkassen", da alle entsprechend ihrer Versichertenstruktur und somit ihrem Beitragsbedarf aus dem Fonds Zuweisungen erhalten.

Abbildung 2: Risikostrukturausgleich und Gesundheitfond

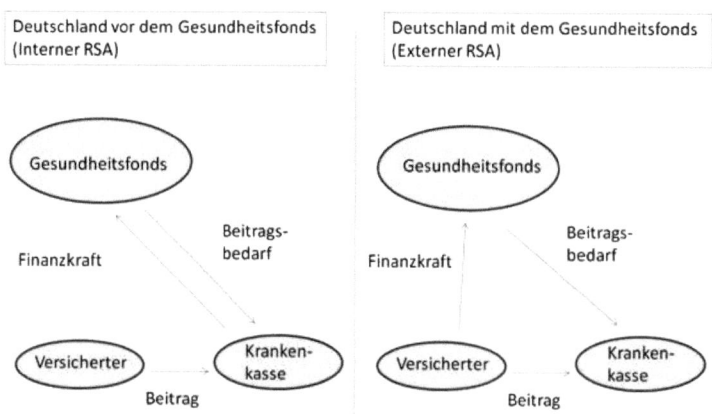

Quelle: van de Ven 2003

Einige Punkte sind aber kritisch anzumerken:

- Vor allem die Frage, welche Krankheiten Berücksichtigung finden und welche „unter die Räder" kommen, ist von enormer Bedeutung. Die zahlenmäßige Beschränkung der zu berücksichtigenden Krankheiten bedeutet eine Verringerung der Fähigkeiten des Risikostrukturausgleichs. Es wird praktisch eine sachlich nicht begründete Begrenzung der Transferzahlungen erreicht. Es ist zu klären, welche Effekte es hat, wenn die Kostenwirksamkeit einiger Krankheiten „unterdrückt" wird.
- Dabei wäre zuerst zu klären, was unter „Krankheit" genau zu verstehen ist. In der Wissenschaft gibt es keine eindeutige und auch keine einvernehmliche Definition dieses Begriffs. In den international gebräuchlichen Kodifizierungen von Krankenhausdiagnosen (ICD-10) gibt es z.B. 20000 Diagnosen auf der Einzelebene, 120 Gruppen und 14 Kapitel.
- Die gesetzlich angeordnete Begrenzung der Morbiditätszuschläge auf solche Krankheiten, deren Kosten zu mindestens 50% über den durchschnittlichen Ausgaben für jeden Versicherten liegen, ist zu überdenken. Es wäre sachgerechter, sich bei einer solchen Grenze an einem Risikoprofil für Gesunde zu orientieren und auch eine Altersadjustierung vorzunehmen, weil das Ausgabenniveau für junge Versicherte prinzipiell deutlich niedriger ist.

Ein System, in dem Wettbewerb herrschen soll, darf nicht zu Lasten der jungen Erkrankten gehen.
- Leider wurden durch die neuen Regelungen auch nicht alle Anreize zur Mitgliederselektion beseitigt. Zum einen werden die Zusatzbeiträge, die Krankenkassen erheben können, wenn sie mit den Zuweisungen aus dem Gesundheitsfonds nicht auskommen, nur von Mitgliedern und nicht auch von den kostenfrei mitversicherten Familienangehörigen gezahlt. So haben Krankenkassen mit wenigen Mitversicherten einen erheblichen Wettbewerbsvorteil. Außerdem besteht weiterhin ein Anreiz zur Mitgliederselektion nach dem Einkommen. Da der Zusatzbeitrag maximal ein Prozent des beitragspflichtigen Einkommens betragen darf (wenn er 8 Euro im Monat übersteigt), haben Krankenkassen mit vielen einkommensschwachen Mitgliedern starke Wettbewerbsnachteile. Denn sie müssten die Einnahmeausfälle, die durch die Überforderungsklausel entstehen, durch höhere Zusatzbeiträge für die einkommensstärkeren Versicherten ausgleichen (Schawo 2007). Besser wäre es sicher, diese fehlenden Beitragseinnahmen aus Steuermitteln oder zumindest aus dem Gesundheitsfonds zu kompensieren. Um darüber hinaus eine Risikoselektion nach dem Gesundheitszustand der Versicherten zu vermeiden, wäre es wichtig, eine Risikoadjustierung auch für den Zusatzbeitrag vorzunehmen, weil die Deckungslücke für Versicherte mit hohem Ausgabenrisiko sonst größer wäre als für Versicherte mit einem geringen Risiko. Dies könnte geschehen, indem die Fondszuweisungen zunächst wie bei vollständiger Deckung der GKV-Durchschnittsausgaben kalkuliert und dann für alle Versicherten um denselben Absolutbetrag der GKV-durchschnittlichen Deckungslücke gekürzt werden (Wasem 2007).

Tabelle 6: Risikoadjustierung und Zusatzprämie

Annahme: Unterdeckung durch den Gesundheitsfonds 5%

	Methode 1: Keine Risikoadjustierung der Zusatzprämie			Methode 2: Risikoadjustierung der Zusatzprämie		
	1	2	3	1	2	3
Versicherten-gruppe	Durchschn. LA in der Risikogruppe	Stand. Leistungs-ausgaben (95% v. Spalte)	Defizit	Durchschn. LA in der Risikogruppe	Stand. Leistungs-ausgaben (100% minus 5% des Durchschnitts)	Defizit
V1	1000	950	50	1000	900	100
V2	3000	2850	150	3000	2900	100
Durchschn. über alle	2000	1900	100	2000	1900	100

Quelle: Eigene Darstellung

Sollen Wettbewerb zwischen den Krankenkassen und solidarische Finanzierung durch die Versicherten miteinander vereinbar sein, ist ein möglichst guter Risikostrukturausgleich unverzichtbar. Dieser muss für die einzelnen Versicherten risikoäquivalente Einkünfte der Kassen simulieren, damit Mitgliederselektion überflüssig und Wettbewerb durch Qualität und Wirtschaftlichkeit lohnend wird.

Mit dem GKV-WSG hat der Gesetzgeber seine Entscheidung zu einem morbiditätsorientierten Risikostrukturausgleich bekräftigt, jetzt kommt es darauf an, dies möglichst effektiv umzusetzen.

Literatur

Cassel, Dieter/Ebsen, Ingwer/Greß, Stefan/Jacobs, Klaus/Schulze, Sabine/Wasem, Jürgen (2006): Weiterentwicklung des Vertragswettbewerbs in der gesetzlichen Krankenversicherung: Vorschläge für kurzfristig umsetzbare Reformvorschläge. Gutachten im Auftrag des AOK-Bundesverbandes. In: http://www.aok-bv.de/presse/veranstaltungen/index_08986.html (Zugriff: 15.02.2008).

Göpffarth, Dirk (2007): Der Risikostrukturausgleich auf dem Weg zur direkten Morbiditätsorientierung. In: GGW, 2007, Jg. 7.

Häussler, Bertram/Berger, Ursula (2004): Bedingungen für effekiv Disease Management – Programme. Berlin.

Höppner, Karin/Greß, Stefan/Rothgang, Heinz/Wasem, Jürgen (2006): Instrumente der Risikoselektion- Theorie und Empirie". In: Goepffarth, Dirk/Greß, Stefan/Jacobs, Klaus/Wasem, Jürgen (Hrsg.): Jahrbuch Risikostrukturausgleich 2006: 10 Jahre Kassenwahlfreiheit. St. Augustin. 119-144.

IGES/Cassel, Dieter/Wasem, Jürgen (2001a): Zur Wirkung des Risikostrukturausgleichs in der gesetzlichren Krankenversicherung. Eine Untersuchung im Auftrag des Bundesministeriums für Gesundheit. Endbericht, 15. Februar 2001. Berlin/Duisburg/Greifswald.

IGES/Cassel, Dieter/Wasem, Jürgen/Lauterbach, Karl W./Wille, Eberhard (2001b): Konsenspapier IGES/Cassel/Wasem und Lauterbach/Wille 26. Februar 2001. Berlin/Köln/Duisburg/Mannheim.

IGES/Lauterbach, Karl W./Wasem, Jürgen (2004): Klassifikationsmodelle für Versicherte im Risikostrukturausgleich. Untersuchung zur Auswahl geeigneter Gruppenbildungen, Gewichtungsfaktoren und Klassifikationsmerkmale für einen direkt morbiditätsorientierten Risikostrukturausgleich in der gesetzlichen Krankenversicherung. Im Auftrag des Bundesministeriums für Gesundheit und Soziale Sicherung. Endbericht. Berlin/Köln/Duisburg-Essen.

Jacobs, Klaus/Reschke, Peter/Cassel, Dieter/Wasem, Jürgen (2002): Zur Wirkung des Risikostrukturausgleichs in der gesetzlichen Krankenversicherung. Baden-Baden.

Lauterbach, Karl/Wille, Eberhard (2001): Modell eines fairen Kassenwettbewerbs. Sofortprogramm „Wechslerkomponente und solidarische Rückversicherung" unter Berücksichtigung der Morbidität. Abschlussbericht. Gutachten im Auftrag des Verbandes der Angestelltenkrankenkassen e.V. (VdAK), des Arbeiter-Ersatzkassen-Verbandes e.V. (AEV), des AOK-Bundesverbandes (AOK-BV) und des IKK-Bundesverbandes (IKK-BV)", Köln/Mannheim. Auch download bei: http://www.bmgesundheit.de.

Reschke, Peter/Schiffhorst, Guido/Schräder, Wilhelm F./Sehlen, Stephanie/Lauterbach, Karl W./Wasem, Jürgen (2005): Klassifikationsmodelle für Versicherte im Risikostrukturausgleich. Untersuchung zur Auswahl geeigneter Gruppenbildungen, Gewichtungsfaktoren und Klassifikationsmerkmale für einen direkt morbiditätsorientierten Risikostrukturausgleich in der gesetzlichen Krankenversicherung. Schriftenreihe des Bundesministeriums für Gesundheit und Soziale Sicherung, Bd. 155. Baden-Baden.

Schawo, Dorothee (2007): Gesundheitsfonds und Einkommensausgleich zwischen den Krankenkassen. In: Goepffarth, Dirk/Greß, Stefan/Jacobs, Klaus/Wasem, Jürgen (Hrsg.): Jahrbuch Risikostrukturausgleich 2007: Gesundheitsfonds. St. Augustin. 97-114.

Schräder, Wilhelm F/Schiffhorst, Guido/Sehlen, Stephanie (2007): Komponenten der Morbiditätsorientierung im RSA. In: Goepffarth, Dirk/Greß, Stefan/Jacobs, Klaus/Wasem, Jürgen (Hrsg.): Jahrbuch Risikostrukturausgleich 2007: Gesundheitsfonds. St. Augustin. 115-138.

Van de Ven, Wynand PMM/Ellis, Randall (2000): Risk Adjustment in competitive health plan markets. In: Culyer, Anthony J./Newhouse, Joseph P. (eds.): Handbook of Health Economics. Amsterdam. 755-845.

Van de Ven, Wynand P. et al (2003): Risk Adjustment and Risk Selection on the Sickness Fund Insurance Market in Five European Countries. In: Health Policy, 77. Jg., 75-98.

Wasem, Jürgen (2007): Die Weiterentwicklung des Risikostrukturausgleichs ab dem Jahr 2009. In: G+G Wissenschaft, 7. Jg., 14-21.

Wissenschaftlicher Beirat zur Weiterentwicklung des Risikostrukturausgleichs (2007): Wissenschaftliches Gutachten für die Auswahl von 50 bis 80 Erkrankungen zur Berücksichtigung im morbiditätsorientierten Risikostrukturausgleich. http://www.bundesversicherungsamt.de/cln_100/ nn_1058636/DE/Risikostrukturausgleich/Weiterentwicklung_20RSA/Gutachten__Wissenschaft licher__Beirat,templateId=raw,property=publicationFile.pdf/Gutachten_Wissenscahftlicher_ Beirat.pdf [Zugriff am 10.01.2008].

Zweifel, Peter/Breuer, Michael (2002): Weiterentwicklung des deutschen Gesundheitssystems, Gutachten im Auftrag des Verbands Forschender Arzneimittelhersteller e.V. Zürich. 71-73.

Die Private Krankenversicherung – weder Solidarität noch Wettbewerb?

Roman Böckmann

Einleitung

Das deutsche Gesundheitssystem ist mit der Koexistenz von Gesetzlicher und Privater Krankenversicherung (GKV/PKV) durch eine Besonderheit gekennzeichnet, die es wesentlich von anderen europäischen Gesundheitssystemen unterscheidet. Diese Eigenheit resultiert jedoch weniger aus der grundsätzlichen Existenz Privater Krankenversicherungen, als vielmehr aus ihrem substitutiven Charakter. Demzufolge ist die PKV nicht nur geeignet, den gesetzlichen Grundversicherungsschutz zu ergänzen, sondern für bestimmte Personenkreise auch zu ersetzen. Trotz dieser Substitutivfunktion bestehen zwischen den beiden Systemen ein Reihe grundlegender Unterschiede. In den vergangenen Jahren wurden jedoch auf beiden Seiten Reformen vollzogen, die auf eine Konvergenz der beiden Versicherungssysteme hindeuten. In der GKV hat eine deutliche Aufwertung marktwirtschaftlicher Steuerungsinstrumente stattgefunden, wohingegen in der PKV staatlich-regulative Eingriffe zugenommen haben. Während die Veränderungen in der GKV aufgrund ihrer Bedeutung für den überwiegenden Teil der Bevölkerung sehr ausführlich dargelegt sind, spielen die Reformen in der PKV zumeist eine eher untergeordnete Rolle. In diesem Beitrag wird daher der Transformationsprozess der PKV im Vordergrund stehen.

Im Folgenden wird der Frage nachgegangen, wie sich das Verhältnis von Solidarität und Wettbewerb für den Bereich der Privaten Krankenversicherung gewandelt hat. Die Analyse richtet sich dabei sowohl auf Veränderungen innerhalb der einzelnen PKV-Unternehmen als auch auf die Beziehungen zwischen den PKV-Unternehmen. Darüber hinaus wird das Solidar- und Wettbewerbsverhältnis der Versicherungssysteme thematisiert, wobei der Schwerpunkt auch hier auf der PKV liegt. In Kapitel 1 werden die wichtigsten theoretischen Überlegungen skizziert, mit denen die Prinzipien Solidarität und Wettbewerb für den Bereich der Gesundheitsversorgung begründet werden. Anschließend wird in Kapitel 2 ein kurzer Überblick über die Grundzüge der PKV gegeben und die Bedeutung der europäischen Versicherungsrichtlinien hervorgehoben, die maßgeblichen Einfluss auf die rechtliche Verankerung von Solidar- und Verbraucherschutzelementen im nationalen Versicherungsrecht ausgeübt haben. Die wichtigsten Regelungen werden in den folgenden Abschnitten dargestellt und analysiert. Im Focus stehen vor allem die Einführung des Standard- bzw. Basistarifs (Kapitel 3), die Implementierung von Verbraucherschutzkonzepten (Kapitel 4) sowie die Festschreibung des Kapitaldeckungsprinzips als sozialpolitisch motivierte Regulierung zum Schutz älterer Versicherter (Kapitel 5). Vor dem Hintergrund dieser Entwicklungen wird in Kapitel 6 das gewandelte Verhältnis von PKV und GKV im Hinblick auf die Prinzipien Solidarität und Wettbewerb analysiert. Abschließend werden die wichtigsten Ergebnisse zusammengefasst und alternative Vorschläge zur Gestaltung des Krankenversicherungsschutzes unterbreitet.

1 Die Absicherung des Krankheitsrisikos zwischen Solidarität und Wettbewerb

Gesundheit gilt mithin als konditionales Gut, dessen „Besitz" vorausgesetzt sein muss, damit die Menschen ihr Leben erfolgreich angehen und bewältigen können. Der menschliche Wunsch nach einem langen und gesunden Leben spiegelt sich nicht zuletzt im gesellschaftlichen Konsens wider, möglichst jedem Menschen einen bedarfsabhängigen Zugang zu einer medizinischen Grundversorgung zu ermöglichen. So allgemein formuliert dürfte dieser Befund vermutlich von einer überwiegenden Mehrheit der Menschen getragen werden. Dieses normative Postulat stößt bei der praktischen Umsetzung jedoch auf zwei grundlegende Probleme: *Erstens* muss das Kriterium der Bedarfsgerechtigkeit konkretisiert werden und *zweitens* muss das Ausmaß distributiver Elemente für den Bereich einer Grundversorgung ausgehandelt werden.

Geht man davon aus, dass der Zugang zu einer medizinischen „Grundversorgung" bedarfsgerecht erfolgen soll, dann erfordert dies zunächst einmal eine Verständigung darüber, was in der jeweiligen Gesellschaft unter Gesundheit und Krankheit verstanden werden soll. Ohne Zweifel ist der Krankheitsbegriff ein offener Begriff, der immer eine kulturelle Codierung, einen politischen Interpretationsspielraum und eine historische Variabilität beinhaltet. Zudem hängt er auch von ökonomischen Rahmenbedingungen und medizinischen Fortschritten ab. Selbst wenn die genannten Einflussfaktoren zu einem bestimmten Zeitpunkt in einer Gesellschaft gleich sind, wird das individuelle Gesundheits- und Krankheitsempfinden immer einen subjektiven Bedarf an medizinischen Versorgungsleistungen hervorrufen. Da subjektive Bedürfnisse aber tendenziell einen „alles umarmenden Charakter" (Kersting 2005: 148) aufweisen, ist spätestens bei der Frage der Finanzierung die Objektivierung und Standardisierung des Krankheits- bzw. Bedürfnisbegriffes erforderlich. Hierzu muss notwendigerweise der subjektive Bedarf des Einzelnen in einen Katalog gemeinschaftlich zu finanzierender Leistungen transformiert werden. Ein Verfahren der intersubjektiven Bedürfniszuschreibung ist grundsätzlich durch eine gewisse Ergebnisoffenheit gekennzeichnet. Auf der Grundlage eines solchen Kataloges öffentlich zu finanzierender Leistungen werden Ärzte dann mittels Diagnose entscheiden, ob und gegebenenfalls welche Krankheit vorliegt. Sie erhalten damit letztlich ein Definitionsmonopol über die gesellschaftliche Anerkennung individueller Erkrankung (Hajen 2006: 18-19).

Wenn der Zugang zu einer medizinischen Grundversorgung bedarfsgerecht erfolgen soll, dann ist der ausschließliche Zugang über das Kriterium der Zahlungsfähigkeit ausgeschlossen. Ein rein marktwirtschaftliches Zugangssystem wird daher auch von den meisten politischen Kräften abgelehnt. Erheblicher Dissens herrscht jedoch über den Umfang einer Grundversorgung und die distributiven Elemente bei der Finanzierung. Während Anhänger marktwirtschaftlicher Konzeptionen eher für eine minimalistische Versorgungsvariante mit geringen Umverteilungsmechanismen plädieren, machen sich Befürworter solidarischer Elemente für einen Ausbau des gemeinschaftlich zu finanzierenden Leistungsanspruchs bei gleichzeitig hohem Distributionsniveau stark. Trotz des prinzipiellen Konsenses, den Zugang zu einer Grundversorgung nicht vom Einkommen eines kranken Menschen abhängig zu machen, werden marktwirtschaftlichen Steuerungselementen auch in diesem Bereich hohe Problemlösungskompetenzen zugeschrieben. Dem Wettbewerb fällt hierbei eine zentrale Rolle zu. Ökonomischer Wettbewerb als notwendige Bedingung funktionierender Marktprozesse kann als Rivalität zwischen Akteuren *einer* Marktseite betrachtet werden. Es stehen also Anbieter mit Anbietern (z.B. Versicherungsunternehmen) und Nachfrager mit Nachfragern (z.B. Versicherte) im Wettbewerb (Nullmeier 2005: 109). Beide Seiten lassen sich analytisch voneinander trennen und mit unterschiedlichen Wettbewerbsintensitäten versehen. Denkbar sind auch Konzeptionen, bei denen auf der einen Seite Wettbewerb herrscht, wohingegen auf der anderen Seite Wettbewerbselemente völlig ausgeschlossen sein können. Eine der Grundvoraussetzungen ist jedoch, dass die Marktteilnehmer einer Seite einheitliche Wettbewerbsbedingungen und gleiche rechtliche Rahmenbedingungen vorfinden (Fuchs 2000: 43).

Im Allgemeinen werden dem Wettbewerb verschiedene Funktionen zugeschrieben, zu deren wichtigsten die Allokationsfunktion, die Innovationsfunktion, die Verteilungsfunktion und die Freiheitsfunktion zählen (Olten 1995: 21-22; Herdzina 1999: 32; Nullmeier 2005: 108). Die *Allokationsfunktion* soll für einen optimalen Einsatz der ökonomischen Ressourcen sorgen, sodass Präferenzen von Anbietern und Nachfragern bestmöglich zur Geltung kommen. Die Unternehmen haben unter Wettbewerbsbedingungen Anreize, ihre Leistungen kosteneffizient zu erbringen und an den Präferenzen der Konsumenten zu orientieren. Die *Innovationsfunktion* soll gewährleisten, dass innovative Produktionsverfahren und Organisationsformen angewandt werden. Der Selbststeuerungscharakter liegt darin, dass den Unternehmen, die ihre innovativen Leistungen auf dem Markt ausprobieren, einerseits durch Kaufentscheidung der Nachfrager Informationen über die relative Qualität ihrer Leistungen erteilt werden und andererseits durch die entstehenden Gewinne und Verluste Anreize zur Verbesserung der Leistungen gesetzt werden. Die *Verteilungsfunktion* soll eine (im ökonomischen Sinne) leistungsgerechte Verteilung der Unternehmensgewinne gewährleisten. Gewinne sollen also nicht aufgrund erfolgreicher Risikoselektion erzielt werden, sondern durch bessere Leistungen für die Nachfrager. Neben diesen Funktionen kommt dem Wettbewerb auch eine gesellschaftspolitische Funktion zu, die in der Eröffnung von Freiheitsspielräumen liegt. Sie wird häufig als *Freiheitsfunktion* bezeichnet (Olten 1995: 21-22; Knieps 2001: 4; Kerber 2003: 300). Durch Anbieter- und Nachfragerkonkurrenz gewinnen die Marktteilnehmer Wahlmöglichkeiten und damit Freiheitsspielräume. Diese bedeuten auch einen Schutz vor wirtschaftlicher Macht, schlechten Serviceleistungen und geringer Leistungsqualität in der Versorgung.

Die marktförmige Ausgestaltung des Versicherungsschutzes macht offensichtlich nur Sinn, wenn zwischen den Anbietern Wettbewerb herrscht. Der Wettbewerb wiederum entfaltet nur dann die ihm zugedachten Vorteile, wenn die Unternehmen auch Gestaltungsmöglichkeiten besitzen, die ihnen im Wettbewerb mit anderen Anbietern einen Vorteil verschaffen. Soll für alle Menschen ein gleichberechtigter Zugang im Umfang eines Grundversicherungsschutzes erfolgen, dann können logischerweise unterschiedliche Vertragsleistungen kein Wettbewerbsparameter sein. Der Wettbewerb in diesem Segment beschränkt sich somit auf relativ wenige gestaltbare Bereiche.

2 Historische Pfadabhängigkeit – Die PKV als deutsche Besonderheit

Die Konkretisierung des relevanten Krankheits- und Bedarfsbegriffes erfolgt im Gemeinsamen Bundesausschuss (GBA). Hier werden die gesetzlichen Versicherungsleistungen sowie das Gesamtbudget für die GKV von den Vertretern der

Kassenärztlichen Bundesvereinigung und den Vertretern der Spitzenverbände der Gesetzlichen Krankenkassen erarbeitet. Als Handlungsgrundlage dient den Entscheidern dabei das Fünfte Sozialgesetzbuch (SGB V). In § 12 SGB V ist festgelegt, dass das Leistungsangebot ausreichend, zweckmäßig und wirtschaftlich sein muss und das Maß des Notwendigen nicht überschreiten darf. Dieser Anspruch wird in § 70 SGB V bekräftigt und insofern erweitert, als dass die Krankenkassen und Leistungserbringer eine bedarfsgerechte und gleichmäßige, dem allgemein anerkannten Stand der medizinischen Erkenntnisse entsprechende Versorgung der Versicherten zu gewährleisten haben. Der Leistungsumfang der GKV beeinflusst indirekt auch den Leistungsumfang der substitutiven PKV, der sich im Wesentlichen am gesetzlichen Versicherungsschutzniveau zu orientieren hat. Mit der Aushandlung dessen, was als anspruchsberechtigender Leistungskatalog der GKV zu gelten hat, erfolgt also auch eine weitgehende Konkretisierung des relevanten Krankheits- und Bedarfsbegriffs für die PKV.

Die Besonderheit der deutschen PKV in Europa besteht in ihrem substitutiven Charakter, d.h. sie bietet nicht nur ergänzende Zusatzversicherungen an, sondern einen vollen Versicherungsschutz für Personen, die nicht unter die gesetzliche Versicherungspflicht fallen. Hierzu zählen in erster Linie abhängig Beschäftigte mit einem Einkommen oberhalb der Versicherungspflichtgrenze[1], Selbständige und Beamte. Im Jahr 2006 hatten ca. 8,5 Millionen Versicherte einen solchen Versicherungsschutz[2] (Verband der privaten Krankenversicherung 2007a: 16). Die Koexistenz der beiden Versicherungszweige kann als Ergebnis historischer Pfadabhängigkeiten betrachtet werden. Als erster Zweig der sozialen Sicherung wurde 1883 die Gesetzliche Krankenversicherung eingeführt, in der zum damaligen Zeitpunkt jedoch lediglich Industriearbeiter sowie Beschäftigte in Handwerks- und sonstigen Gewerbebetrieben versichert waren (Deppe 2005: 13). Durch diesen Umstand wurden die nicht pflichtversicherten Personen veranlasst, entsprechende Versicherungseinrichtungen auf privatwirtschaftlicher Grundlage zu erarbeiten. Damit war im Prinzip der Grundstein für das zweigleisige Versicherungssystem gelegt, das auch nach dem Zweiten Weltkrieg beibehalten wurde.

---

[1] Die Versicherungspflichtgrenze lag im Jahr 2007 bei 3.975 Euro.
[2] Zu dieser Versicherungsart zählen auch die Beihilfetarife für Beamte. Diesen wird im Krankheitsfall eine bestimmter Prozentsatz der Krankheitskosten von ihrem Dienstherrn erstattet. Wie hoch dieser Satz ist, hängt davon ab, wie viele Familienmitglieder beihilfeberechtigt sind und ob der Beamte erwerbstätig ist oder sich bereits im Ruhestand befindet. Da mit diesem Beihilfesatz aber nur ein Teil der entstehenden Behandlungskosten abgedeckt ist, bieten die Privaten Krankenversicherungsunternehmen für Beamte entsprechende Beihilfetarife an. Somit wird auch für diese Versichertengruppe ein vollständiger Schutz vor dem Krankheitsrisiko gewährleistet. (Sehlen 2002: 75)

Die Koexistenz von GKV und PKV ist bis heute eines der wesentlichen Strukturmerkmale im deutschen Gesundheitswesen. Trotz des grundsätzlich substitutiven Charakters der PKV bestehen zwischen beiden Teilsystemen jedoch grundlegende Unterschiede. Sie betreffen im Wesentlichen die Rechtsform (Körperschaft öffentlichen Rechts vs. Aktiengesellschaft/Versicherungsverein auf Gegenseitigkeit), die Art der Finanzierung (Umlageverfahren vs. Anwartschaftsdeckungsverfahren), die Prinzipien der Beitragsberechnung (einkommensabhängiges Solidarprinzip vs. risikoabhängiges Äquivalenzprinzip) sowie die unterschiedlichen Formen der Leistungsgewährung (Sachleistungsprinzip vs. Kostenerstattungsprinzip) und Leistungsvergütung (budgetierte vs. ungedeckelte Einzelleistungsvergütung). Den für die GKV flächendeckend geltenden Kontrahierungszwang mit Risikostrukturausgleich (RSA) gibt es in der PKV ebenso wenig wie die beitragsfreie Mitversicherung von Familienangehörigen. Damit nimmt das deutsche Gesundheitssystem im europäischen Vergleich eine Sonderstellung ein: Obwohl mit der Definition des Leistungskataloges und der expliziten Bezugnahme der substitutiven PKV auf dieses Vertragswerk der Bedarf weitgehend standardisiert ist, wird die prinzipielle Gleichheit der Bürger insofern verneint, als dass die Verpflichtung zu einem vertretbaren Maß solidarischen Ausgleichs nur für bestimmte Personenkreise gilt. Während für die überwiegende Mehrheit der Bevölkerung in der GKV bestimmte distributive Elemente festgeschrieben sind, gelten vergleichbare Solidarverpflichtungen für die PKV nicht. Trotzdem wird auch in der PKV dem – wenngleich deutlich abgeschwächten – Solidargedanken Rechnung getragen, denn auch hier werden die Krankheitskosten Einzelner durch die Gemeinschaft der Versicherten getragen.

In das Verhältnis der beiden Versicherungssysteme hat der Gesetzgeber immer wieder regulierend eingegriffen. So wurde z.B. in der ersten Hälfte der 1970er Jahre der versicherungspflichtige Personenkreis in der GKV auf höher verdienende Angestellte (1970), Landwirte (1972) und Studenten (1975) ausgedehnt und die kassenärztlichen Leistungen erweitert (Bandelow 2006: 161). Die Ausweitung der gesetzlichen Versicherungspflicht hat den Personenkreis möglicher PKV-Kunden eingegrenzt, wohingegen die Expansion der gesetzlichen Leistungsansprüche unmittelbar das Zusatzversicherungsgeschäft der PKV beschränkt hat. Auch die sukzessive Anhebung der Versicherungspflichtgrenzen hat den potentiellen Kundenkreis der substitutiven PKV verringert (Rosenbrock/Gerlinger 2006: 103). Schon 1970 wurde jedoch festgesetzt, dass die Versicherungspflichtgrenze in der GKV bei 75% der Beitragsbemessungsgrenze in der Gesetzlichen Rentenversicherung liegen soll. Diese Regelung kam einer Bestandsschutzgarantie der PKV gleich und schrieb die dauerhafte Koexistenz der beiden Versicherungssysteme fest. Das grundsätzliche Bekenntnis zu dieser „Friedensgrenze" bedeutete jedoch keineswegs ein Ende der gesetzgeberischen Eingriffe. Mit dem Gesundheitsreformgesetz (GRG) 1988 wurden für PKV-Versicherte die Rückkehrmöglichkeiten in die GKV eingeschränkt. Ein Wechsel von PKV zu GKV war nur noch bei Unterschreiten der Versicherungspflichtgrenze möglich (Deppe 2005: 37). Damit sollte vermieden werden, dass ein Versicherter in die PKV wechselt, solange er gesund und jung ist, um bei entsprechender Änderung der Rahmenbedingungen wieder in die Solidargemeinschaft der GKV zurückzukehren. Mit dem Wettbewerbsstärkungsgesetz (WSG) 2007 wurde erneut in das Verhältnis von GKV und PKV eingegriffen. Während es früher möglich war, bei Überschreiten der Versicherungspflichtgrenze sofort in die PKV zu wechseln, muss das Jahresarbeitsentgelt die Versicherungspflichtgrenze nun in drei aufeinanderfolgenden Kalenderjahren überschreiten, bevor ein freiwillig gesetzlich Versicherter in die PKV wechseln darf (Simon 2008: 161).

Trotz des grundsätzlichen Bekenntnisses zur „Friedensgrenze", hat sich in den vergangenen zwei Jahrzehnten eine gewisse Konvergenz der beiden Versicherungszweige vollzogen. Für die GKV manifestierte sich dieser Wandel vor allem in der weitgehenden Schwächung korporatistischer Arrangements bei gleichzeitiger Aufwertung marktwirtschaftlicher und regulativer Elemente, indem immer wieder Steuerungselemente eingeführt wurden, die eigentlich typisch für privatwirtschaftlich verfasste Versicherungsmärkte sind (Böckmann 2007). Dieses gilt vor allem bei Zuzahlungen für Arzneimittel, Arztbesuche und Krankenhausaufenthalte sowie die Möglichkeiten für freiwillig gesetzlich Versicherte, Selbstbehalttarife zu wählen und medizinische Dienstleistungen auf dem Weg der Kostenerstattung zu erhalten. Darüber hinaus wurden Bonusprogramme eingeführt, die es gesunden Versicherten ermöglichen, eingezahlte Beiträge bei Nichtinanspruchnahme medizinischer Dienstleistungen erstattet zu bekommen. Ebenfalls ein Novum ist das Recht der GKV, aus dem einheitlichen Leistungskatalog ausgegliederte Versicherungsleistungen als Zusatzversicherung anzubieten. Die vielleicht tiefgreifendste Reform der GKV war das Gesundheitsstrukturgesetz (GSG) von 1992, in dessen Rahmen der Kassenwettbewerb eingeführt und durch einen gesetzlichen Kontrahierungszwang mit versicherungsübergreifendem Risikostrukturausgleich flankiert wurde (siehe hierzu Jahn/Staudt/Wasem sowie Gerlinger in diesem Band).

Mit diesen Entwicklungen hat in der GKV ein Ökonomisierungstrend stattgefunden, der in vielen kleinen Details eine Annäherung an die PKV bedeutet hat. Anders als man es vielleicht auf den ersten Blick vermuten könnte, unterliegt jedoch auch die PKV einer Reihe ökonomisch und sozialpolitisch motivierter Regulierungen, die ihren Ausdruck in verschiedenen gesetzlichen Vorschriften finden. Auf europäischer Ebene hat die Dritte Richtlinie Nichtlebensversicherung bedeutenden Einfluss auf die Rechtsstellung der PKV ausgeübt, denn im Zuge ihrer Umsetzung wurden zahlreiche regulative Elemente im nationalen Versicherungsrecht verankert. Der Gründungsvertrag der Europäischen Wirtschaftsgemeinschaft vom 25. März 1957 sah unter anderem einen gemeinsamen Versicherungsmarkt vor, auf dem die Versicherungsunternehmen der Mitgliedsländer in allen Staaten der Europäischen Wirtschaftsgemeinschaft ihr Geschäft frei und ohne Wettbewerbsbeschränkungen betreiben konnten. Mit den insgesamt drei Versicherungsrichtlinien hat die Europäische Gemeinschaft die rechtliche Grundlage für den europäischen Versicherungsbinnenmarkt geschaffen (Farny 1995: 137). Durch die Dritte Richtlinie Nichtlebensversicherung, die am 18. Juni 1992 durch den Ministerrat verabschiedet wurde und zum 1. Juli 1994 in den Mitgliedsstaaten in Kraft getreten ist, hat die Gemeinschaft die Rechtsgrundlage für die Binnenmarktverhältnisse in diesem Bereich geschaffen. Demzufolge kann ein Versicherungsunternehmen seine Tätigkeit im gesamten Gemeinschaftsgebiet ausüben, ohne dafür die gesonderte Erlaubnis von jedem Versicherungsland zu benötigen. Hat die Sitzlandaufsicht einmal eine Genehmigung zum Geschäftsbetrieb erteilt, gilt diese für das gesamte Gemeinschaftsgebiet. Besonderheiten gelten jedoch für Pflichtversicherungen und substitutive Krankenversicherungen, da hier die Aufsichtsbehörden der Tätigkeitsländer die Vorlage der Versicherungsbedingungen vor deren Verwendung verlangen dürfen (Glaeske/Rothgang 2005: 13-14). In Art. 54 der EU-Richtlinie wurden daher Sonderregelungen aufgenommen, die den Mitgliedsstaaten den Erlass spezieller Rechtsvorschriften zum Schutz des Allgemeininteresses erlauben. Hiervon hat der deutsche Gesetzgeber im SGB V, im Versicherungsvertragsgesetz (VVG) und im Versicherungsaufsichtsgesetz (VAG) umfassend Gebrauch gemacht.

3 Verordnete Solidarität – Von der Risikoprämie zum Basistarif

Das Recht auf Sonderregelungen hat der deutsche Gesetzgeber zunächst durch die Erweiterung des § 257 Abs. 2 SGB V genutzt. § 257 SGB V regelt allgemein die Gewährung von Beitragszuschüssen der Arbeitgeber für Beschäftigte, die wegen Überschreitens der Jahresarbeitsentgeltgrenze freiwillig gesetzlich oder privat krankenversichert sind. Der Erhalt des Arbeitgeberzuschusses für privat Versicherte ist seit dem 1. Juli 1994 an verschiedene Bedingungen gekoppelt. Demzufolge wird der Arbeitgeberzuschuss für eine private Krankenversicherung nur gezahlt, wenn die Krankenversicherung nach Art der Lebensversicherung betrieben wird, ein bracheneinheitlicher Standardtarif für ältere Menschen angeboten wird und die Versicherungsunternehmen verpflichtend an einem finanziellen Spitzenausgleich teilnehmen. Darüber hinaus müssen Überschüsse zu Gunsten der Versicherten verwendet werden, die Versicherer auf das ordentliche Kündigungsrecht verzichten und das Gebot der Spartentrennung beachten. Damit müssen europäische Versicherungsunternehmen, die in Deutschland tätig werden wollen, die Regelungen des SGB V berücksichtigen, denn kein privates Versicherungsunternehmen würde bei Missachtung dieser Vorgaben den Arbeitgeberzuschuss erhalten. Die Versicherungsprämie müsste ungefähr doppelt so hoch ausfallen und wäre damit nicht markt- und konkurrenzfähig.

Unter dem Gesichtspunkt einer zunehmenden Konvergenz von GKV und PKV ist vor allem der Standardtarif von Interesse. Dieser wurde eingeführt, um zu starke Prämienbelastungen im Alter zu verhindern. Anders als in der GKV, in der die Beiträge einkommensabhängig erhoben werden, sinken die Versicherungsprämien für Rentner und Pensionäre in der PKV nicht automatisch, sobald sich das Einkommen verringert. Seit 1994 besteht für privat Versicherte, die das 65.Lebensjahr vollendet haben und bereits seit zehn Jahren privat versichert sind sowie für privat Versicherte, die das 55. Lebensjahr vollendet haben und deren Gesamteinkommen die Versicherungspflichtgrenze nicht übersteigt, die Möglichkeit, in den Standardtarif zu wechseln. Die Höhe dieses Tarifs richtet sich nach dem Eintrittsalter und dem Geschlecht. Er ist jedoch für Einzelpersonen begrenzt auf den durchschnittlichen Höchstbeitrag[3] der GKV. Für Eheleute und Lebenspartnerschaften ist der insgesamt zu zahlende Betrag auf das 1,5-fache des durchschnittlichen GKV-Höchstbetrags begrenzt. Für Beamte und Pensionäre, die nur den Teil der Kosten abdecken, der nicht durch die Beihilfe des Dienstherren gedeckt ist, gilt ein entsprechend prozentualer Höchstbeitrag. Bei einem Wechsel in den Standardtarif wird die Altersrückstellung des bisherigen Tarifs bei demselben Unternehmen angerechnet. Die Leistungen entsprechen im Wesentlichen denen der GKV (Verband der privaten Krankenversicherung 2002: 10-12). Im Jahr 2006 wurde der Standardtarif von 24.819 Versicherten genutzt, von denen 19.860 ohne und 4.959 mit Beihilfeberechtigung versichert waren (Verband der privaten Krankenversicherung 2007a: 30).

---

[3] Der Begriff „durchschnittlicher Höchstbeitrag" entstammt dem SGB V. Gemeint ist hiermit, dass der durchschnittliche Beitragssatz auf die Beitragsbemessungsgrenze- also das höchste zu verbeitragende Einkommen- bezogen wird.

Ab dem 1. Januar 2009 wird der Standardtarif durch einen Basistarif abgelöst werden. Mit diesem neuen Tarif soll vor allem das Problem der gänzlich unversicherten Personen beseitigt werden. Dieser Fall konnte bisher z.b. bei Selbständigen auftreten, die über einen längeren Zeitraum privat versichert waren, aber aus finanziellen Gründen aus der PKV ausgeschieden sind. Da sie als Selbständige weder einer gesetzlichen Versicherungspflicht unterliegen noch über die erforderlichen Vorversicherungszeiten in der GKV verfügen, um sich freiwillig gesetzlich versichern zu können, fallen sie aus dem System der Krankenversicherung heraus. Gemäß der Neuregelung müssen die Vertragsleistungen dieses Basistarifs in Art und Höhe denen des SGB V vergleichbar sein. Die Versicherungsprämie dieses Tarifs darf für Einzelpersonen den durchschnittlichen Höchstbeitrag der GKV und für Ehegatten, bzw. Lebenspartner den 1,5-fachen Satz nicht übersteigen. Entsteht durch diese Beitragslast Hilfebedürftigkeit im Sinne des SGB II oder des SGB XII, vermindert sich der Betrag um die Hälfte. Sollte auch danach noch Hilfebedürftigkeit bestehen, beteiligen sich die zuständigen Träger nach SGB II oder SGB XII mit dem für Bezieher von Arbeitslosengeld II in der GKV zu zahlenden Beitrag. Risikozuschläge oder Leistungsausschlüsse werden im Basistarif nicht vorgenommen. Zugang zum neuen Tarif haben alle freiwillig gesetzlich Versicherten, alle privat Versicherten und alle diejenigen, die nicht in der GKV versicherungspflichtig sind und keiner der ersten beiden Gruppen angehören. Hinsichtlich dieser Personengruppen besteht für die Versicherungsunternehmen ein Kontrahierungszwang, der durch die Einrichtung eines Risikoausgleichssystems zwischen den Versicherern flankiert wird. Die Errichtung, Ausgestaltung, Änderung und Durchführung dieses Ausgleichssystems unterliegt der Bundesanstalt für Finanzdienstleistungsaufsicht. (Sodan 2006: 71-72)

Der Basistarif weist eine gewisse Ähnlichkeit zum Standardtarif auf. Während jedoch von der Existenz des Standardtarifs „lediglich" die Gewährung des Arbeitgeberzuschusses abhing, wurde der Basistarif als allgemeine Verpflichtung im VAG verankert. Ferner ist der Zugang zum Basistarif nicht mehr nur auf ältere Versicherte beschränkt, sondern gewährleistet altersunabhängig für alle in Frage kommenden Personen einen entsprechenden Versicherungsschutz. Für die Höhe der Versicherungsprämien sind Vorerkrankungen ebenso wie Alter und Geschlecht grundsätzlich irrelevant (Kingreen 2007: 36). Mit der Verpflichtung zum Angebot des Basistarifs werden wesentliche Solidarelemente auch für einen Teil der PKV eingeführt, bzw. ausgebaut: Die Prämienhöhe orientiert sich explizit am gesetzlichen Beitragsniveau, die Vergütung medizinischer Leistung erfolgt höchstens bis zum 1,7-fachen Steigerungssatz, auf zusätzliche Risikoprüfungen (Alter, Geschlecht, Gesundheitszustand) wird verzichtet und es besteht ein Kontrahierungszwang mit unternehmensübergreifendem Risikoausgleich. Die Verpflichtung zum Angebot des Basistarifs setzt das Kriterium der Zahlungsfähigkeit als marktspezifischer Zuteilungsregel außer Kraft, da nicht nur das Äquivalenzprinzip abgeschwächt wird, sondern im Bedarfsfall auch die Lohnersatzträger finanzielle Unterstützung leisten müssen. Solidarelemente existieren damit *erstens* zwischen den privat Versicherten eines Unternehmens, da die reduzierte Prämie des Basistarifs bei vergleichbarer Anspruchsberechtigung aus den Beiträgen aller Versicherten aufgebracht werden muss, *zweitens* zwischen den privaten Versicherungsunternehmen, da im Fall des Basistarifs ein Finanzausgleich zwischen den Privatversicherungen vorgeschrieben wurde und *drittens* zwischen den steuerzahlenden Staatsbürgern, da mit der Gewährung von Zuschüssen im Bedarfsfall eine aus öffentlichen Mitteln finanzierte Unterstützungsleistung an privat Versicherte erfolgt. Unabhängig vom zukünftigen Inanspruchnahmeverhalten stellt die Verpflichtung zum Angebot des Basistarifs mitsamt den skizzierten Rahmenbedingungen de jure einen harten regulativen Durchgriff des Gesetzgebers dar, da hier erstmals verpflichtende Solidarelemente nach dem Vorbild der GKV eingeführt wurden.

4 Begrenzung der Anbietermacht – Sozialpolitischer Verbraucherschutz

Im Zuge der Umsetzung der Dritten Richtlinie Nichtlebensversicherung wurde auch das VVG modifiziert, in dem allgemein die Vertragsbeziehungen zwischen Versicherer und Versicherungsnehmer geregelt sind. Ziel des VVG ist der Schutz des Versicherungsnehmers. Bis zum Inkrafttreten der Dritten Richtlinie Nichtlebensversicherung 1994 fand die PKV im VVG keine explizite Berücksichtigung, wobei jedoch die allgemeinen Vorschriften (§§ 1-80 VVG) auch für diesen Versicherungsbereich angewandt wurden (Thielbeer 1999: 36). Das Vertragsrecht für die Private Krankenversicherung wurde bis zu diesem Zeitpunkt im Wesentlichen durch aufsichtsbehördliche Musterbedingungen gestaltet (Kommission zur Reform des Versicherungsvertragsrechts 2004: 139). Seit der Umsetzung der EU-Richtlinie reichten diese als Grundlage nicht mehr aus, da die Dritte Richtlinie Nichtlebensversicherung diese Genehmigungspraxis verboten hat. Dadurch war der Gesetzgeber gezwungen, für die substitutive PKV Regelungen zu schaffen, die einen gewissen einheitlichen Mindeststandard des Versicherungsschutzes gewährleisten. Diese Regelungen wurden durch die Ergänzung des neuen Abschnitts Krankenversicherung in den §§ 178a-o des VVG getroffen.

Die Regelungen dieses Paragraphen haben wie kein anderes Gesetzeswerk das Ziel, die Versicherungsnehmer der PKV durch sozialpolitisch motivierte Regulierungen zu schützen. So wird z.B. geregelt, dass die substitutive private Krankenversicherung unbefristet ist (§ 178a), dass das ordentliche Kündigungsrecht durch den Versicherer ausgeschlossen ist (§ 178i) wohingegen der Versicherungsnehmer vorbehaltlich einer vereinbarten Mindestversicherungsdauer ein grundsätzliches Recht der Vertragskündigung besitzt (§ 178h). Festgelegt ist außerdem der Umfang des Versicherungsschutzes, demzufolge der Versicherer im vereinbarten Umfang für die Aufwendungen medizinisch notwendiger Behandlungen wegen Krankheit oder Unfallfolgen sowie für sonstige vereinbarte Leistungen einschließlich Schwangerschaft, Entbindung und ambulanten Vorsorgeuntersuchungen zur Früherkennung von Krankheiten nach gesetzlich eingeführten Programmen haftet (§ 178b). Darüber hinaus begrenzt der Gesetzgeber z.B. die in vielen anderen Versicherungsbereichen üblichen Wartezeiten zu Versicherungsbeginn auf maximal drei Monate (§ 178c). Bei neugeborenen Kindern geht der Gesetzgeber noch weiter, indem er Risikozuschläge und Wartezeiten grundsätzlich ausschließt, wenn am Tag der Geburt für mindestens einen Elternteil ein privater Krankenvollversicherungsschutz besteht (178d). Weitere Schutzrechte für den Versicherungsnehmer bestehen z.B. darin, dass dieser innerhalb des Versicherungsunternehmens in andere (günstigere) Tarife mit gleichartigem Versicherungsschutz wechseln kann. Die aus dem bisherigen Vertrag erworbenen Rechte und Altersrückstellungen sind dabei anzurechnen (§ 178f). Andere Regelungen betreffen den Schutz von Hinterbliebenen (§ 178n) oder bestimmte Transparenzpflichten des Versicherers gegenüber dem Versicherungsnehmer, etwa bei der Einsicht in Gutachten, die der Versicherer zur Prüfung seiner Leistungspflicht über die Notwendigkeit einer medizinischen Behandlung eingeholt hat (§ 178m).

Diese regulativen Auflagen stellen eine Art sozialpolitischen Verbraucherschutz dar, der sowohl auf eine gewisse Umverteilungsverpflichtung innerhalb eines unternehmensinternen Versichertenkollektivs, als auch auf eine Begrenzung der Anbietermacht abzielt. Mit der Festlegung eines unbefristeten Vertragsverhältnisses und dem Kündigungsschutz für Versicherte wird dem besonderen Charakter des Krankheitsrisikos Rechnung getragen. Somit soll auch privat Versicherten ein lebenslanger und gleichbleibender Versicherungsschutz gewährleistet werden. Langfristige Versicherungsverträge unterliegen jedoch in ökonomischer Hinsicht der Gefahr des Konkurses oder des ruinösen Wettbewerbs, was in rechtlicher Hinsicht dazu führt, dass sich die Gläubigerposition des Versicherungsnehmers im Zeitablauf verschlechtern kann. Dieses ist zum

Beispiel der Fall, wenn die Vertragserfüllung durch den Versicherer aus den genannten Gründen nicht mehr gewährleistet ist (Eilfort 1997: 30). Aufgabe des Verbraucherschutzes ist daher, das Versicherungsverhältnis so zu gestalten, dass die langfristige Erfüllbarkeit von Verträgen möglichst garantiert ist. Die gegenwärtige Ausgestaltung ist jedoch durch eine erkennbare Paradoxie gekennzeichnet: Ein funktionierendes Marktsystem beruht einerseits auf dem Prinzip des Wettbewerbs. Durch die Wettbewerbssituation sollen Unternehmen dazu veranlasst werden, das Lebensrisiko Krankheit möglichst effizient und kostengünstig zu versichern. Zu den Systemimmanenzen des Wettbewerbs gehört es, dass Unternehmen mit einer dauerhaft defizitären Angebotsstruktur auch aus dem Markt ausscheiden. Andererseits können Unternehmenskonkurse zumindest solange nicht im Interesse des Versicherungsnehmers sein, wie ein benachteiligungsfreier Wechsel zu einem anderen Unternehmen nicht oder nur unter Verlust erworbener Ansprüche möglich ist. Die ausschließliche Möglichkeit zum Tarifwechsel *innerhalb* eines Unternehmens (§ 178f VVG) stellt insofern einen vergleichsweise schwachen Schutz der Verbraucher dar. Unternehmenskonkurse in der PKV besitzen zwar bisher keine empirische Relevanz, jedoch kann dieser Befund kaum über den offensichtlichen Widerspruch hinwegtäuschen. Dieses Defizit gewinnt vor allem dann an Bedeutung, wenn die zukünftige Absicherung des Krankheitsrisikos verstärkt über ein marktwirtschaftliches Versicherungssystem nach dem Vorbild der PKV vollzogen würde. Dem benachteiligungsfreien Wechsel zwischen zwei PKV-Unternehmen stehen jedoch noch weitere gravierende Mängel entgegen, die im Folgenden dargelegt werden sollen.

5 Markt ohne Wettbewerb – Kapitaldeckung in der PKV

Das Versicherungsaufsichtsgesetz regelt das Verhältnis von Rechtsaufsicht und Versicherungsunternehmen. Es enthält vor allem Vorschriften zur Erlaubnis des Geschäftsbetriebs sowie Bedingungen zur Gestaltung der Prämien. Dieses Gesetzeswerk ist an die Stelle der bis dahin geltenden aufsichtsbehördlichen Genehmigungsvorbehalte getreten, die aus europarechtlichen Gründen nicht mehr aufrechtzuerhalten waren. Von der Möglichkeit der nationalen Regulierung des substitutiven Krankenversicherungsbereiches, die in Art. 54 der Dritten Richtlinie Nichtlebensversicherung vom europäischen Gesetzgeber eingeräumt wurde, ist auch im VAG Gebrauch gemacht worden (Präve 2005: 283).

§ 12 Abs. 1 VAG besagt, dass die substitutive PKV in Deutschland nur „nach Art der Lebensversicherung" betrieben werden darf und bestimmt, welche Voraussetzungen hierzu erfüllt werden müssen. Hierzu zählen die Kalkulation der Prämien auf versicherungsmathematischer Grundlage, die Bildung einer Alterungsrückstellung, der Ausschluss des ordentlichen Kündigungsrechts, der Prämienänderungsvorbehalt und das Tarifwechselrecht des Versicherungsnehmers (Präve 2005: 283-284). Die Kalkulation der Prämien hat auf der Basis geeigneter statistischer Daten zu erfolgen, die von der Bundesanstalt für Finanzdienstleistungsaufsicht (BaFin) veröffentlicht werden. Unter Einbeziehung absehbarer Zukunftsentwicklungen soll die Versicherungsprämie so gebildet werden, dass die Krankheitskosten für die gesamte Lebensdauer eines Versicherten abgedeckt sind. Der Ausschluss des ordentlichen Kündigungsrechts des Versicherers dient der Absicherung des Versicherten im Krankheitsfall, insbesondere mit zunehmendem Alter des Versicherten. Um die dauerhafte Erfüllbarkeit der Verträge zu gewährleisten, muss sich der Versicherer ein Prämienänderungsrecht vorbehalten. Die Kalkulation hat zwar so zu erfolgen, dass die Prämienzahlungen den Leistungsausgaben über die gesamte Versicherungsdauer entsprechen müssen, jedoch kann diese Kalkulation nur auf der Basis vorhersehbarer Entwicklungen erfolgen. Um die Erfüllbarkeit der Versicherungsverträge zu gewährleisten, müssen die Versicherer die Möglichkeit haben, auf nicht vorhersehbare Entwicklungen mit Prämienanpassungen zu reagieren. Der Prämienänderungsvorbehalt ist damit als notwendige Voraussetzung des Kündigungsschutzes zu verstehen. Das Tarifwechselrecht ist jedem Versicherten einzuräumen, wobei die aus der Vertragslaufzeit erworbenen Rechte sowie die Alterungsrückstellung anzurechnen sind. Allerdings beschränkt sich dieses nur auf einen Wechsel innerhalb desselben Versicherungsunternehmens (Präve 2005: 288-291).

Die Verpflichtung zur Kapitalbildung hat einen durchaus sozialpolitischen Charakter. Geht man davon aus, dass die medizinischen Kosten altersbedingt steigen, dann würden sich unter Zugrundelegung einer reinen Risikoprämie Versicherungstarife ergeben, die mit zunehmendem Alter der Versicherten stark ansteigen. Eine solche reine Risikoprämie hätte zur Folge, dass die jüngeren Versicherten sehr günstige Tarife in Anspruch nehmen könnten, wohingegen die älteren Versicherten mit hohen Kosten für ihre Risikoabsicherung konfrontiert würden. Ein derartiger Anstieg der Versicherungsprämien wäre bei gleichzeitig reduziertem Einkommen für viele ältere Menschen problematisch. Ein reines Risikomodell würde die Gefahr in sich bergen, dass ältere Versicherte ihren Versicherungsschutz genau dann verlieren, wenn sie ihn am dringendsten benötigen. Da diese Folgen in Deutschland nach aktueller Gesetzeslage als unerwünscht gelten, muss die PKV „nach Art der Lebensversicherung" betrieben werden. Das bedeutet, dass für die privat Versicherten Altersrückstellungen gebildet werden. Hierzu wird eine nach versicherungsmathematischen Grundsätzen errechnete Nettoprämie kalkuliert, die einerseits eine Umlagekomponente und andererseits eine Kapitaldeckungskomponente enthält. Erstere wird für die in der jeweiligen Rechnungsperiode anfallenden Krankheitskosten verwendet, wohingegen letztere durch Auflösen des angesparten Kapitalstocks den Beitragsanstieg im Alter begrenzen soll (Meyer 1997: 180-181).

Die Ermittlung der Nettoprämien erfolgt anhand verschiedener Rechnungsgrundlagen. Hierzu zählen der durchschnittliche Krankheitskostenverlauf in Abhängigkeit vom Lebensalter, der Kalkulationszinssatz, die Sterbewahrscheinlichkeiten und die Stornowahrscheinlichkeiten. Damit dient die Nettoprämie der Deckung des reinen Versicherungsrisikos.[4] Die Prämie, die der Versicherungsnehmer zu zahlen hat, ist jedoch die Bruttoprämie. Diese ergibt sich, indem verschiedene Kostenzuschläge und ein Sicherheitszuschlag erhoben werden.[5] Seit dem 1.1.2000 müssen alle Neuversicherten außerdem einen Zehn-Prozent-Zuschlag auf ihren Beitrag zahlen. Dieser Zuschlag wird für alle Versicherten zwischen dem 21. und dem 60. Lebensjahr erhoben und ohne Abzug verzinslich angelegt (Verband der privaten Krankenversicherung 2003: 52). Der Tarifkalkulation in der PKV liegt der Grundgedanke eines individuellen Äquivalenzprinzips zugrunde, bei dem die erwarteten Versicherungsleistungen durch die Beiträge des Versicherungsnehmers über die gesamte Vertragslaufzeit gedeckt sein sollen. Dem Versicherungsgedanken wird jedoch insoweit Rechnung getragen, als dass die Kalkulation nicht genau auf die Krankheitsrisiken des

---

[4] Die altersabhängigen Krankheitskostenverläufe berücksichtigen die Abhängigkeit der erwarteten Kosten der kalkulatorischen Restlebenszeit vom Eintrittsalter des Versicherungsnehmers. Darüber hinaus geht in die Kalkulation der Nettoprämie noch die Verzinsung der angesparten Altersrückstellung ein. Die Kalkulation dieser Zinsen muss im Voraus erfolgen, da der tatsächlich am Kapitalmarkt erzielte Zinssatz a priori nicht bekannt ist („kalkulatorischer Zinssatz"). Zum Schutz der Versicherten ist den Versicherungsunternehmen derzeit ein Kalkulationszinssatz von höchstens 3,5 Prozent vorgeschrieben (§ 12 Abs. 1 Nr. 1 VAG). Mit den Sterbe- und Stornowahrscheinlichkeiten berücksichtigt man, dass Versicherte durch Tod oder Kündigung aus dem Versicherungsvertrag ausscheiden. Die älteren Jahrgänge sind daher weniger stark besetzt als die jüngeren Jahrgänge. Somit kann bei der Kalkulation der Nettoprämie prämienmindernd berücksichtigt werden, dass zu Beginn der Vertragslaufzeit mehr Versicherte Sparanteile sammeln, als später Entnahmen aus den Altersrückstellungen erfolgen (Meyer 1997: 182).

[5] Zu den Kostenzuschlägen zählen nach § 8 Kalkulationsverordnung (KalV) die unmittelbaren und die mittelbaren Abschlusskosten, die Schadenregulierungskosten, die sonstigen Verwaltungskosten, der Zuschlag für die erfolgsunabhängige Beitragsrückerstattung sowie der Zuschlag für den Standardtarif. Der Sicherheitszuschlag, der mit mindestens fünf Prozent der Bruttoprämie einzurechnen ist, dient dem Ausgleich zufälliger Schwankungen. Mit dieser Regelung soll verhindert werden, dass kurzfristige Änderungen der Rechnungsgrundlagen sofortige Beitragserhöhungen erforderlich werden lassen (Thielbeer 1999: 48).

einzelnen Versicherten abzielt, sondern auf die Krankheitsrisiken einer gleichartigen Versichertengruppe.

Bislang können die Altersrückstellungen bei einem Versicherungswechsel innerhalb der PKV nicht „mitgenommen" werden. Wechselt ein Versicherungsnehmer von einem PKV-Unternehmen zu einem anderen, wird seine Altersrückstellung dem verbleibenden Versichertenkollektiv „vererbt". Die Aufnahme bei einem neuen Versicherungsunternehmen erfolgt auf der Grundlage einer erneuten Risikoprüfung. Da der Versicherte zu diesem Zeitpunkt ein höheres Eintrittsalter hat, fällt die Prämie höher aus als bei dem alten Unternehmen. Da aber auch die Altersrückstellung beim alten Versichertenkollektiv verblieben ist, muss nun in vergleichsweise kürzerer Restversicherungszeit ein neuer Kapitalstock aufgebaut werden, was sich ebenfalls prämienerhöhend auswirkt. In der Konsequenz bedeutet die mangelhafte Mitnahmefähigkeit der Altersrückstellungen, dass ein Versicherungswechsel und damit ein funktionierender Wettbewerb um Bestandsversicherte in der PKV nicht stattfindet. Dieses Problem wird in rechtswissenschaftlichen und versicherungsnahen Kreisen schon seit längerer Zeit diskutiert. Bislang sind jedoch alle Versuche fehlgeschlagen, ein praxistaugliches Modell zur Portabilität der Altersrückstellungen zu entwickeln.

Die Mitgabe der *durchschnittlichen kalkulierten Altersrückstellung* ist aus Gründen der Risikoentmischung nicht praxistauglich. Die kalkulierte Altersrückstellung ist die für alle Versicherten einer Risikogruppe gebildete Rückstellung. Da alle Versicherten dieser Gruppe mit derselben Risikowahrscheinlichkeit erkranken werden, ist der Wert der Altersrückstellung für alle Versicherten dieser Risikogruppe gleich. Nach einer gewissen Zeit werden einige Versicherte dieser Gruppe erkranken, andere wiederum nicht. Würde man bei einem Versicherungswechsel nun die durchschnittliche kalkulierte Altersrückstellung mitgeben, würde dies zu einer Risikoselektion führen. Für diejenigen Versicherten, die erkrankt sind, wäre bei erneuter Risikoprüfung des aufnehmenden Versicherungsunternehmens die kalkulierte Altersrückstellung zu niedrig. Für die gesunden Versicherten wäre die durchschnittliche Prämie zu hoch, so dass sie einen größeren Betrag mitnehmen würden als es ihrem Erkrankungsrisiko entspricht. Für das abgebende Versicherungsunternehmen wäre diese Risikoselektion insofern problematisch, als es der systematischen Verschlechterung der Bestandsversicherten nicht ausweichen kann. Zusätzliche Beitragserhöhungen wären die logische Konsequenz, die zu einer weiteren Abwanderung besserer Risiken führen würde. Die dauerhafte Erfüllbarkeit der Versicherungsverträge wäre somit nicht mehr gegeben. Eine Lösungsmöglichkeit bestünde darin, auf die unternehmensinterne Risikodifferenzierung zu verzichten und einen Kontrahierungszwang mit Risikoausgleichsinstrumenten einzuführen. Eine solche Reform hätte mehr Distributionselemente, aber auch mehr Wahlfreiheiten für die Versicherten zur Folge. Obwohl dieser Schritt zur Beseitigung der skizzierten Mängel einen entscheidenden Beitrag leisten könnte, lässt der Blick auf die GKV vermuten, dass auch ein System zielgenauer Risikoadjustierung keineswegs einfach und konfliktfrei zu koordinieren ist. *Erstens* verursacht auch der RSA Kosten, die von der Versichertengemeinschaft zu tragen sind und durch die erwarteten Effizienzgewinne des Wettbewerbs kompensiert werden müssen. *Zweitens* wird ein solches Umverteilungsinstrument unter Konkurrenzbedingungen immer unter erheblichem Legitimationsdruck stehen.[6]

Als Alternative bietet sich die Mitgabe einer *individuellen prospektiven Altersrückstellung* an. Diese müsste genau die Höhe haben, die für den einzelnen Versicherten aufgrund seines Gesundheitszustandes erforderlich ist, um die speziell bei ihm zu erwartenden Versicherungsleistungen zu finanzieren. Auch dieses Verfahren ist umstritten, da nach Einschätzung verschiedener Experten die Informationsbasis für ein solches Übertragungsmodell nicht gegeben ist. Mit der Praktikabilität eines solchen Modells hat sich schon 1996 die „Unabhängige Expertenkommission zur Untersuchung der Problematik steigender Beiträge der privat Krankenversicherten im Alter" beschäftigt. In der abschließenden Beurteilung kam sie zu dem Ergebnis, dass es nicht realisierbar erscheint, *„die mitzugebende individuelle Alterungsrückstellung mit der erforderlichen Sicherheit zu bestimmen"* (Deutscher Bundestag 1996: 47). Ferner ist zu bedenken, dass auch die Informationsgewinnung – so sie prinzipiell überhaupt möglich ist – nicht ohne Kosten zu bewerkstelligen ist. Um die individuelle Erkrankungswahrscheinlichkeit zum Wechselzeitpunkt exakt auf die Höhe der mitzugebenden Altersrückstellung beziehen zu können, wäre außerdem eine Gesundheitsprüfung im Einzelfall erforderlich. Da zwischen dem abgebenden und dem aufnehmenden Versicherungsunternehmen immer ein finanzieller Interessengegensatz besteht, wäre auch mit gerichtlichen Auseinadersetzungen zu rechnen. In diesem Fall bedürfte es einer verbindlichen Streitregelung. Mit dem Modell der individuellen prospektiven Altersrückstellung hat sich auch die im Jahr 2000

---

[6] Der anhaltende Streit um den Risikostrukturausgleich in der GKV deutet zumindest auf ein solches Ergebnis hin. Gegenstand der Auseinandersetzungen ist regelmäßig der RSA selbst sowie der Umfang der umzuverteilenden Mittel und die Ausgleichskriterien. Selbst wenn ein Konsens über die Ausgleichskriterien bestünde, kann die Konkretisierung mit erheblichen Problemen und Ungenauigkeiten einhergehen. So ist beispielsweise das Kriterium „Morbiditätsstruktur" als Ausgleichsparameter im RSA akzeptiert worden. Welche Krankheiten aber nun genau Bestandteil unternehmensübergreifender Ausgleichszahlungen sein sollen, bzw. wie diese Krankheiten dann monetär bewertet werden sollen, ist nur einer der Streitpunkte unter Krankenversicherungen, Wissenschaftlern und Politikern.

einberufene Kommission zur Reform des Versicherungsvertragsrechts auseinandergesetzt. Im Abschlussgutachten der Kommission aus dem Jahr 2004 heißt es dazu:

> „Eine solche verbindliche Streitregelung kann weder durch eine staatliche Behörde noch durch eine gesetzlich vorgeschriebene Schiedsstelle erfolgen, selbst wenn diese mit fachkundigen neutralen Sachverständigen besetzt ist; denn wegen der verfassungsrechtlichen Rechtsweggarantie (Artikel 19 Abs. 4 Satz 1 GG) kann der Rechtsweg zu den Gerichten nicht ausgeschlossen werden. Da Behörden und gesetzlich vorgeschriebene Schiedsstellen nicht die verfassungsrechtlichen Voraussetzungen eines Gerichts erfüllen, wäre ihre Entscheidung stets gerichtlich überprüfbar. Ein Gericht wäre an die Feststellungen der Behörde oder der Schiedsstelle nicht gebunden und müsste wegen der komplexen medizinischen und versicherungsmathematischen Fragen Sachverständigengutachten einholen. Erst das unter Umständen nach vielen Jahren in mehreren Instanzen ergangene rechtskräftige Gerichtsurteil würde den Weg für den PKV-Wechsel frei machen. Eine Wechselmöglichkeit unter diesen rechtlich zwingenden Rahmenbedingungen ist praktisch wertlos; denn der Versicherungsnehmer erhält zum Wechselzeitpunkt keine Rechtsklarheit und Rechtssicherheit über die endgültigen Wechselbedingungen, die entscheidendes Motiv für seinen Wechsel sind." (Kommission zur Reform des Versicherungsvertragsrechts 2004: 152-153)

Die Verwendung marktwirtschaftlicher Steuerungsinstrumente zur Erreichung sozialpolitischer Ziele führt in diesem Fall zu einer paradoxen Situation: Der Staat nimmt mit der verpflichtenden Bildung von Altersrückstellungen eine sozialpolitisch motivierte Regulierung zum Schutz älterer Versicherter vor und bedient sich mit der Teilkapitaldeckung anstelle des reinen Umlageverfahrens eines vergleichsweise marktwirtschaftlichen Instruments. Aufgrund der skizzierten Probleme bei der Mitgabe der Altersrückstellungen wird jedoch der Wettbewerb als wesentliche Funktionsbedingung eines marktwirtschaftlichen Systems nicht realisiert. Dieser augenscheinliche Mangel dürfte vor allem Befürworter einer wettbewerbskonformen Ausgestaltung des Gesundheitswesens kaum befriedigen. Dass hierbei ausgerechnet die marktwirtschaftliche Privatversicherung solch gravierende Wettbewerbsdefizite aufweist, lässt erhebliche Zweifel am Sinn dieses Geschäftsmodells aufkommen, gilt doch der Wettbewerb als die marktwirtschaftliche Funktionsbedingung schlechthin. Ein Problem stellt die mangelhafte Portabilität der Altersrückstellungen aber nicht nur aufgrund des offensichtlichen Marktversagens dar, sondern auch im Hinblick auf die kaum zu rechtfertigende Diskriminierung älterer PKV-Versicherter. Während junge Menschen und alle gesetzlich Versicherten schlechten Service, hohe Verwaltungskosten und mangelnde Leistungsqualität durch einen Versicherungswechsel sanktionieren können, bleibt älteren PKV-Versicherten diese Option faktisch verwehrt.

Aus dieser Kritik muss nicht notwendigerweise eine generelle Absage an die Kapitaldeckung folgen. Es sei jedoch darauf hingewiesen, dass Märkte nicht zum Selbstzweck existieren, sondern das Wohlergehen der Menschen zu sichern haben. Würde die Gesellschaft unter den Bedingungen von demographischem Wandel und medizinisch-technischem Fortschritt das Kapitaldeckungsverfahren als geeignetes Mittel zur nachhaltigen Finanzierbarkeit der sozialen Sicherung betrachten, dann wäre jedoch das institutionelle Arrangement so zu gestalten, dass die erwarteten Vorteile einer wettbewerbskonformen Absicherung grundlegender Lebensrisiken auch erreicht werden könnten. In diesem Fall gäbe es zwei Möglichkeiten: Entweder man wählt einen anderen Bereich der sozialen Sicherung, in dem die speziellen Probleme der Krankenversicherung nicht zum Tragen kommen oder man gestaltet die Krankenversicherung konsequent und ohne ideologische Präferenzen so aus, dass alle Versicherten zu jedem Zeitpunkt ihre Versicherung wechseln können. Fällt die Wahl auf erstere Variante, so wäre das Alterssicherungssystem sicherlich der geeignetere Bereich zum Aufbau eines Kapitalstocks. Sollte die Entscheidung auf letztere Möglichkeit fallen, so wäre auf eine unternehmensinterne Risikodifferenzierung zu verzichten und ein gesetzlicher Kontrahierungszwang mit unternehmensübergreifendem Risikoausgleich zu implementieren.

6 Konvergenz und Differenz – Anhaltende Risikoselektion zwischen den Versicherungssystemen

Die besondere Rechtstellung der PKV in der Europäischen Union hat der deutsche Gesetzgeber ausdrücklich mit der substitutiven Funktion der PKV begründet. Seit den frühen 1990er Jahren wurde zwar die Konvergenz von GKV und PKV vorangetrieben, die Ausgangsbedingungen der beiden Versicherungszweige sind jedoch noch immer höchst unterschiedlich. Die historisch gewachsene und bis heute in entscheidenden Punkten anhaltende Differenz zwischen den beiden Systemen muss sowohl in solidarischer als auch in wettbewerblicher Hinsicht als problematisch gelten. „Gute Risiken" werden nach wie vor eher in die PKV wechseln, denn die unterschiedlichen Versicherungsprinzipien der beiden Systeme führen trotz der gegenseitigen Annäherung zu einer Risikoselektion zwischen den Versicherten. Personen, die aufgrund des Überschreitens der Jahresarbeitsentgeltgrenze nicht unter die gesetzliche Versicherungspflicht fallen, können nach wie vor wählen, ob sie als freiwillig Versicherte in der GKV verbleiben möchten oder eine Absicherung des Krankheitsrisikos in der PKV bevorzugen. Freiwillig Versicherte in der GKV müssen ihre Beiträge auf der

Grundlage der vollen wirtschaftlichen Leistungsfähigkeit bis zur Beitragsbemessungsgrenze entrichten. In einem System einkommensabhängiger Beitragserhebung zahlen sie im Vergleich zu Versicherten mit einem niedrigeren Jahresarbeitsentgelt also einen entsprechend höheren Versicherungsbeitrag. Mit der Option, nach einer gewissen Zeit in die PKV zu wechseln, ergibt sich für die Bezieher höherer Einkommen nach wie vor die Möglichkeit, sich der solidarischen Umverteilung in der GKV zu entziehen. Da in der PKV die Beiträge nicht an der Einkommenshöhe, sondern am individuellen Erkrankungsrisiko bemessen werden, ist es für Menschen mit hohem Einkommen und einer guten gesundheitlichen Disposition ökonomisch sinnvoll, einen Versicherungsvertrag mit einem privaten Krankenversicherungsunternehmen abzuschließen. Die erschwerten Wechselbedingungen von GKV zur PKV ändern an dem prinzipiellen Selektionsmechanismus nichts.

Ähnliche Überlegungen gelten, wenn Familienmitglieder mitversichert werden müssen. Während Ehepartner und Kinder eines Versicherten in der GKV kostenlos mitversichert werden, muss in der PKV für jede versicherte Person ein eigene, am individuellen Versicherungsrisiko orientierte Prämie entrichtet werden. Auch Versicherte mit Familie werden also eher zur GKV tendieren, da hier die finanzielle Mehrbelastung der Familienmitversicherung auf alle Versicherten verteilt wird, was sich für den einzelnen Beitragszahler entsprechend beitragserhöhend auswirkt. Da die Prämienkalkulation in der PKV anders als in der GKV auch auf der Grundlage des Geschlechts erfolgt, wirken die Selektionsmechanismen auch zwischen Männern und Frauen. Im Jahr 2006 hatten Frauen ohne Beihilfeberechtigung gerade einmal einen Anteil von 12% an allen Krankheitskostenvollversicherten, wohingegen Männer ohne Beihilfeberechtigung auf 29% kamen (Verband der privaten Krankenversicherung 2007b: 12).[7]

Für das Solidarprinzip ist diese Ausgestaltung insofern ein Problem, als dass ausgerechnet die stärksten Mitglieder der Gemeinschaft die Möglichkeit erhalten, sich der Umverteilung von höheren zu geringeren Einkommen, von Alleinstehenden zu Familien, von Männern zu Frauen und in gewissem Maße

---

[7] Unter den beihilfeberechtigten Beamten ist das Verhältnis etwas ausgewogener. Hier haben die Frauen einen Anteil von 19%, die Männer einen von 21%, was vor allem auf die Tatsache zurückzuführen sein dürfte, dass Beamte nicht über dieselben Wahlmöglichkeiten wie höhere Angestellte und Selbständige verfügen. Beamte, die sich freiwillig in der GKV versichern möchten, können dies nur unter Verzicht auf ihre Beihilfeansprüche tun (Simon 2008: 161). Da dieses für die meisten Beamten- unabhängig von ihrem Geschlecht- ökonomisch irrational wäre, ist das Geschlechterverhältnis hier ausgeglichener. Die fehlenden 19% der Versicherten werden durch die Kinder von Privatversicherten abgedeckt, wobei 10% der Kinder beihilfeberechtigt sind und 9% nicht (Verband der Privaten Krankenversicherung 2007b: 12).

von gesunden zu kranken Menschen zu entziehen. Dem Vorwurf der mangelnden Beteiligung am Solidarausgleich begegnet die PKV häufig mit dem Hinweis auf die „Quersubventionierung" der GKV. Diese komme dadurch zustande, dass Privatpatienten höhere Preise für medizinische Dienstleistungen zu zahlen haben, die indirekt auch den gesetzlich Versicherten zu Gute kommen. In der Tat sind die Ausgaben für privat Versicherte in den vergangenen Jahren vergleichsweise stark angestiegen. Während der Ausgabenzuwachs je PKV-Vollversichertem zwischen 1992 und 2001 bei 43% lag, kamen GKV-Versicherte auf eine Steigerungsrate von lediglich 30%.[8] Die Gründe für diesen vergleichsweise starken Anstieg dürften kaum mit einer gravierenden Verschlechterung der Morbiditätsstruktur in der PKV zu erklären sein. Wahrscheinlicher erscheint es, dass ein Teil der Ärzte die durch die Budgetierungen in der GKV entgangenen Einnahmen durch eine entsprechende Leistungsausweitung bei den privat Versicherten zu kompensieren versucht hat. Während die GKV zur Abrechnung der anfallenden Kosten mit den Ärzten ein Gesamtbudget festlegt, innerhalb dessen die erbrachten Leistungen abgerechnet werden können, gibt es in der PKV eine ungedeckelte Einzelleistungsvergütung[9]. Da das Arzt-Patient-Verhältnis durch starke Informationsasymmetrien gekennzeichnet ist, besteht für die Anbieter medizinischer Dienstleistungen die Möglichkeit, die Leistungsmengen für die Versicherten auszuweiten („angebotsinduzierte Nachfrage"). Da in der PKV keine Vertragsbeziehungen zwischen Versicherungen und Ärzten bestehen, verfügen die PKV-Unternehmen über vergleichsweise schwache Steuerungsinstrumente zur Kostenreduktion. Der Selbstwahrnehmung der PKV, sie unterstütze die GKV durch den *„überproportionalen Finanzierungsbeitrag privat versicherter Patienten zum Gesundheitswesen"* (Niehaus/Weber 2005), steht

---

[8] Die absoluten Pro-Kopf-Ausgaben für PKV-Versicherte sind zwischen 1992 und 2001 von 941 Euro auf 1.345 Euro gestiegen, die Pro-Kopf-Ausgaben für GKV-Versicherte im selben Zeitraum von 1.421 Euro auf 1.840 Euro. Die Vergleichbarkeit der absoluten Pro-Kopf-Ausgaben ist nur bedingt möglich, da Beamte in der PKV als Vollversicherte gezählt werden, obwohl sie nur einen Teil ihrer Gesundheitsrisiken absichern. Der Anteil der Beamten liegt bei ca. 50% aller PKV-Versicherten (Deutscher Bundestag 2003: 27).

[9] Die Preise ärztlicher und zahnärztlicher Leistungen für Privatversicherte sind in den Gebührenordnungen für Ärzte und Zahnärzte (GOÄ/GOZÄ) festgeschrieben. Dabei ist jeder ärztlichen Leistung eine bestimmte Punktzahl zugeordnet, die mit einem einheitlichen Punktwert multipliziert wird. Der so ermittelte Gebührensatz ist der „allgemeine" Preis für ärztliche Leistungen. Das endgültige Honorar berechnet der Arzt, indem er diesen Gebührensatz nochmals mit einem Steigerungssatz multipliziert. In Abhängigkeit von Schwierigkeitsgrad und Zeitaufwand können sich die Steigerungssätze zwischen dem einfachen und 3,5-fachen Satz bewegen. Im Jahr 2004 wurden 87,54% der ambulanten Behandlungskosten zum sogenannten Regelhöchstsatz (für ärztliche Leistungen ist dies der 2,3-fache Satz) abgerechnet. 7,05% der ambulanten Behandlungskosten lagen über und 5,41% der Kosten unter dem Regelhöchstsatz (Verband der privaten Krankenversicherung 2006: 78).

jedoch die mangelnde Quantifizierbarkeit und Zielgenauigkeit der „Quersubventionierung" entgegen. Schon der Begriff „Quersubventionierung" ist in diesem Zusammenhang unzutreffend, denn unter Subventionen werden in der Regel staatliche Leistungen an Unternehmen oder private Haushalte verstanden, die entweder direkt oder indirekt geleistet werden und an bestimmte Auflagen gebunden sind. Solche Auflagen können die Definition eines bestimmten Empfängerkreises, die Verpflichtung zu einem bestimmten Verhalten oder die Vorschrift spezieller Verwendungen beinhalten (Schubert/Klein 2006: 295-296). Im Fall der „Quersubventionierung" durch die PKV besteht lediglich die Möglichkeit, keinesfalls aber die Notwendigkeit oder gar Gewissheit, dass die Anbieter medizinischer Dienstleistungen die Mehreinkommen durch privat Versicherte auch tatsächlich an die gesetzlich Versicherten weitergeben. Die Verwendung dieser Mittel entzieht sich der Kontrolle durch Öffentlichkeit, Politik und Versicherungen.

Das Privileg, auf solidarische Ausgleichsmechanismen nach wie vor weitgehend verzichten zu dürfen, verschafft der PKV einen wesentlichen Wettbewerbsvorteil gegenüber der GKV. Das gelegentlich vorgebrachte Argument, GKV und PKV befänden sich in einem „Systemwettbewerb", überzeugt aus verschiedenen Gründen nicht. Ein „Systemwettbewerb" müsste durch Wahlfreiheiten derjenigen gekennzeichnet sein, die diese Systeme konstituieren. Da aber für eine überwiegende Mehrheit der gesetzlich Versicherten und faktisch für alle Beamten keine Wahlfreiheiten hinsichtlich ihres Versicherungssystems bestehen, kann kaum von einem Wettbewerb zwischen den Institutionen GKV und PKV gesprochen werden. Der „Systemwettbewerb" um diejenigen Personen, die tatsächlich Wahlfreiheiten besitzen, wird zudem unter sehr unterschiedlichen Wettbewerbsbedingungen geführt (Jacobs/Schulze 2004: 8-10). Wenn der Wettbewerb als marktwirtschaftliches Handlungsprinzip zu einer Steigerung des gesamtgesellschaftlichen Nutzens führen soll, dann müssten die Unternehmen am Versicherungsmarkt einheitliche Wettbewerbsbedingungen vorfinden. Für den Krankenversicherungsbereich gilt vor allem, dass Wettbewerbsvorteile nicht durch erfolgreiche Risikoselektion erzielt werden sollen – schließlich soll der Erfolg eines Unternehmens nicht aufgrund dauerhafter Machtstellungen oder als Folge staatlicher Sonderregelungen entstehen, sondern durch bessere Leistungen für die Versicherten. Sollte ein Anbieterwettbewerb von Krankenversicherungsschutz auch weiterhin politisch erwünscht sein, müsste die Vereinheitlichung der Wettbewerbsbedingungen für gesetzliche und private Krankenversicherungen vorangetrieben werden, damit der Wettbewerb die ihm zugedachten Funktionen erfüllen kann. An dieser Stelle sei nochmals daran erinnert, dass die gegenwärtige Ausgestaltung des Leistungskataloges als Definition dessen gilt, was in der deutschen Gesellschaft als bedarfsabhängige Basisversorgung zu gewährleisten ist. Auch die PKV orientiert sich unter Verweis auf ihren substitutiven Charakter im Wesentlichen an dieser Definition. Das Leistungs*niveau* ist politisch gestaltbar und in alle Richtungen variabel. Allerdings ist weder aus der Perspektive der Solidarität noch aus der des Wettbewerbs plausibel zu erklären, warum zwei Systeme, die ein formal weitgehend einheitliches Leistungsniveau einer Grundversorgung bereitstellen müssen, derart unterschiedliche Spielregeln vorfinden. Ein funktionierender Wettbewerb erfordert die institutionelle Verankerung gleicher Wettbewerbsbedingungen, ein funktionierendes Solidarsystem verlangt die gleichberechtigte Verantwortung aller Bürger für die Finanzierung einer bedarfsgerechten Grundversorgung.

Schlussbetrachtung

In den letzten zwei Jahrzehnten hat eine kontinuierliche Konvergenz von GKV und PKV stattgefunden, ohne dass es zu einer vollständigen Angleichung der Systeme gekommen wäre. In diesem Prozess war für die Mitgliedsunternehmen der PKV die Dritte Richtlinie Nichtlebensversicherung wegweisend, da im Zuge ihrer Umsetzung zahlreiche Regulierungen im deutschen Versicherungsrecht verankert wurden. Für die PKV bedeutete der regulative Durchgriff des Gesetzgebers eine partielle Abkehr vom Äquivalenzprinzip, die sich durch die Verankerung solidarischer Elemente wie etwa des Standard- oder Basistarifs vollzogen hat. Darüber hinaus wurden zum Teil sozialpolitische Verbraucherschutzmaßnahmen installiert, die letztlich auf eine Begrenzung der Anbietermacht hinauslaufen. Trotz der regulativen Eingriffe bleibt der Solidargedanke innerhalb der PKV somit eher schwach ausgeprägt, was im Wesentlichen auch dem Selbstverständnis eines marktwirtschaftlichen Versicherungssystems entsprechen dürfte. Die dauerhafte Finanzierbarkeit der Versicherungsverträge soll durch die gesetzliche Verpflichtung zur Kapitalbildung sichergestellt werden. Aufgrund der mangelhaften Portabilität der Altersrückstellungen ist der Wettbewerb unter den Privaten Krankenversicherungen jedoch weitgehend auf das Neukundengeschäft beschränkt, wohingegen Bestandskunden schon nach kurzer Versicherungsdauer keine faktische Wechselmöglichkeit mehr haben. Die nach wie vor existierenden Systemunterschiede zwischen GKV und PKV ermöglichen den privaten Versicherungsunternehmen eine erfolgreiche Risikoselektion, die ihnen einen wesentlichen Wettbewerbsvorteil gegenüber der GKV verschafft und dadurch die finanzielle Lage der Solidargemeinschaft schwächt.

Obwohl diese Befunde kaum zufrieden stellen können, ist die Tendenz zur Vereinheitlichung der beiden Versicherungszweige prinzipiell zu begrüßen. In diesem Punkt dürften die Verfechter des Solidar- und des Wettbewerbsprinzips vermutlich übereinstimmen – zumindest solange sie nicht nur das eine oder andere System aus ideologischen Gründen verteidigen. Befürworter einer stärker an solidarischen Elementen ausgerichteten Krankenversicherung werden die Überwindung der Zwei-Klassen-Medizin begrüßen, während Anhänger wettbewerbskonformer Positionen die Vereinheitlichung der Wettbewerbsbedingungen positiv bewerten dürften. Auch wenn die Vereinheitlichung der Versicherungslandschaft damit auf den ersten Blick ein durchaus integratives Potential besitzt, spricht vieles dagegen, Solidarität und Wettbewerb in einem System zu vereinen, denn eines zeichnet sich in beiden Systemen schon jetzt deutlich ab: Genau dort, wo die Handlungsnormen Solidarität und Wettbewerb in *ein* institutionelles Arrangement integriert werden, geraten die Systeme unter erheblichen Legitimationsdruck. Dieses gilt vor allem dann, wenn sozialpolitische Ziele mit marktwirtschaftlichen Steuerungsinstrumenten erreicht werden sollen oder Märkte, die der Absicherung grundlegender Lebensrisiken dienen, durch regulative Eingriffe in die Schranken gewiesen werden müssen. Die „Reibungsverluste" sind vielfältig: *Erstens* wird bei der Forderung nach mehr Markt und Wettbewerb häufig übersehen, dass auch die Regulierung Kosten verursacht. Dazu zählen sowohl die Kosten der Regelbildung als auch die der Regelüberwachung und der Sanktionierung von Regelverstößen. Auch die Informationsgewinnung ist mit Kosten verbunden, die letztlich von den Bürgern finanziert werden müssen. Auch wenn viele Marktbefürworter einwenden werden, dass konsequenterweise das Ausmaß der Regulierung eingeschränkt werden solle, wird gerade der Gesundheitsbereich nie ohne ein Mindestmaß an Umverteilung, Verbraucherschutz und Machtbegrenzung auskommen. Man braucht keineswegs solidarische Argumente bemühen, um zu zeigen, dass der Versicherte und Patient dem Ideal des souveränen Konsumenten in vielerlei Hinsicht nicht entspricht. *Zweitens* drohen die positiven Wirkungen des Wettbewerbs für den Bereich der Grundversorgung überschätzt zu werden, da bei standardisierten Versicherungsleistungen das wesentliche Wettbewerbsfeld der Produktgestaltung entfällt. Der Wettbewerb kann sich daher nur auf vergleichsweise kleine Wettbewerbsbereiche beschränken. Wahlfreiheiten sind zwar grundsätzlich positiv zu bewerten (z.B. bei schlechten Serviceleistungen), die Unterschiede zwischen den Krankenversicherungen dürften jedoch in der Realität weitaus geringer ausfallen, als ihnen in wissenschaftlichen Publikationen Aufmerksamkeit geschenkt wird. *Drittens* wächst durch die zunehmende Komplexität ausdifferenzierter Marktprodukte und das verstärkte Regulierungserfordernis offensichtlicher Marktdefekte die Gefahr, dass die sozialen Sicherungssysteme von vielen Menschen nicht mehr verstanden werden. Es ist nur verständlich, dass Institutionen und Regeln, deren Sinn sich den Menschen nicht erschließt, unter erheblichen Legitimationsdruck geraten. Dieses gilt umso mehr, je stärker den Bürgern gleichzeitig Leistungseinschränkungen und Zusatzbelastungen abverlangt werden. Selbstverständlich ist der Wohlfahrtsstaat in seiner heutigen Form keineswegs per se schützenswert. Dass auf dem Weg zu einer hochwertigen und bedarfsgerechten Gesundheitsversorgung ausgerechnet marktwirtschaftliches Gewinnstreben und regulativer Gestaltungswille ein symbiotisches Verhältnis eingehen, darf jedoch ernsthaft bezweifelt werden. *Viertens* besteht das vielleicht tiefgreifendste Problem in einem drohenden Verlust gegenseitigen Verantwortungsbewusstseins, ohne das letztlich keine Gesellschaft existieren kann. Marktwirtschaftliche und wettbewerbliche Steuerungsinstrumente beeinflussen nicht nur die Qualität der angebotenen Leistungen, sondern auch die Art und Weise, wie Menschen in diesen Systemen miteinander umgehen. Die strikte Ausrichtung ökonomischer Denkmuster am normativen Individualismus verkürzt das Wesen des Menschen auf den rational handelnden und egoistischen Nutzenmaximierer. Ein solches Menschenbild ist jedoch weder sonderlich realitätsnah noch ist es erstrebenswert.

Möglicherweise sollten sich politische, gesellschaftliche und professionelle Energien weniger darauf konzentrieren, Solidarität und Wettbewerb unter einem institutionellen Dach zu vereinen. Für den Bereich einer wie auch immer gearteten Basisversorgung erscheint mir das Solidarprinzip die überlegene Variante zu sein, für den Bereich der Zusatzversicherungen ist es der Wettbewerb. Die Finanzierung des Grundversicherungsschutzes sollte daher alle Bürger erfassen und die ökonomische Leistungsfähigkeit möglichst genau abbilden. Was jedoch über eine „Basisversorgung" hinaus versichert werden soll, könnte den individuellen Präferenzen und Zahlungsfähigkeiten der Bürger überlassen werden. Für diesen Bereich ist auch eine Differenzierung von Vertragsinhalten vernünftig, denn gerade hier können Märkte ihre speziellen Vorzüge optimal zur Geltung bringen. Streitpunkt in einem derart gestalteten Versicherungssystem wäre dann „nur noch" die Frage, was in der betreffenden Gesellschaft als „Basisversorgung" zu gelten hat. Wer für eine Stärkung des Solidarprinzips plädiert, müsste sich dann für eine Ausweitung des Leistungskataloges einsetzen und benennen, wie dieses finanziert werden soll. Wer auf der anderen Seite für einen stärkeren Ausbau marktwirtschaftlicher Elemente plädiert, müsste für eine minimalistische Variante der Basisversorgung eintreten und gleichsam klar aufzeigen, welche Leistungen in Zukunft nicht mehr gemeinschaftlich finanziert werden sollen. Die Entscheidung über die Vorzugswürdigkeit des einen oder des anderen Konzepts sollte weder realitätsfernen Sozialromantikern noch marktradikalen Ökonomen überlassen werden. Als Ausdruck der gemeinsamen Verantwortung für das Wohlergehen jedes Einzelnen kann diese Frage nur von den Bürgern selbst entschieden werden.

Literatur

Bandelow, Nils C. (2006): Gesundheitspolitik: Zielkonflikte und Politikwechsel trotz Blockaden. In: Schmidt, Manfred G./ Zohlnhöfer, Reimut (Hrsg.): Regieren in der Bundesrepublik Deutschland. Wiesbaden. 159-176.

Böckmann, Roman (2007): Von der Selbstverwaltung zum regulierten Gesundheitsmarkt. Der gesundheitspolitische Steuerungswandel im ambulanten Sektor. Diskussionspapier 01/07 der Graduate School of Politics (GraSP) der Universität Münster. Reihe PoliThesis. [URL: www.uni-muenster.de/GraSP/forschung/Polithesis.html] (10.08.2008)

Deppe, Hans-Ulrich (2005): Zur sozialen Anatomie des Gesundheitswesens. Neoliberalismus und Gesundheitspolitik in Deutschland. Frankfurt a.M.

Deutscher Bundestag (1996): Unterrichtung durch die Bundesregierung. Gutachten der Unabhängigen Expertenkommission zur Untersuchung der Problematik steigender Beiträge der privat Krankenversicherten im Alter. Bonn.

Deutscher Bundestag (2003): Schriftliche Fragen mit den in der Woche vom 27. Oktober 2003 eingegangenen Antworten der Bundesregierung. Berlin.

Eilfort, Susanne (1997): Der Verbraucherschutzgedanke in der deutschen privaten Krankenversicherung nach der Dritten Richtlinie Schadenversicherung – Die Entscheidungsgeschichte der Richtlinie und rechtspolitischer Ausblick. Berlin.

Farny, Dieter (1995): Versicherungsbetriebslehre. Karlsruhe.

Fuchs, Maximilian (2000): Wettbewerb zwischen privaten und öffentlichen Krankenversicherungen. In: Zeitschrift für Sozialreform (4/2000): Das Gesundheitswesen in der Wettbewerbsordnung. Heft 4. 39-52.

Glaeske, Gerd/ Rothgang, Heinz (2005): Differenzierung privater Krankenversicherungstarife nach Geschlecht: Bestandsaufnahme, Probleme, Optionen. Gutachten für das Bundesministerium für Familie, Senioren, Frauen und Jugend. Bremen.

Hajen, Leonhard/ Paetow, Holger/ Schumacher, Harald (2006): Gesundheitsökonomie. Strukturen-Methoden-Praxisbeispiele. Stuttgart.

Herdzina, Klaus (1999): Wettbewerbspolitik. Stuttgart.

Jacobs, Klaus/ Schulze, Sabine (2004): Systemwettbewerb zwischen gesetzlicher und privater Krankenversicherung: Idealbild oder Schimäre? In: Gesundheit und Gesellschaft Wissenschaft 1/2004. 7-18.

Kerber, Wolfgang (2003): Wettbewerbspolitik. In: Bender, Dieter (Hrsg.): Vahlens Kompendium der Wirtschaftstheorie und Wirtschaftspolitik. Bd. 2; München. 297-361.

Kersting, Wolfgang (2005): Kritik der Gleichheit. Über die Grenzen der Gerechtigkeit und der Moral. Weilerswist.

Kingreen, Thorsten (2007): Europarechtliche Implikationen des Entwurfs eines Gesetzes zur Stärkung des Wettbewerbs in der Gesetzlichen Krankenversicherung (GKV-Wettbewerbsstärkungsgesetz- GKV-WSG). Rechtsgutachten für den Deutschen Gewerkschaftsbund und die Hans-Böckler-Stiftung. Regensburg.

Knieps, Günter (2001): Wettbewerbsökonomie. Regulierungstheorie, Industrieökonomie, Wettbewerbspolitik. Berlin/ Heidelberg/ New York.

Kommission zur Reform des Versicherungsvertragsrechts (2004): Abschlussbericht vom 19.04.2004.

Meyer, Ulrich (1997): Langfristige Versicherungsverhältnisse in der Privaten Krankenversicherung. In: Männer, Leonhard (Hrsg.): Langfristige Versicherungsverhältnisse. Ökonomie, Technik, Institutionen. Karlsruhe. 177-201.

Niehaus, Frank/ Weber, Christian (2005): Der überproportionale Finanzierungsbeitrag privat versicherter Patienten zum Gesundheitswesen. Köln.

Nullmeier, Frank (2005): Wettbewerb und Konkurrenz. In: Blanke, Bernhard/ Bandemer, Stephan von/ Nullmeier, Frank/ Wewer, Göttrik (Hrsg.): Handbuch zur Verwaltungsreform. Wiesbaden. 108-120.

Olten, Rainer (1995): Wettbewerbstheorie und Wettbewerbspolitik. München/ Wien.

Präve, Peter (2005): Zweiter Teil. Kommentierung. Gesetz über die Beaufsichtigung der Versicherungsunternehmen (Versicherungsaufsichtsgesetz- VAG). I. Einleitende Vorschriften (§§ 1-4) und II. Erlaubnis zum Geschäftsbetrieb (§§ 15-53b). In: Kollhosser, Helmut (Hrsg.): Versicherungsaufsichtsgesetz. München. 21-371.

Rosenbrock, Rolf/ Gerlinger, Thomas (2006): Gesundheitspolitik. Eine systematische Einführung. Bern.

Schubert, Klaus/ Klein, Martina (2006): Das Politiklexikon. Bonn. (Lizenzausgabe für die Bundeszentrale für politische Bildung)

Sehlen, Stephanie (2002): Gesundheitsmanagement in der privaten Krankenversicherung in Deutschland. Gestaltungsmöglichkeiten des privaten Krankenversicherungsschutzes zur Effizienzsteigerung im Gesundheitswesen. Bayreuth.

Simon, Michael (2008): Das Gesundheitssystem in Deutschland. Eine Einführung in Struktur und Funktionsweise. Bern.

Sodan, Helge (2006): Private Krankenversicherung und Gesundheitsreform 2007. Verfassungs- und europarechtliche Probleme des GKV- Wettbewerbsstärkungsgesetzes. Berlin.

Thielbeer, Markus (1999): Notwendigkeiten, Möglichkeiten und Grenzen einer Deregulierung in der privaten Krankenversicherung. Eine ordnungsökonomische Analyse. Bayreuth.

Verband der privaten Krankenversicherung (2002): PKV und Recht. Allgemeine Versicherungsbedingungen (AVB) für den Standardtarif im Sinne des § 257 Abs. 2a SGB V. Köln.

Verband der privaten Krankenversicherung (2003): Der private Krankenversicherungsschutz im Sozialrecht. Köln.

Verband der privaten Krankenversicherung (2006): Zahlenbericht der privaten Krankenversicherung 2005/2006. Köln.

Verband der privaten Krankenversicherung (2007a): Zahlenbericht der privaten Krankenversicherung 2006/2007. Köln.

Verband der privaten Krankenversicherung (2007b): Rechenschaftsbericht der privaten Krankenversicherung 2006. Köln.

# Wettbewerbliche Transformation im ambulanten Sektor: Governanceformen und gesundheitspolitische Zielpräferenzen im Wandel

Nils C. Bandelow/Mathieu Schade

1 Einleitung

Traditionell wird der ambulante Sektor durch ein kollektivvertragliches Verhandlungssystem geprägt (Rosenbrock/Gerlinger 2006: 280). Dieses steht seit dem Beginn der Kostendämpfungspolitik Mitte der 1970er Jahre unter einem kontinuierlichen Veränderungsdruck. Der Reformdruck hat zunächst nur graduelle Veränderungen bewirkt. Seit Anfang der 1990er Jahre nimmt die ordnungspolitische Bedeutung der Reformen aber zu. Mit dem 2007 verabschiedeten GKV-Wettbewerbsstärkungsgesetz (GKV-WSG) wurde zuletzt eine grundlegende Reform des ambulanten Sektors und seines Verhandlungssystems angestoßen, die angesichts der kontroversen Debatte über Finanzierungsfragen in der Öffentlichkeit vergleichsweise wenig Aufmerksamkeit gefunden hat.

Die zukünftigen Governanceformen der ambulanten Versorgung sind angesichts der aktuellen Reformen nur schwer prognostizierbar. Die Ergebnisse werden aber von großer Bedeutung nicht nur für die direkt betroffenen Leistungsanbieter sein. Auch die Ausgestaltung des Solidarprinzips in der Krankenversicherung insbesondere im Hinblick auf die Versicherten und Patienten ist von Veränderungen der Vertragsbeziehungen zwischen niedergelassenen Ärzten und Kostenträgern betroffen.

Während einerseits ein zunehmender politischer Wille zur Umgestaltung der Vertragsbeziehungen erkennbar ist, erweist sich andererseits die Richtung der Reformen seit Mitte der 1970er Jahre als widersprüchlich. Die erste Phase der Kostendämpfungspolitik zwischen 1977 und 1989 beinhaltete zunächst eine Stärkung der Selbstverwaltung im ambulanten Bereich und eine Ausweitung von Verhandlungsstrukturen auch auf andere Sektoren (Döhler 1997). Mit dem 1992 verabschiedeten Gesundheitsstrukturgesetz (GSG) setzte dann ein Strategiewandel ein, der zunächst nur die Kassenseite betraf. Die korporatistischen Verhandlungssysteme werden seitdem durch wettbewerbliche Elemente ergänzt und teilweise ersetzt. Das GKV-WSG stellt einen vorläufigen Höhepunkt dieser Abkehr vom Kollektivvertragssystem in seiner bisherigen Form dar. Offizielles Ziel des Gesetzgebers ist es seit dem Gesundheitsmodernisierungsgesetz (GMG), einen Qualitätswettbewerb im ambulanten Sektor zu etablieren, ohne das Solidarprinzip zu gefährden.

Die Bewertung dieser Strategie ist umstritten. So ist zunächst unklar, ob es sich bei den Veränderungen seit Anfang der 1990er Jahre um eine Entkorporatisierung oder um eine Modifikation der korporatistischen Verhandlungssysteme handelt (Rosenbrock/Gerlinger 2006: 283). Umstritten ist auch, wie sich möglicher Wettbewerb auf die Erreichung zentraler Ziele wie Solidarität und Qualität auswirkt (Groser 1976: 89; Herder-Dorneich 1979: 126; Deppe 2000: 66; SVR Gesundheit 2005: 32; siehe auch Böckmann in diesem Band).

Der Beitrag liefert eine Bestandsaufnahme der bisherigen Entwicklungen im ambulanten Sektor mit einer Bewertung der möglichen Folgen insbesondere für die Verwirklichung des Solidarprinzips. Zunächst werden die rechtlichen Veränderungen vorgestellt. Diese haben das traditionell starke Verbandssystem der Kassenärzte unter wachsenden „Stress" gesetzt (vgl. bereits Behagel 1994). Der davon ausgelöste Pluralisierungs- und Fragmentierungsprozess wird im dritten Kapitel analysiert. Abschließend erfolgt eine Diskussion möglicher Szenarien für zukünftige Governanceformen vor dem Hintergrund des jeweils möglichen Zusammenhangs zwischen Regelungsformen und Erreichung der konkurrierenden gesundheitspolitischen Ziele.

2 Reformstrategien und Reformergebnisse

Traditionell dominieren in den drei großen Bereichen des deutschen Gesundheitswesens unterschiedliche Governanceformen. Im Krankenhaussektor besteht die größte Staatsnähe, die vor allem darauf beruht, dass die größten Krankenhäuser (noch) überwiegend im Besitz von Ländern und Kommunen sind. Daraus ist zwar nicht unmittelbar eine direkte hierarchische Steuerung abzuleiten, Verhandlungen zwischen Leistungsanbietern und Krankenkassen haben hier aber bis Mitte der 1990er Jahre eine geringere Rolle gespielt als im ambulanten Sektor. Der Arzneimittelsektor ist dagegen privatwirtschaftlich strukturiert. Auch hier ist ein direkter Rückschluss auf den damit üblicherweise eher verbundenen Regelungsmechanismus „Wettbewerb" verkürzt. Eine direkte Integration der Pharmaindustrie in die Selbstverwaltung des Gesundheitswesens hat aber nie stattgefunden. Lediglich der ambulante Sektor wurde traditionell durch ein mesokorporatistisches Verhandlungssystem geprägt (Bandelow 1998).

Kern der hergebrachten korporativen Steuerung im ambulanten Sektor waren die Kassenärztlichen Vereinigungen (KVen) als intermediäre Organisationen zwischen Staat und Individualakteuren. Als Träger mittelbarer Staatsverwaltung hatten die KVen einen gesetzlichen Sicherstellungs-, Gewährleistungs- und Überwachungsauftrag mit Disziplinarfunktion gegenüber ihren Mitgliedern im Feld der ambulanten Versorgung. Es bestand Zwangsmitgliedschaft für alle in der gesetzlichen ambulanten Versorgung tätigen Ärzte.

Die KVen nahmen eine Mittlerposition zwischen Staat und der Ärzteschaft ein. Einerseits verhandelten sie im bilateralen Monopol mit den Kassenverbänden die Höhe der Gesamtvergütung sowie die Vergütung der medizinischen Leistungen, wodurch der einzelne niedergelassene Arzt nur noch als Mengen- oder Qualitätsanpasser fungierte (Sachverständigenrat Gesundheit 2005: 35). Dadurch waren die KVen Interessenvertretungen der niedergelassenen Ärzte. Andererseits erfüllten die KVen staatliche Aufgaben. Der Staat nutzte sie, um politische konfliktträchtige Entscheidungen zu delegieren. Zudem wurde staatlicherseits eine Unterstützung bei der Implementation politischer Programme sowie ein Angebot an neutraler Information durch die Körperschaften erwartet (Groser 1992: 132). Im Gegenzug erhielt die Ärzteschaft eine staatliche Garantie ihrer Marktposition bzw. einer stabilen Marktentwicklungen sowie den Schutz vor externer Konkurrenz und einem innerärztlichen Preiswettbewerb (Gäfgen 1988: 80). Durch die Organisation als Zwangsverband wurde zudem das Trittbrettfahrerproblem in Bezug auf die Kosten einer verbandlichen Organisation der Ärzteschaft umgangen.

Das institutionelle Konstrukt aus öffentlich-rechtlichem Handlungsauftrag und Vertretung von Standesinteressen in den KVen hat den niedergelassenen Vertragsärzten eine „im internationalen Vergleich einmalige Machtposition" verliehen (Rosenbrock/Gerlinger 2006: 150). Daraus resultiert auch eine Januskopfigkeit der KVen, welche die Verbandsführungen in ein Handlungsdilemma zwischen staatlicher Interventionsdrohung und mitgliedschaftlicher Forderung der Interessendurchsetzung bringt (Groser 1992: 130).

Die Ordnungs- und Kontrollfunktion stand prinzipiell im Konflikt mit den Interessenvertretungszielen. Im Gefolge der Kostendämpfungspolitik hat die Kritik an den KVen in der Ärzteschaft aber an Kraft gewonnen. Je mehr die Verbandsführung zur Sicherung ihres öffentlich-rechtlichen Status den staatlichen Forderungen nachgegeben hat, desto stärker haben die Zwangsmitglieder eine Störung von Beitrag und Gegenleistung wahrgenommen. Daraus resultiert ein zunehmender Legitimationsverlust der Körperschaft gegenüber ihren Mitgliedern, der sich unter anderem in der Neugründung von Parallelorganisationen niederschlägt.

Aber nicht nur die mangelnde Effektivität als Interessenvertretung stellte die Rolle der KVen in Frage. Politischer Druck wurde auch durch die Kritik an der ungenügenden Verzahnung zwischen ambulanter und stationärer Versorgung erzeugt. Weiterhin fehlten dem KV-System Anreize für effiziente Mittelverwendung (Sachverständigenrat 2005). Die weitgehende Vollversicherung des Krankheitsrisikos unterbindet eine ökonomische Kosten-Nutzenbewertung durch die Patienten. Vielmehr sehen Ökonomen sogar die Gefahr, dass die erzwungenen Versicherungsbeiträge zu Moral-Hazard-Effekten führen, indem Versicherte unnötige Leistungen als individuelle „Gegenleistung" für ihre Beiträge in Anspruch nehmen.

Kritisiert wurde auch die Qualitätssicherung im körperschaftlichen Verhandlungssystem (Rosenbrock/Gerlinger 2006: 243-252). So ist es fraglich, in welchem Ausmaß die Körperschaften ein eigenes Interesse an einer strikten Qualitätsprüfung und Mittelzuweisung nach Leistungsqualität haben. Schließlich würden mit hoher Wahrscheinlichkeit mehr Verlierer in der Ärzteschaft resultieren als Gewinner. Gerade die in freier Wahl bestimmten Vorstände könnten hieran wenig Interesse haben. Andererseits fehlen Informationsbasis und durchdachte Qualitätssicherungskonzepte.

In dem Manko der Qualitätssicherung spiegelt sich wiederum ein Strukturdefekt des traditionellen mesokorporatistischen Verhandlungssystems. Die als regionale Monopolisten auftretenden KVen waren in den Verhandlungen den zersplitterten Kassenverbänden strukturell so überlegen, dass keines der zentralen gesundheitspolitischen Ziele effizient erreicht werden konnte (Lehmbruch 1988). In Konsequenz findet seit 1992 eine politisch forcierte, systematische Umgestaltung der Vertragsbeziehungen im Gesundheitswesen statt. Dabei sollte das GSG zunächst vor allem erste Voraussetzungen für einen Wettbewerb zwischen einer beschränkten Zahl von Einzelkassen bereitstellen und damit das zersplitterte und segmentierte Kassensystem überwinden. Während der kassenartenübergreifende Risikostrukturausgleich, die spätere Zwangsöffnung von Krankenkassen mit Kontrahierungszwang und die Reform der internen Organisationsstrukturen bereits Mitte der 1990er Jahre von einer Wettbewerbsorientierung geprägt waren, dominierte bei den Reformen im Bereich der Leistungserbringer noch eine offizielle Strategie der Korporatisierung. So folgten die 1997 verabschiedeten Neuordnungsgesetze (1. NOG und 2. NOG) offiziell dem von Interessengruppen geforderten Motto „Vorfahrt für die Selbstverwaltung" (Bandelow 1998: 219; Döhler 2003). Dennoch ermöglichte bereits das 2. NOG Elemente dezentralen Wettbewerbs (SVR Gesundheit 2005: 35). Vor allem mit der Möglichkeit von Modellvorhaben nach §§ 63 SGB V und Strukturverträgen nach § 63a SGB V wurde eine Erprobungsphase neuer Versorgungsformen eingeleitet.

Modellvorhaben dienen der Fortentwicklung von Organisation und Vergütung mit dem Ziel der Qualitäts- und Wirtschaftlichkeitssteigerung. Über maximal 8 Jahre können Kassen und einzelne Ärzte, Arztgruppen oder KVen, welche die jeweiligen Bedingungen erfüllen diesbezügliche Verträge schließen. Zur Anreizgebung ist es den teilnehmenden Ärzten gestattet, Mehraufwendungen mit Einsparungen zu verrechnen und den positiven Saldo an ihre Patienten weiterzugeben. Unter Umständen ist sogar eine extrabudgetäre Vergütung zulässig. Hierdurch soll in der Ärzteschaft der Innovationswettbewerb angefeuert und eine Qualitäts- und Leistungsdifferenzierung angelegt werden.

Allerdings beschränkten Hürden in der Implementation die tatsächliche Wirkung der Modellvorhaben. Neben den beschränkten konzeptionellen Gestaltungsspielräumen erwiesen sich vor allem hohe Startkosten als Hindernis. Einsparungen ließen sich nur mittelfristig erzielen, waren oft nur gering und nicht direkt auf das Modellvorhaben zurückführen. Hingegen waren die Kassen vor allem am Ausgabenbegrenzungsziel orientiert und nicht vordringlich an einer Qualitätsverbesserung interessiert. Nach Einschätzung der meisten Akteure waren die ersten Öffnungen wenig erfolgreich und sind auf geringe Resonanz gestoßen (Rosenbrock/Gerlinger 2006: 257).

Trotz dieser ersten Erfahrungen wurde von der rot-grünen Bundesregierung die Strategie fortgesetzt, indem das GKV-Gesundheitsreformgesetz 2000 weitere Vertragsoptionen einführte. Im Mittelpunkt stand die Integrierte Versorgung (IV) nach §§ 140a-d SGB V. Das Konzept der IV zielt auf eine Vernetzung vor allem zwischen hausärztlicher, fachärztlicher und stationärer Versorgung. Auch hier war die Umsetzung zunächst zurückhaltend. Insbesondere die Grenzen zwischen ambulanter und stationärer Versorgung wurden nicht überwunden, da die Modellvorhaben zunächst fast ausschließlich durch Praxisnetze umgesetzt wurden.

Die große Sachkoalition beim GMG von 2004 regelte die IV auf einzelvertraglicher Basis neu und erweiterte die monetären Anreize. Zudem ließ sie Medizinische Versorgungszentren (MVZs) zu (§ 95 SGB V), öffnete die ambulante Versorgung bei hochspezialisierten Leistungen für Krankenhäuser (§ 116b SGB V) und ermöglichte besondere Versorgungsaufträge für Vertragsärzte bei Gesamtverträgen (§ 73c SGB V). Das GMG markiert einen Einschnitt in der Reformfolge, da es zwar die vorherigen Tendenzen fortführt, aber gleichzeitig eine weitaus größere Zahl von Verträgen jenseits der KVen ermöglichte. Damit gelang ein erster Schritt zu einem Regelungssystem im ambulanten Sektor jenseits des traditionellen regionalen Mesokorporatismus. Selektivverträge sind nicht mehr als Ergänzung zum KV-System gedacht, sondern sollen zum Regelfall in der ambulanten Versorgung werden.

Der Verdrängungsprozess des korporatistischen Verhandlungssystems wurde durch eine Zentralisierung der Entscheidung über Rahmenvorgaben ergänzt. Das GMG schloss die Bundesausschüsse der Leistungsanbieter und Krankenkassen zum Gemeinsamen Bundesausschuss (GBA) zusammen. Dem GBA kommt ein erhebliches Gestaltungspotential zu, da er den GKV-Leistungskatalog definiert und über die Zulassung von Behandlungsverfahren entlang einer Kosten-Nutzen-Bewertung entscheidet.

Die ersten Gesundheitsreformen der zweiten Großen Koalition zielen auf eine weitere Ausweitung des regionalen Wettbewerbs bei fortschreitender Zentralisierung und ministerieller Steuerung auf Bundesebene. Mit dem im Januar 2007 in Kraft getretenen Vertragsarztrechtsänderungsgesetz (VÄndG) wurden zunächst zusätzliche Spielräume für eine kompetitive Vertragsgestaltung geschaffen, indem unter anderem Verbote bei der Anstellung von Ärzten, der Niederlassung an mehreren Orten und der Doppeltätigkeit in Praxis und Krankenhaus gelockert wurden. Das GKV-WSG vom April 2007 stellt vor allem mit der Weiterentwicklung des Gemeinsamen Bundesausschusses und der Schaffung des GKV-Spitzenverbandes der Krankenkassen das Gegengewicht zum VÄndG dar, indem es staatliche Regulierung auf zentralstaatlicher Ebene verstärkt. Während also das VÄndG auf eine Dezentralisierung und Pluralisierung zielt, ergänzt das GKV-WSG die Rahmenbedingungen durch eine Zentralisierung und Hierarchisierung von Entscheidungen.

Der GBA verfügt über die faktische Kompetenz zur Fixierung des Leistungskataloges inklusive der Formulierung von Qualitätskriterien. Die Kassen wiederum werden zu einem „gemeinsamen und einheitlichen" Handeln verpflichtet, wodurch die autonomen Entscheidungsspielräume der einzelnen Kassen stark eingeschränkt sind. Etwa 50% der Ausgaben werden „gemeinsam und einheitlich" festgelegt, weitere 30% durch kassenartenspezifische Verbandsverträge und nur ca. 8% individuell nach Kasse (SVR Gesundheit 2005: 36). Die Spielräume zur Leistungsgestaltung sind für die einzelne Kasse demnach begrenzt. Letztendlich konzentriert sich der Wettbewerb vor allem auf Einschränkungen bei den wählbaren Leistungsanbietern und bei der Kostenübernahme von additiven, nicht im Leistungskatalog festgeschriebenen Therapiemaßnahmen.

Insgesamt zeichnet sich bei aller Inkonsistenz im Einzelfall ein Trend zu einem integrierten System mit kollektiven Rahmenvorgaben auf der Bundesebene und einzelvertraglicher Organisation der Leistungsmärkte ab. Der Gesetzgeber hat die korporatistische Steuerung auf Landesebene eingeschränkt und eine Fokussierung auf die Makroebene eingeleitet.

Gleichzeitig findet eine parallele Akzentverschiebung zu mehr Markt und mehr Staat statt, die Böckmann (2007) treffend als „regulierten Gesundheitsmarkt" beschreibt. Zentrale Akteure in diesem regulierten Gesundheitsmarkt sind auf Bundesebene das Gesundheitsministerium mit einer erweiterten Rechtsaufsicht und gestärkten Eingriffskompetenzen sowie die Verhandlungspartner des neuen GKV-Spitzenverbandes und der Leistungserbringer im GBA. Auf regionaler Ebene nehmen dagegen die einzelnen Krankenkassen eine zentrale Rolle bei der Adaption und Umsetzung der bundesweit ausgehandelten Vorgaben ein.

Bisher ist nicht endgültig absehbar, inwiefern die Kassen verstärkt Strategien der Differenzierung von Angeboten, der regionalen Schwerpunktsetzung oder der weiteren Bündelung durch Zusammenschlüsse verfolgen werden. Durch die Kostendämpfungspolitik – insbesondere durch weitgehende Deckelung der Gesamtausgaben seit 1992 – und in Zukunft voraussichtlich auch durch den einheitlichen Beitragssatz des Gesundheitsfonds wird verstärkter Kostendruck auf die Kassen ausgeübt. Dieser Kostendruck kann sich durch die ab 2009 geltende Euro-Gebührenordnung noch verstärken, da damit zumindest ein Teil des Morbiditätsrisikos von den Ärzten auf die Kassen übergeht (Ärzte Zeitung vom 15. April 2008). Es ist zu erwarten, dass der steigende Kostendruck in den Vertragsverhandlungen an die Leistungserbringer weitergegeben wird. Verstärkter Druck und zunehmende Verhandlungsspielräume kennzeichnen somit die Rahmenbedingungen des neuen Systems. Hieraus resultierten bereits wesentliche Veränderungen in der verbandlichen Organisation der Leistungserbringer.

3 Akteure und Ziele im neu entstehenden System

Die rechtlichen Vorgaben der jüngsten Gesundheitsreformen zielen darauf, einen Wettbewerb bei den Vertragsbeziehungen auf regionaler Ebene zu erzeugen. Insbesondere durch Unterschiede in Qualität und Quantität des Angebots sollen effizientere Versorgungsformen mit höherer Qualität ermöglicht werden. Ein erster Schritt dazu lag in der Begrenzung der Marktmacht der KVen.

Parallel zur Pluralisierung der Versorgungsformen sind neue Zusammenschlüsse niedergelassener Ärzte entstanden. Während sich die etablierten Ärzteverbände weiterhin vor allem als politische Interessenvertretung verstehen, formierten sich auf regionaler Ebene Ärzteverbünde zur Realisierung der neuen Einkommenschancen im Rahmen selektiver Verträge. Der bekannteste und bisher erfolgreichste Verband ist der MEDI-Verbund, der von ehemaligen Funktionären der KVen als Parallelorganisation zu diesen gegründet wurde. Die bei MEDI organisierten niedergelassenen Ärzte und Psychotherapeuten sind zudem Gesellschafter der MEDI GmbH. Ausgehend von Baden-Württemberg ist es diesem Verbund gelungen, in mehreren Bundesländern Ableger zu gründen und teils hohe Organisationsgrade zu erreichen. MEDI-Verbünde existieren inzwischen auch in Bayern, Berlin, Brandenburg, Hessen, Mecklenburg-Vorpommern und Rheinland-Pfalz, assoziiert sind Praxisnetze in Nordrhein-Westfalen. Langfristig setzt MEDI auf den Ausstieg aus dem KV-System und Direktverhandlungen mit den Krankenkassen. Hierbei wird eine Strategie der Aushebelung des KV-Systems auf Grundlage von § 72a SGB V (Übergang des Sicherstellungsauftrags auf die Krankenkassen) über einen Zulassungsverzicht nach § 95b (kollektiver Verzicht auf die Zulassung) verfolgt. Allerdings ist die gerichtlich fixierte Schwelle für den Eintritt des Systemversagens sehr hoch. Mehr als 70% der Ärzte einer Fachgruppe, Region oder eines Landes müssten die Zulassung zurückgeben, da nur dann ein Systemversagen anzunehmen ist und der Sicherstellungsauftrag auf die Kassen übergeht.

Im Selbstverständnis ist MEDI eine „fachübergreifende, demokratisch legitimierte Gemeinschaft" niedergelassener Ärzte und verfolgt eine „wert- und strukturkonservative" Interessenvertretung. Der Verband strebt ein „politisches und wirtschaftliches Verhandlungsmandat" an, agiert mit dem Konzept einer „regionenübergreifenden Teilgemeinschaftspraxis" aber auch als Anbieter und Organisator privatrechtlicher Einzelverträge im Wettbewerb (Rübsam-Simon 2005). MEDI agiert als privater Leistungsanbieter im Management von Gesundheitseinrichtungen und offenbart eine Transformation zu einem Generalunternehmer für Managementdienstleistungen im ambulanten Sektor.

Diese Strategie fußt auf einer spezifischen Einschätzung der neu entstehenden Governanceformen. MEDI sieht die Zukunft der Einzelpraxen nur in vernetzten Verbundstrukturen, um sich gegen die verstärkte Nachfragemacht der Kassen zu wappnen. Dieser soll die Ärzteschaft vertragliche gefestigte Netzwerke entgegenstellen, die ausreichend Anbietermacht entfalten, um trotz der geschwächten Verhandlungsposition weiterhin hohe Einkommen für die Ärzteschaft zu gewährleisten.

Neben MEDI haben sich vor allem in Norddeutschland Ärztegenossenschaften formiert und zu einem Bundesverband zusammengeschlossen. Diese agieren als Anbieter- und Einkaufsgemeinschaft von selbstständigen Ärzten auf fächerübergreifender Basis und sind in privatwirtschaftlicher Rechtsform organisiert. Die Ärztegenossenschaften sind vor allem in Niedersachsen und Schleswig-Holstein stark vertreten und erreichen ausreichende Flächendeckung, um mit Krankenkassen einzelvertraglich zu kontrahieren.

Die Rolle der etablierten freien Verbände in dem neuen System ist bisher uneinheitlich, wechselhaft und teilweise von regionalen Unterschieden geprägt. Der Hartmannbund als größter Ärzteverband für den ambulanten Sektor verhält sich bisher meist ablehnend gegenüber dem neuen Vertragssystem und stützt zumeist die Position der KVen. Dagegen steht der NAV-Virchowbund den neuen Vertragsoptionen tendenziell aufgeschlossener gegenüber.

Die Schaffung einzelvertraglicher Vertragsspielräume und die Kopplung an eine Bereinigung der Gesamtvergütung eröffnen zusätzliche Anreize für einzelne Arztgruppen und Ärztegemeinschaften, jenseits des KV-Systems zu agieren. Die Wirkung eines zunehmenden Wettbewerbs um Verträge zeigt sich vor allem in Süddeutschland. Dort besitzen die Ärzteverbände einen hinreichenden Organisationsgrad, um eine flächendeckende Versorgung zu organisieren und als Konkurrenzanbieter zur KV aufzutreten.

Insbesondere Baden-Württemberg kann als erstes Versuchsfeld für die neuen Strukturen gesehen werden. Dabei werden zunächst wechselnde Bündnisse deutlich. Im Rahmen des Ausschreibungsverfahrens für einen Hausarztvertrag der AOK Baden-Württemberg haben sich MEDI und Hausärzteverband gemeinsam beworben. Die KV reagierte mit einer eigenen Bewerbung, obwohl MEDI und Hausärzteverband in der Vertreterversammlung dieses bei einem ähnlichen Fall per Mitgliederbeschluss der KV-Führung untersagt hatten. Gegenstand war eine Verhandlung mit dem BKK-Verband zur hausarztzentrierten Versorgung, wobei die Gesamtvergütung hier nicht berührt war. In der Folge kam es zu einer Abmahnung der KV-Führung durch die Vertreterversammlung. Schließlich haben sich AOK BW, MEDI BW und der Hausärzteverband BW auf den Abschluss eines Hausarztvertrages nach § 73b SGB V geeinigt.

Die hausarztzentrierte Versorgung basiert auf Direktverträgen zwischen Krankenkassen und besonders qualifizierten Hausärzten und Hausarztgruppen. Das GKV-WSG räumt Patienten sogar einen Anspruch gegenüber ihren Kassen auf derartige Vertragsangebote ein. Von hoher Relevanz für die Systemfunktion ist, dass zur Vermeidung einer Doppelfinanzierung die Gesamtvergütung um alle Zahlungen für solche Patienten bereinigt wird, die sich freiwillig in ein Hausarztmodell einschreiben. Für Ende 2008 strebt MEDI BW zudem Verträge nach § 73c (besondere ambulante ärztliche Versorgung) an, um auch die in

MEDI organisierten Fachärzte in das Vertragssystem zu integrieren. Diese Umstellung erlaubt eine Ausweitung des Modells auf ambulante fachärztliche Leistungen inklusive einer Bereinigung der Gesamtvergütung. Nach dem gemeinsam mit dem Hausärzteverband erzielten Erfolg konnte MEDI in einer Arbeitsgemeinschaft mit verschiedenen freien Verbänden auch eine Ausschreibung zur Integration der Fachärzte gewinnen, auf die sich auch verschiedene Kassenärztliche Vereinigungen beworben hatten (vgl. Ärzte Zeitung vom 20. Juli 2007 sowie vom 13., 14. und 20. Dezember 2007)

In Baden-Württemberg kristallisieren sich die Interessenlagen und Konflikte im Verhältnis zwischen neuen Vertragsgemeinschaften und Kassenärztlichen Vereinigungen am deutlichsten heraus. Einerseits treten die neuen Verbünde als Konkurrenten der KVen bei Ausschreibungen auf. Gleichzeitig können sie aber auch die Politik der KVen direkt mitbestimmen, indem sie bei den Wahlen zu den Vertreterversammlungen mit eigenen Listen antreten. Gerade regional gut organisierte Verbände können so gleichzeitig eigene Verträge mit den Kassen schließen und die örtliche KV als schärfsten Konkurrenten intern dominieren und als Konkurrenzbieter bei Ausschreibungen ausschalten. Bei den Wahlen zur Vertreterversammlung der neuen KV Baden-Württemberg (KVBW) erlangte die MEDI-Liste ca. 59.000 der 124.000 abgegebenen Stimmen und stellt gemeinsam mit der Liste des Hausärzteverbands die Mehrheit.

Hausärzteverband und MEDI verfolgen zwar nicht unbedingt übereinstimmende, aber in Strukturfragen gleichgerichtete Interessen: Der Hausärzteverband will den AOK-Hausarztvertrag unbedingt zu einem Erfolg führen, um seinen Mitgliedern neue Einkommenschancen zu eröffnen. Die Stärkung der Hausärztlichen Vertragsgemeinschaft (HÄVG), über die das Abrechnungsgeschäft beim AOK-Vertrag laufen soll, wäre ein willkommener Nebeneffekt. MEDI hat zusätzlich die in seinem Verbund organisierten Fachärzte im Blick und will mit der AOK Verträge nach Paragraph 73c SGB V abschließen. MEDI muss als disziplinübergreifender Verband mit geringer Homogenität die internen Interessen ausbalancieren und die Fachärzte an den neu erschlossenen Finanzquellen beteiligen, um die verbandliche Organisationsfähigkeit zu sichern.

Während MEDI eine Demontage der KV-Systems anzustreben scheint, fokussiert der Hausärzteverband rein die Interessen der Hausärzteschaft. Das Bündnis zwischen MEDI und Hausärzteverband ist deshalb fragil, wie die Zeit vor der Zweckgemeinschaft offenbart. In der Vertreterversammlung formierte sich im Anschluss an die Neuwahl gegen MEDI aus den sechs anderen Listen eine Non-MEDI-Fraktion, die Absprachen gegen die Mehrheitsfraktion von MEDI traf und ohne Konsultation von MEDI die Repräsentanten zur Vertreterversammlung der Kassenärztlichen Bundesvereinigung (KBV) bestimmte. Der neue KVBW-Vorsitzende wurde ursprünglich mit Unterstützung vom Hausärzteverband inthronisiert, was bis zu dem gemeinsamen Hausarztvertrag mit der AOK zu Konflikten zwischen Hausärzteverband und MEDI führte.

Neben Baden-Württemberg sind Bayern und Rheinland-Pfalz bisher die Schwerpunkte der von MEDI und dem Hausärzteverband dominierten Bewegung für eine Lösung von den KVen. In Bayern haben die beiden Verbände ein Korbmodell zur Rückgabe der Kassenzulassung begonnen. Bisher haben MEDI und Hausärzteverband aber noch nicht die benötigte Marke von 70% aller Ärzte eines Bundeslandes, einer Region oder einer Arztgruppe erreicht. Offenbar fällt es trotz großer kommunikativer Anstrengungen schwer, einen ausreichenden Anteil der Hausärzte zur Rückgabe ihrer Zulassung zu bewegen. Erst beim Erreichen der Markte kann die Aufsichtsbehörde gem. § 72a Abs. 1 SGB V feststellen, dass die vertragsärztliche Versorgung nicht mehr sichergestellt ist. Anschließend dürften die betroffenen Ärzte direkt mit den Kassen zum einfachen Satz der Gebührenordnung für Ärzte abrechnen.

In Rheinland-Pfalz wiederum kooperiert MEDI mit dem Hausärzteverband und der KV, an deren Führung MEDI beteiligt ist. Da MEDI in Rheinland-Pfalz weniger als 1000 Ärzte organisiert, sieht der Verband hier noch keine Möglichkeit zur Konfrontation gegen die KV. Allerdings zeichnete sich im April 2008 eine Unterstützung der KV Rheinland-Pfalz für ein von MEDI initiiertes Korbmodell zum kollektiven Ausstieg der niedergelassenen Ärzte des Bundeslandes aus dem GKV-System ab (Ärzte Zeitung vom 6. Februar 2008).

In den anderen Bundesländern lassen sich wechselnde Vertragsallianzen beobachten. In Hessen dominiert bisher in der Vertreterversammlung (VV) der KV der Konflikt zwischen der Mehrheit der Fachärzte und den Hausärzten. Gleichzeitig versucht die KV Hessen, ihre Mitglieder an einer Beteiligung an der Ausschreibung des Ersatzkassenverbandes VdAK zu hindern. Der VdAK hatte damit begonnen, die komplette medizinische Versorgung außerhalb des üblichen Versorgungssystems auszuschreiben, und dabei eine höhere Honorierung als im KV-System in Aussicht gestellt.

In Niedersachsen haben Hartmannbund, Netzallianz Südniedersachsen und Ärztegenossenschaft Nord-West ein Vertragsbündnis für gemeinsame Verhandlungen mit den Kassen vorbereitet. In der Ärztegenossenschaft sind zu 37% Hausärzte vertreten. Sie agiert als Wirtschaftsunternehmen mit Genossenschaftsanteilen, bietet Dienstleistungen und will Rahmenverträge verhandeln. Die Vertragspartner organisieren ca. 4000 Ärzte flächendeckend. Insbesondere zur IV haben die einzelnen Verbände aber auch schon Einzelverträge mit Kassen geschlossen. Anders als in Süddeutschland wird in Niedersachsen eine Kooperation mit der KV grundsätzlich als möglich akzeptiert, um das Verhandlungsgewicht mit den Kassen zu stabilisieren.

In den meisten anderen nord- und ostdeutschen Bundesländern hat die KV bisher an den Verhandlungen der jeweils wechselnden Bündnisse neuer und alter Ärzteverbände mitgewirkt. Insgesamt sind die KVen in Gesamtdeutschland an 24 der bis Ende Juli 2007 abgeschlossenen 40 Verträge zur hausarztzentrierten Versorgung beteiligt (Ärzte Zeitung vom 24. September 2007). Auf Bundesebene wiederum haben sich MEDI, der Bundesverband der Ärztegenossenschaften (BVÄG) und der NAV-Virchowbund zu einem Verbund für das ambulante Vertragsgeschäft zusammengeschlossen. Der Vorstand der KBV wurde vor allem durch den Konflikt zwischen Hausärzten und Fachärzten über Honorarfragen geprägt, der letztlich mit der Abberufung eines Vertreters der Hausärzte aus dem Vorstand eskalierte. Auch hier waren aber die Konfliktlinien uneinheitlich, da die Abberufung teilweise auch von Hausärzten unterstützt wurde (Ärzte Zeitung vom 15. Mai 2007, 25. Juni 2007 und 6. Juli 2007).

Die zunehmenden Konfliktlinien erhöhen die Unübersichtlichkeit der neuen verbandlichen Strukturen weiter. Neben den direkten Auseinandersetzungen um Honoraranteile, die in den KVen ausgetragen werden, prägt vor allem die Problematik der zukünftigen Rolle der KVen die Konflikte. Ein weiterer zentraler Konflikt in verschiedenen Regionen ist die Öffnung der Krankenhäuser für die ambulante Versorgung. Vor allem die jeweiligen KVen argumentieren mit einem drohenden Qualitätsverlust der fachärztlichen Versorgung. Teilweise gibt es auch Unterstützung der KVen durch einzelne Krankenkassen. So hat die AOK Berlin größere Investitionen in Praxisnetze getätigt. Das Verhalten der Krankenhäuser selbst ist bisher unübersichtlich. Einerseits liegen inzwischen an 26 Standorten Anträge von Krankenhäusern vor, andererseits haben sich auch große Kliniken wie die Charité in Berlin bisher von einer Öffnung für die ambulante Versorgung distanziert.

Die jeweilige Interessenlage ist für die Patienten und oft auch für die Ärzte – mitunter selbst für die ärztlichen Funktionäre – kaum noch zu überblicken. Bisher bestehen daher noch unterschiedliche Möglichkeiten, wie sich die neuen Strukturen im ambulanten Bereich entwickeln könnten. Auch verschiedene Entwicklungen in den Regionen sind zurzeit eher wahrscheinlich.

4 Szenarien für zukünftige Governanceformen und deren Auswirkungen

Die Einführung wettbewerblicher Strukturen im ambulanten Sektor wurde Anfang der 1990er Jahre zunächst mit dem primären Ziel der Erhöhung der Effizienz vorangetrieben. Im Mittelpunkt stand somit das Ziel der Finanzierbarkeit der gesetzlichen Krankenversicherung. Im Verlauf der Verhandlungen zum GKV-Wettbewerbsstärkungsgesetz wurde das Finanzierbarkeitsziel dagegen immer weiter von den Strukturreformen gelöst. Während die Finanzierungsfragen auf Ebene der Spitzenpolitiker von Parteien und Fraktionen der großen Koalition verhandelt wurden, sind die Strukturreformen primär das Ergebnis der Verhandlungen auf Ebene der Fachbeamten. Hier herrschte anders als in der Parteienarena weitgehend Konsens über zentrale Ziele der Reform. Im Mittelpunkt stand für fast alle Beteiligten nicht die Finanzierungsfrage, sondern die Qualitätssicherung der Versorgung. Gleichzeitig bestand vor allem im engsten Kreis der langjährigen Fachexperten Einigkeit darüber, dass mit der Reform die Vormachtstellung eigeninteressierter Verbände weiter reduziert werden müsse. Dies sollte gleichermaßen für die Kassenverbände wie für die KVen gelten.

Die Auswirkungen der Reform auf die Versicherten und insbesondere die Bedeutung von Solidarität im neuen System hängt entscheidend davon ab, wie sich der Wettbewerb unter den neuen Bedingungen ausgestaltet. Bisher existiert noch keine einheitliche marktförmige Steuerung anhand von Selektivverträgen in der GKV, sondern eine Vielzahl teils inkonsistenter Regelungen (Jacobs 2007: 335). Für die zukünftige Ausprägung der Governanceform sind idealtypisch zumindest vier Szenarien denkbar: Erstens könnte es zu einer Stabilisierung der KVen kommen. Eine zweite mögliche Entwicklung deutet sich zurzeit in Baden-Württemberg an: das Entstehen neuer (regionaler) Monopole. Die dritte potentielle Entwicklung ist das eigentliche Ziel der Reform, ein pluralistischer Wettbewerb um eine qualitativ hochwertige Versorgung in den Regionen. Ein letztes Szenario zeigt sich zurzeit im Konflikt um die Ausgestaltung des neuen morbiditätsorientierten Risikostrukturausgleichs: Wenn einzelne Krankenkassen zunehmend die Strategie einer Spezialisierung auf ausgewählte Versichertengruppen verfolgen, ist auf der Seite der Ärzte eine Fragmentierung entlang der Fachverbände denkbar. Die vier Szenarien sind mit jeweils speziellen Problemen im Hinblick auf die Sicherung des Solidaritätsziels verbunden.

4.1 Fortgesetzte Dominanz der KVen

Vieles spricht aktuell für das erste Szenario einer unveränderten Dominanz der KVen trotz der formalen Wettbewerbsoptionen: Der Vertragswettbewerb wird derzeit durch die Problematik der Bereinigung einheitlich und gemeinsam zu treffender Vergütungsvereinbarungen für die ambulante und stationäre Regelversorgung gehemmt (Hess 2007: 987). Der Gesetzgeber lässt selektive Verträge nur bei einer flächendeckenden Versorgung zu, wodurch der reale Gestaltungsspielraum der Kassen eingeengt wird. Oft verbleiben die KVen als einzige Anbieter, die in ihren Verträgen eine Flächendeckung garantieren können. Bereits die Einführung von strukturierten Behandlungsprogrammen bei chronischen Krankheiten (Disease-Management-Programme, DMP, § 137f SGB V) stärkte die Position der KVen, da eine flächendeckende Einschreibung von Patienten nur über diese zu realisieren war (SVR Gesundheit 2005: 34).

Es ist zudem schwierig, die Ärzte davon zu überzeugen, dass ein Verlassen der KVen in ihrem Interesse ist. Trotz der formal zunächst risikolosen Variante der Korbmodelle in Süddeutschland, bei der ein individueller Kassenausstieg nur dann vollzogen wird, wenn in einer Region die notwendige 70-prozentige Mehrheit dies unterstützt, ist es bisher noch in keinem Bundesland gelungen, den Sicherstellungsauftrag der KVen ganz zu kippen. Tatsächlich verfolgen die Parallelorganisationen in den meisten Regionen noch eine Doppelstrategie, bei der sie den Erhalt der KVen unterstützen und gleichzeitig versuchen, über Selektivverträge für ihre Mitglieder neue Einkommenschancen zu erschließen. Solange die KVen den Hauptteil der Ressourcen verwalten und den Sicherstellungsauftrag innehaben, stellt es sich – wie in Bayern derzeit absehbar – als besonders schwierig dar, neue Verbünde als Alternative zu den KVen zu etablieren. Sofern nicht klare, juristisch sichere Bereinigungsregelungen festgelegt und die Risiken einer Zulassungsrückgabe kalkulierbar werden, bleiben mit hoher Wahrscheinlichkeit die Körperschaften die zentralen Arenen des innerärztlichen Verteilungswettbewerbs.

Das erste Szenario würde keine Ausweitung des Wettbewerbs und auch nur geringe direkte Auswirkungen auf das Solidarprinzip bewirken. Die freie Anbieterwahl für die Patienten bliebe zumindest formal weitgehend erhalten. Das schließt allerdings nicht aus, dass unabhängig vom Ausmaß des Wettbewerbs weitere Modifikationen der Finanzierungsstrukturen, des Umfangs des Leistungskatalogs und des Verhältnisses zwischen gesetzlicher und privater Krankenversicherung Auswirkungen auf das Solidarprinzip haben.

4.2 Neue Monopole

Sofern es den neuen Bündnissen gelingt, nicht nur die wichtigsten Kassen für Selektivverträge, sondern gleichzeitig die Vormacht in der Vertreterversammlung der KV zu gewinnen, können neue (regionale) Monopole entstehen. Es ist bereits durch die Fragmentierung der Interessen und die Pluralisierung der Verbandsstrukturen ein verstärkter Wettbewerb entstanden. Dieser manifestiert sich aber weniger in unterschiedlichen Leistungsangeboten als vielmehr in einer Konkurrenz um die Mehrheiten in den Vertreterversammlungen der KVen. Die Körperschaften wandeln sich zunehmend von einer Interessenvertretung der Ärzte zur Arena innerärztlicher Konkurrenz. Gewinnt ein Verband innerhalb der KVen die Mehrheit und organisiert dieser ausreichend Ärzte für eine Flächendeckung, kann der Verband als (regionaler) Monopolanbieter gegenüber den Kassen auftreten. Die KVen würden demnach zur Fassade für die Dominanz regionaler Verbünde degenerieren und letztendlich nur ein Scheinkorporatismus bestehen bleiben.

Für die Patienten hat die Konkurrenz der Ärzteverbünde zunächst keine direkt sichtbaren Auswirkungen. Sie führt aber zu einer weiteren Entsolidarisierung innerhalb der Ärzteschaft. Eine indirekte Folge kann es sein, dass bei bestimmten Regionen und Arztgruppen, die zu den Verlierern dieses Wettbewerbs gehören, kaum noch Bereitschaft zur Beteiligung an der Versorgung von Kassenpatienten besteht. Diese Form des Wettbewerbs würde dann eine Verschärfung der bestehenden regionalen und fachgebietsspezifischen Unterversorgung nach sich ziehen.

Hier besteht ein Konflikt mit dem Solidaritätsprinzip der Krankenversicherung, da bestimmte Patientengruppen dann bestenfalls nach langen Wartezeiten Zugang zur ärztlichen Versorgung haben. Vor allem in schwach besiedelten Gebieten können neue Zusammenschlüsse eine regionale Monopolstellung erlangen (vgl. SVR 2005: 54). Auf Gesundheitsmärkten besteht eine besondere Gefahr von Monopolmärkten, da Patienten als Nachfrager die Qualität einer Leistung nicht einschätzen können und daher auch bei einem Anstieg des Preises nicht den Anbieter wechseln. Weitere Gründe für Marktunvollkommenheiten sind die Erreichbarkeit des Leistungserbringers sowie das Auftreten von Größenvorteilen, da mit zunehmender Zahl der Eingriffe die Kosten pro Eingriff sinken und die Ergebnisqualität zunimmt. Hierfür wurde zumindest bei chirurgischen Eingriffen empirische Evidenz vorgelegt (Lüngen/Lauterbach 2007: 282).

Regionale Monopole können somit auch zwischen den Regionen zu einer Entsolidarisierung beitragen. Sie erschweren Finanzausgleiche und können auch für die Patienten Hürden entstehen lassen, wenn Leistungen in anderen Regionen in Anspruch genommen werden sollen. Innerhalb der Regionen würde sich bei einer großen Organisationsdichte eines neuen Monopolisten vor allem die Rechtsform ändern: Während die KVen als bisherige Monopolisten Körperschaften sind, werden zukünftige Monopolisten voraussichtlich in Genossenschaftsform auftreten. Dadurch reduzieren sich direkte Aufsichtsoptionen der (regionalen) Verwaltung. Die Bundesländer verlieren letztlich Kompetenzen. Da gleichzeitig der bundesweite Regulationsrahmen eher zunimmt, wäre hier eine Machtverschiebung zugunsten des Bundes zu erwarten.

Die geringere direkte staatliche Eingriffsmöglichkeit kann dazu führen, dass Monopolanbieter differenzierte Leistungen für Patienten verschiedener Kassen entwickeln. In einem solchen Markt würde die Anbietermacht wieder steigen, während die Kassen in Konkurrenz zueinander stünden. Dies könnte dazu führen, dass Patienten von Kassen mit geringeren Beitragssätzen von bestimmten Leistungsformen ausgeschlossen werden – sofern hier nicht zentralstaatliche Regulierungen entgegen stehen. Auch bei einem hohen Organisationsgrad kann es zudem in einem von regionalen Genossenschaften kontrollierten Monopolmarkt eine zunehmende Zahl von Praxen geben, die für die Kassenversorgung nicht zur Verfügung stehen. Allerdings wird die Eintrittswahrscheinlichkeit dieses Szenarios maßgeblich von den Sektorgrenzen und rechtlichen Vorgaben zur Marktteilnahme beeinflusst. Durch die verstärkte Zulassung von Krankenhäusern zur ambulanten Versorgung, eine erleichterte Gründung von MVZ und die Aufhebung des Gebots der Flächendeckung für den Abschluss selektiver Verträge kann die Anbietermacht einzelner Verbände gezielt verringert werden.

4.3 Pluralistischer Wettbewerb

Das dritte Szenario beschreibt das eigentliche Ziel der Reformen: die Etablierung eines pluralistischen Wettbewerbs um die qualitativ hochwertigste Versorgung. Die gesundheitspolitischen Fachpolitiker und Fachbeamten sowohl in der Union als auch im sozialdemokratisch geführten Bundesministerium für Gesundheit (BMG) sehen in einer Verstärkung des Wettbewerbs vor allem ein geeignetes Instrument zur Qualitätssteigerung. In den Gesundheitswissenschaften ist aber umstritten, ob Wettbewerb zur Qualitätssteigerung beitragen kann. Vor allem zwei Argumente werden dagegen vorgebracht:

Erstens ist Wettbewerb mit einem erhöhten Preisdruck auf die Leistungsanbieter verbunden. Dieser könnte Anreize zur Qualitätsminderung erzeugen (Deppe 1996: 8; Rosenbrock/Gerlinger 2006: 243). Allerdings gilt dies nur in

Fällen, in denen die Qualität der Versorgung positiv mit den Kosten korreliert. Sofern sich Qualitätssteigerungen durch Verzicht auf überflüssige bzw. schädliche Maßnahmen erreichen lassen, stehen diese nicht mit dem Wettbewerb in Konflikt.

Zweitens wird darauf verwiesen, dass für Patienten die Qualität der erbrachten Leistungen nicht transparent ist, zumal vergleichende Daten nicht vorliegen (Wille 1999: 131; Lüngen/Lauterbach 2007: 292). Konsument und Produzent müssen bei der Erstellung des Gutes zusammenwirken, wodurch Konsum und Produktion des Gutes notwendigerweise räumlich und zeitlich zusammenfallen. Die Gleichzeitigkeit von Konsum und Produktion verhindert einen Vergleich angebotener Güter zum Zeitpunkt der individuellen Nachfrage (Herder-Dorneich 1979: 119). Der Konsum medizinischer Leistungen erfolgt unregelmäßig, es mangelt an Erfahrung zur Beurteilung der Leistungsqualität. Zudem wird die Nachfrage des Konsumenten durch starke individuelle Präferenzen geprägt. Die Produktion erfolgt auf Basis der individualisierten Beziehung zwischen Arzt und Patient, in der spezifisches Humankapital zum Einsatz kommt. Das produzierte Gut ist jeweils auf das Krankheitsbild des Konsumenten zugeschnitten, so dass die Güter inhomogen und wenig vergleichbar sind. Markttransparenz im Sinne einer vollkommenen Information der Nachfrager über Qualität und Preis der Güter aller Anbieter existiert nicht (Breyer 2005: 181).

Für die Funktionsfähigkeit des Wettbewerbs ist zudem das Arzt-Patienten-verhältnis von entscheidender Bedeutung. Fundamental für diese Beziehung ist die asymmetrische Informationslage (Hajen/Paetow/Schumacher 2000: 52-53). Aufgrund der speziellen Kenntnisse des Arztes verfügt dieser gegenüber dem Patienten über ein Wissensmonopol. Im Behandlungsprozess stehen Patient und Arzt in einer Principal-Agent-Beziehung (Grossman/Hart 1983). Diese Beziehung ist dadurch geprägt, dass der Arzt als Auftragnehmer („Agent") über einen Informationsvorsprung gegenüber dem Patienten (Auftraggeber bzw. „Principal") verfügt und diesen im eigenen Interesse nutzen kann.

Hierdurch erschwert das spezielle Arzt-Patient-Verhältnis Qualitätskontrollen vor allem in der ambulanten Versorgung. Die Leistungen zeichnen sich durch höhere Spezifität als etwa Medikamente aus. Zudem ist die Zahl der Anbieter wesentlich größer als etwa bei der stationären Versorgung. In der Folge sind Maßnahmen zur Qualitätssicherung mit hohen Transaktionskosten verbunden. Die Informationsbeschaffung für einen Qualitätsvergleich ist sehr aufwändig.

Problematisch stellt sich weiterhin dar, dass der Arzt nicht nur als Anbieter eines Gutes (Diagnose), sondern auch als Sachwalter des Patienten im Behandlungsprozess und potentiell als Anbieter weiterer Güter (Behandlung) fungiert. Bei Diagnosen ist das nachgefragte Gut eine Information, wodurch eine a priori Beurteilung der Leistung unmöglich wird (Breyer 2005: 182). Als Sachverwalter besitzt der Arzt auf diese Weise gegenüber dem Patienten einen Ermessensspielraum und definiert selbst den weiteren Konsum des Patienten. Durch die hohe Spezifizität des Gutes und die Asymmetrie im Arzt-Patienten-Verhältnis gewinnt die Ressource Information beim Konsum von Gesundheitsleistungen eine besonders hohe Bedeutung. Für eine Beurteilung der Qualität sind Zeit und Sachverstand notwendig. Es bedarf daher enger Regulierungen und einer kontinuierlichen Überprüfung, um einen positiven Beitrag des pluralistischen Wettbewerbs zur Qualitätssicherung zu gewährleisten (SVR Gesundheit 2005: 38).

Die Auswirkungen eines pluralistischen Wettbewerbs auf das traditionelle Solidaritätsziel eines einkommensunabhängigen Zuganges zu allen medizinisch notwendigen Leistungen sind von der jeweiligen Ausgestaltung abhängig. Wettbewerb führt zu einer Verschiebung der Ungleichheiten und somit der Solidaritätsproblematik: Prinzipiell besitzen in der GKV alle Versicherten den gleichen Leistungszugang. Dennoch unterscheidet sich die tatsächliche Inanspruchnahme nach der individuellen Information des Versicherten. Beim Konsum kann die Verfügbarkeit der Ressource Information darüber entscheiden, wer zu gegebenem Preis das hochwertigste Gut erlangt. Zur Beurteilung der Qualität einer Leistung bedarf es einer hohen individuellen Kompetenz.

Es ist anzunehmen, dass bei freiem Arztzugang besser gebildete Patienten eher in der Lage sind, qualitativ hochwertige Anbieter auszuwählen. Allein die Bereitstellung von Fachinformationen vermag das Informationsdilemma nicht zu lösen, da es bei begrenztem Bildungsgrad den Nachfragern an Beurteilungskompetenz mangelt. Ein Solidaritätsproblem resultiert demnach aus der Knappheit der Ressource Information bzw. der fehlenden Beurteilungskompetenz der Nachfrager. Erschwerend für die Inanspruchnahme dürfte die unterschiedliche regionale Mobilität von Patienten hinzutreten. Der Patient muss sowohl den überregional qualitativ hochwertigsten Anbieter identifizieren, die bürokratischen Hürden zu einer Überweisung an diesen Anbieter überwinden und die Kosten der Mobilität tragen.

Mit der wettbewerblichen Ausrichtung wird unter anderem die Hoffnung verbunden, dass in einem solchen System das Informationsgefälle zwischen den Patienten an Bedeutung verliert. Dies wäre zum Beispiel der Fall, wenn die Kostentransparenz über eine Ausweitung des Kostenerstattungsprinzips gesteigert würde. In einer wettbewerblichen Logik würden zudem Leistungserbringer nicht nur über den Preis, sondern auch mit einer hohen Qualität ihrer Leistungen werben. Allerdings setzt der Eintritt qualitätsfördernder Wirkungen des Wettbewerbs voraus, dass die Einkäufer von Gesundheitsleistungen tatsächlich Qualitätsunterschiede zwischen den ärztlichen Leistungen bestimmen können. Dies ist bei den Patienten nur in Ausnahmefällen zu erreichen.

Die gesetzliche Konzeption wettbewerblicher Strukturen im ambulanten Sektor nimmt daher weniger die Patienten selbst als vielmehr die Finanzträger als Nachfrager an. Die Kassen sollen als Kostenträger ihre Verträge nach der Behandlungsqualität ihrer Vertragspartner differenzieren und auf dieser Basis den Versicherten unterschiedliche Verträge mit einem differenzierten Zugang zu den Leistungsanbietern offerieren. Bei unverändertem GKV-Katalog soll eine Ausdifferenzierung im Zugang zu den Leistungsanbietern auf Basis der Behandlungsqualität erfolgen. Wenn aber Verträge die Behandlungsqualität berücksichtigen sollen, setzt dies allgemein akzeptierte und quantifizierbare Qualitätskriterien voraus. Diese sind nicht in allen Bereichen des Gesundheitswesens verfügbar.

Problematisch ist zudem, dass – geeignete Qualitätskriterien vorausgesetzt – die Wirkung einer unterschiedlichen Finanzausstattung der Patienten auf das Solidaritätsziel verstärkt würde. Selektivverträge sind mit einer Einschränkung der freien Anbieterwahl für die Patienten verbunden. Der Zugang zu den qualitativ hochwertigsten Leistungserbringern würde sich für die Versicherten in einer höheren Tarifstufe niederschlagen. Versicherte mit geringem Budget werden so zwar wie zuvor formal einen identischen Leistungsanspruch haben wie finanzkräftige Versicherte. Dagegen wird der Unterschied im Zugang zu den qualitativ hochwertigsten Leistungen über den Preis reglementiert. Resultierten unterschiedliche Leistungszugänge zuvor aus der Knappheit von Informationen, ist bei einer marktförmigen Allokation die Verfügbarkeit von Geld hierfür ausschlaggebend. Das Solidaritätsproblem bleibt bestehen, erfährt aber eine Wandlung. Nicht mehr die Knappheit von Information ist Ursache einer Entsolidarisierung, sondern die Knappheit der Ressource Geld. Inwieweit hiermit eine weitere Entsolidarisierung einhergeht, hängt von der Verteilung der Ressourcen Information und Geld in der Versichertenschaft ab.

4.4 Fragmentierung durch Spezialisierung

Das vierte idealtypische Szenario basiert auf einer möglichen Entwicklung der Strategien der Krankenkassen. Es geht also anders als die anderen Szenarien nicht ursprünglich von einer Entwicklung des Verhältnisses zwischen den Organisationen der Ärzteschaft aus, sondern beschreibt eine Entwicklung auf der Nachfrageseite. Diese könnte aber auch die Organisations- und Interessenstrukturen der Ärzte verändern. Beschränken sich die Kassen auf spezielle Patientengruppen, hängt ihre relative Wettbewerbsposition davon ab, wie ihre jeweilige Klientel im morbiditätsorientierten Risikostrukturausgleich bewertet wird. Die Entscheidung über den Ausgleichsmechanismus wird nicht vom Markt getroffen, sondern ist letztlich eine politische Entscheidung. Die Folge wäre ein politischer Wettbewerb zwischen den Kassen, die jeweils andere Interessenten mit ähnlichen Interessen – Patientenverbände und spezialisierte Leistungsanbieter aus dem Pharma- und Arztbereich – als Bündnispartner nutzen können. Im Endeffekt würden spezialisierte Kassen und Fachverbände der Ärzte als selektive Vertragspartner für eine hohe Gewichtung der jeweils hauptsächlich versicherten bzw. behandelten Krankheitsbilder eintreten. Innerhalb der Ärzteschaft würde eine weitere Aufspaltung stattfinden, die sich vor allem entlang der Facharztgruppen vollzieht. Im Zeitverlauf würde der politische Konflikt auch in den KVen zu stärkeren Verteilungskampf zwischen den Facharztgruppen führen.

Dieses Szenario hat sich bereits bei der ersten Formulierung der Liste von 80 ausgleichsfähigen Krankheiten für den neuen morbiditätsorientierten Risikostrukturausgleich durch den wissenschaftlichen Beirat des Bundesversicherungsamtes (BVA) angekündigt. Die Sachverständigen sahen sich mit starker politischer Einflussnahme vor allem der Ortskrankenkassen konfrontiert und sind trotz ihrer prinzipiellen Unterstützung für die Strategie des Ministeriums zurückgetreten, nachdem das BVA dem politischen Druck den Vorzug gegenüber dem wissenschaftlichen Rat gegeben hatte. In Zukunft könnte dieser Trend durch Koalitionen von Anbietern und Nachfragern noch verstärkt werden.

Das Szenario beschreibt somit eine Form des Marktversagens, die auch das Erreichen konkreter gesundheitspolitischer Ziele gefährdet. Sollte es einzelnen Selektivinteressen gelingen, „Renten" für sich außerhalb des Wettbewerbs zu sichern, so schränkt dies den Wettbewerb und letztlich auch das Erreichen weiterer Ziele ein (vgl. bereits Olson 1982). Während zunächst vor allem Einschränkungen bei der Finanzierbarkeit zu erwarten sind, dürfte mittelfristig der politische Konkurrenzkampf um die Ressourcenverteilung zu einer Einschränkung der Solidarität insbesondere zwischen Patientengruppen mit unterschiedlichen Krankheitsbildern und letztlich zu einer Paralysis des Vertragssystems führen.

4.5 Bewertung

Die verschiedenen Szenarien sind hier als Idealtypen vorgestellt worden. Die zukünftige Entwicklung wird von Elementen mehrerer oder aller Typen gleichzeitig geprägt sein. Dabei sind auch regionale Unterschiede möglich. Es wird darauf ankommen, welche Solidaritätsdefinition die politischen Entscheidungsträger verfolgen und wie es ihnen gelingt, die Umsetzung ihrer Ziele zu überwachen. Das Eintreten der Szenarien wird entscheidend von wenigen, neuralgischen Entscheidungen des Gesetzgebers beeinflusst. Wichtige Steuerungsinstrumente sind das Bereinigungsverfahren der Gesamtvergütung, die Vorgaben zur Flächendeckung in der ambulanten Versorgung und zum Marktzutritt privatwirtschaftlicher Anbieter sowie die Ausgestaltung des morbiditätsorientierten Risikostrukturausgleichs.

Das Ministerium wird sich bei diesen Entscheidungen in noch größerem Maß als bei früheren Reformen auf systematische, begleitende Evaluations- und Implementationsstudien stützen müssen. Bisher fehlt es in Deutschland an einer Tradition, die den (Bundes-)Ministerien systematisch gesicherte Informationen über die Umsetzung ihrer Reformen garantiert. In der Vergangenheit kam es folglich oft zu nachträglichen Anpassungen der Reformen im Implementationsprozess, die zu politisch nicht intendierten Reformfolgen führten.

5 Ausblick

Das bisherige System regionaler Kollektivverhandlungen garantierte eine formal freie Arztwahl innerhalb des GKV-Systems. Bis zur Deckelung der Vergütung Anfang 1993 lag die zentrale Entscheidung nicht nur über die Leistungen sondern auch über die Vergütung sowohl für die einzelnen Ärzte als auch für die gesamten Leistungen bei den niedergelassenen Ärzten. Das Ziel der Qualitätssicherung sollte in diesem System durch hierarchische Formen der Überwachung erreicht werden. Diese Überwachung wurde gemeinsam von Körperschaften und Staat vorgenommen. Das Gesundheitswesen war zentraler Bestandteil des wohlfahrtsstaatlichen Umverteilungssystems und verfolgte ein Solidaritätsziel, verstanden als Sicherung eines gleichen Zugangs zu ambulanten (Kern-) Leistungen für alle Kassenpatienten unabhängig von Einkommen, Alter, Geschlecht, Zahl der Familienangehörigen oder anderen Risikofaktoren. Die jüngsten Reformen und insbesondere das GKV-WSG zielen auf eine grundlegende Reform dieses Systems.

Die politischen Maßnahmen haben bereits zu einer Umwälzung der ärztlichen Verbandsstruktur geführt. Die konkreten Auswirkungen der Wettbewerbsausweitung mittels selektiver Verträge unterscheiden sich dagegen in den verschiedenen Regionen. Auf Grundlage der vorliegenden Entwicklungen konnten vier Szenarien unterschieden werden, die jeweils unterschiedliche Auswirkungen auf Wettbewerbsformen und die Erreichung gesundheitspolitischer Ziele haben.

Die ursprünglich wichtigste Motivation zur Weiterentwicklung des Systems lag in dem zunehmenden Kostendruck, den vor allem die exportorientierte Industrie in den steigenden Krankenversicherungsbeiträgen sah. Ziel der Einführung von Wettbewerbselementen war also zunächst die Verbesserung der Finanzierbarkeit. Die Reformen wurden aber auch mit veränderten Gewichtungen der gesundheitspolitischen Ziele und der Wahrnehmungen von gesundheitspolitischen Entscheidungen legitimiert. Mit der rot-grünen Bundesregierung hat zunächst die Qualität der Gesundheitsleistungen als explizites Ziel der Gesundheitspolitik an Bedeutung gewonnen.

Solidarität wird nicht mehr (allein) als Verantwortung einer Gemeinschaft für den Einzelnen verstanden, sondern vor allem auch als Verantwortung des Einzelnen für die Gemeinschaft (Le Grand 2003). Wettbewerb soll die Verantwortung und die Wahlmöglichkeiten der Versicherten erhöhen. Gleichzeitig droht aber eine Einschränkung der Wahlmöglichkeiten, indem die freie Wahl von Leistungsanbietern und Formen der Leistungserbringung nicht mehr allgemein garantiert wird.

Mit der Aufgabe der freien Arztwahl beinhalten die neuen Strukturen ein Element, das den langjährigen Forderungen der Ärzteverbände entgegen steht. Die freie Arztwahl gehörte zu den wichtigsten Legitimationshilfen für die Forderung der Verbände nach Freiberuflichkeit und gegen eine „Staatsmedizin" (Naschold 1967). Im Zuge der Kostendämpfungspolitik haben sich die ärztlichen Interessenstrukturen aber grundlegend verändert. Der Erhalt des bisherigen Systems wird unter den Rahmenbedingungen der Budgetierung nicht mehr als wünschenswert angesehen. Daher unterstützen vor allem die neuen Ärztegenossenschaften, aber auch Teile der etablierten Verbände die Entstehung neuer kompetitiver Vertragsstrukturen.

Bei den Ärzten steht hinter ihrer Unterstützung zunächst die Hoffnung auf höhere Einkünfte. Es ist bisher aber nicht absehbar, wie die höheren Einkünfte von Ärzten, die sich an Selektivverträgen beteiligen, in den neuen Finanzierungsstrukturen erzielt werden können, ohne dass nicht beteiligte Ärztegruppen Einkommenseinbußen hinnehmen müssen. Selektivverträge sind sowohl innerhalb der Regionen – vor allem zwischen Hausärzten und Fachärzten und zwischen verschiedenen Facharztgruppen – als auch zwischen den Regionen mit Verteilungswirkungen verbunden. Sie zielen unter anderem darauf, die mit dem Gesundheitsfonds angestrebte Ausweitung der Umverteilung zu Gunsten ärmerer (östlicher und nördlicher) Regionen und zu Lasten der süddeutschen Bundesländer zu reduzieren. Aus innerärztlicher Sicht droht durch den Wettbewerb somit eine Reduktion von Solidarität.

In Bezug auf die solidarische Absicherung der Versicherten verschiebt sich durch Wettbewerb das Medium – nicht aber zwingend das Ergebnis – der Ungleichbehandlung. Zunächst ist festzustellen, dass die größte Hürde für gleiche Behandlungschancen der Patienten unberührt bleibt, nämlich Trennung zwischen privater und gesetzlicher Krankenversicherung. Innerhalb der gesetzlichen Krankenversicherung führten bisher lediglich die (mit den Kostendämpfungsgesetzen erhöhten) Eigenbeteiligungen und Leistungsbegrenzungen zu schlechteren Behandlungschancen der wirtschaftlich weniger leistungsfähigen Bevölkerungsgruppen. Das bisherige System privilegierte gut gebildete Patienten mit ausreichender Zeit und Informationszugängen, um die optimalen Leistungen abrufen zu können. Das zentrale Medium der Ungleichverteilung von Gesundheitsleistungen war Information.

In einem Wettbewerbssystem wird das Medium Information durch das Medium Geld ergänzt oder – je nach Ausgestaltung der Wettbewerbsordnung – ersetzt. Eine gleiche Inanspruchnahme von Gesundheitsleistungen wird dann nicht nur unwahrscheinlich, sondern auch formal unmöglich. Wettbewerb setzt voraus, dass Patienten als Entscheider unterschiedliche Beiträge für unterschiedliche Leistungen zahlen. „Bessere" Leistungen müssen, damit Anreize für die Leistungserbringer entstehen, für Patientengruppen mit hohem monetärem Gesundheitsbudget reserviert werden. Wirtschaftlich schwächere Bevölkerungsgruppen werden so nicht wie zuvor allein faktisch, sondern auch formal von Leistungen ausgeschlossen. Es ist umstritten, ob der negative Effekt dadurch unterbunden werden kann, dass bestimmte Belastungsgrenzen oder Transfers geleistet werden. Je stärker die Gemeinschaft die Kosten für untere Einkommensgruppen übernimmt, desto geringer wird der individuelle Gewinn, den diese Gruppen durch Entscheidungen im wirtschaftlichen Eigeninteresse erzielen können. Transfers könnten dann zumindest für die betroffenen Gruppen den Anreiz für wirtschaftliches Verhalten zerstören. Wettbewerb führt nicht kausal zu einer Verringerung der solidarischen Sicherung. Wirksamer Wettbewerb im ambulanten Sektor transformiert und verfestigt aber bestehende Einschränkungen der solidarischen Sicherung Einzelner durch die Gemeinschaft.

Literatur

Ärzte Zeitung vom 15. Mai 2007: KBV beschließt Trennung der Punktwerte für Haus- und Fachärzte (zitiert nach der Online-Ausgabe der ÄZ).

Ärzte Zeitung vom 25. Juni 2007: Abspaltung der Hausärzte „von der KBV eingeläutet" (zitiert nach der Online-Ausgabe der ÄZ).

Ärzte Zeitung vom 5. Juli 2007: Revolution bei KBV-Treffen? (zitiert nach der Online-Ausgabe der ÄZ).

Ärzte Zeitung vom 6. Juli 2007: KBV-Vorstand Weigeldt muss gehen (zitiert nach der Online-Ausgabe der ÄZ).

Ärzte Zeitung vom 20. Juli 2007: Hausartzverträge: „Die KV soll die Finger davon lassen" (zitiert nach der Online-Ausgabe der ÄZ).

Ärzte Zeitung vom 24. September 2007: 40 Hausarztverträge – 24 mit KV-Beteiligung (zitiert nach der Online-Ausgabe der ÄZ).

Ärzte Zeitung vom 13. Dezember 2007: Kuriose Gesundheitswelt: Die KVen müssen sich in Baden-Württemberg per Ausschreibung um die hausärztliche Versorgung bewerben (zitiert nach der Online-Ausgabe der ÄZ).

Ärzte Zeitung vom 14. Dezember 2007: KVBW verteidigt die Bewerbung um die hausärztliche Versorgung in Baden-Württemberg (zitiert nach der Online-Ausgabe der ÄZ).

Ärzte Zeitung vom 20. Dezember 2007: AOK wählt Medi und Hausärzteverband als Partner (zitiert nach der Online-Ausgabe der ÄZ).

Ärzte Zeitung vom 6. Februar 2008: Geteiltes Echo auf BKK-Hausärztevertrag (zitiert nach der Online-Ausgabe der ÄZ).

Ärzte Zeitung vom 15. April 2008: Honorarreform: Heißer Herbst für die KVen (zitiert nach der Online-Ausgabe der ÄZ).

Bandelow, Nils C. (1998): Gesundheitspolitik: Der Staat in der Hand einzelner Interessengruppen? Opladen.

Behaghel, Katrin (1994): Kostendämpfung und ärztliche Interessenvertretung. Ein Verbandssystem unter Streß. Frankfurt a.M./New York.

Böckmann, Roman (2007): Von der Selbstverwaltung zum regulierten Gesundheitsmarkt. PoliThesis. Diskussionspapiere des Instituts für Politikwissenschaft und der Graduate School of Politics (GraSP). Münster.

Breyer, Friedrich/Zweifel, Peter/Kifmann, Mathias (2005): Gesundheitsökonomik. Berlin/Heidelberg.

Cassel, Dieter/Ebsen, Ingwer/Greß, Stefan/Jacobs, Klaus/Schulze, Sabine/Wasem, Jürgen (2006): Weiterentwicklung des Vertragswettbewerbs in der gesetzlichen Krankenversicherung. Vorschläge für kurzfristig durchführbare Reformschritte. Gutachten im Auftrag des AOK-Bundesverbandes. Bonn: Gutachten im Auftrag des AOK-Bundesverbandes.

Deppe, Hans-Ulrich (2000): Zur sozialen Anatomie des Gesundheitssystems. Frankfurt a.M.

Döhler, Marian (2003): Gesundheitspolitik in der Verhandlungsdemokratie, in: Gellner, Winand/Schön, Markus (Hrsg.): Paradigmenwechsel in der Gesundheitspolitik? Baden-Baden. 25-40.

Jacobs, Klaus (2007): Alles bloß Etikettenschwindel? Der künftige Kassenwettbewerb nach der Gesundheitsreform der Großen Koalition, in: Ulrich, Volker/Ried, Walter (Hrsg.): Effizienz. Qualität und Nachhaltigkeit im Gesundheitswesen. Festschrift zum 65. Geburtstag von Eberhard Wille. Baden-Baden, 325-341.

Gäfgen, Gérard (1988): Kollektivverhandlungen als konstitutiver Allokationsmechanismus korporatistischer Ordnungen, in: Gäfgen, Gérard (Hrsg.): Neokorporatismus und Gesundheitswesen. Baden-Baden, 61-89.

Groser, Manfred (1976): Sozialökonomische Theorien der Verbände, in: Dettling, Warnfried (Hrsg.): Macht der Verbände – Ohnmacht der Demokratie. Beiträge zur Theorie und Politik der Verbände. München. 81-104.

Groser, Manfred (1992): Organisationsdynamik öffentlich-rechtlicher Zwangsverbände, in: Böttcher, Erik/Herder-Dorneich, Philipp/Schenk, Karl-Ernst/Schmidtchen, Dieter (Hrsg.): Jahrbuch für Neue Politische Ökonomie. Band 11. Tübingen. 129-141.

Grossman, Sanford J./Hart, Oliver D. (1983): An Analysis of the Principal Agent Problem, in: Econometrica, 51/1, 7-64.

Hajen, Leonhard/Paetow, Holger/Schumacher, Harald (2000): Gesundheitsökonomie. Strukturen – Methoden – Praxisbeispiele. Stuttgart/Berlin/Köln.

Herder-Dorneich, Philip (1979): Soziale Ordnungspolitik. Mit neuen Strategien gegen Steuerungsdefizite. Stuttgart.

Hess, Rainer (2007): Der Stellenwert der gemeinsamen Selbstverwaltung auf Bundesebene nach dem GKV-WSG, in: Ulrich, Volker/Ried, Walter (Hrsg.): Effizienz. Qualität und Nachhaltigkeit im Gesundheitswesen. Festschrift zum 65. Geburtstag von Eberhard Wille. Baden-Baden. 985-993.

Le Grand, Julian (2003): Motivation, Agency, and Public Policy. Of Knights and Knaves, Pawns and Queens. Oxford.

Lehmbruch, Gerhard (1988): Der Neokorporatismus der Bundesrepublik im internationalen Vergleich und die "Konzertierte Aktion im Gesundheitswesen", in: Gäfgen, Gérard (Hrsg.): Neokorporatismus und Gesundheitswesen. Baden-Baden. 11-32.

Lüngen, Markus/Lauterbach, Karl W. (2007): Wettbewerb im Gesundheitswesen, in: Ulrich, Volker/Ried, Walter (Hrsg.): Effizienz. Qualität und Nachhaltigkeit im Gesundheitswesen. Festschrift zum 65. Geburtstag von Eberhard Wille. Baden-Baden. 279-293.

Naschold, Frieder (1967): Kassenärzte und Krankenversicherungspflicht. Zu einer Theorie der Statuspolitik. Freiburg.

Olson, Mancur (1982): Rise and Decline of Nations. Economic Growth, Stagflation, and Social Rigidities. New Haven, Conn.

Rosenbrock, Rolf/Gerlinger, Thomas (2006): Gesundheitspolitik. Eine systematische Einführung. Bern.

Rübsam-Simon, Ekkehard (2005): „Es ist Krieg". Der gesundheitspolitische Kommentar. http://www.buschtelefon.de/artikel/1132606918t65.pdf [eingesehen am 05.02.2008]

Sachverständigenrat zur Begutachtung der Entwicklung im Gesundheitswesen [SVR Gesundheit], (2005): Koordination und Qualität im Gesundheitswesen. Jahresgutachten 2005. Bundestagsdrucksache 15/5670. http://dip.bundestag.de/btd/15/056/1505670.pdf. [eingesehen am 05.02.2008]

Wille, Eberhard (1999): Auswirkungen des Wettbewerbs auf die gesetzliche Krankenversicherung, in: Wille, Eberhard (Hrsg.): Zur Rolle des Wettbewerbs in der gesetzlichen Rentenversicherung. Baden-Baden. 95-156.

Krankenhaus unter DRG-Bedingungen: Zwischen Ökonomisierung, Unwirtschaftlichkeit, Veränderungsresistenz und Desorganisation

Bernard Braun

1 Einleitung

Für das „Eindringen ökonomischer Kalküle in das patientenbezogene Denken und Handeln" (Kühn/Simon 2001: 61) in das Gesundheitssystem, d.h. die Ökonomisierung und die sie begleitenden und fördernden Strukturveränderungen, sind die stationäre Versorgung und die Krankenhäuser aus vielen Gründen und wegen ihrer Scharnier-Stellung innerhalb von Gesamtversorgungsprozessen prädestinierte Bereiche. So pendelt die Anzahl der im Krankenhaus vollstationär behandelten Erkrankungsfälle seit Anfang der 1990er Jahre mit insgesamt steigender und erst in den letzten Jahren stagnierender oder abgeschwächter Tendenz unter- und oberhalb der 16-Millionen-Marke. Dahinter stecken aktuell mehr als 12 Millionen Personen. Da ein relativ großer Teil der im Krankenhaus behandelten Personen nicht geheilt entlassen wird, sondern weiter behandlungsbedürftig ist, „strahlen" die Umstände und ein Teil ihrer Behandlungsleistungen weit in andere Versorgungssektoren aus. Konkret wirkt sich etwa die Versorgungsqualität im Krankenhaus mittelbar oder im Falle der stationär verordneten Medikamente auch direkt auf die Art und die Kosten der ambulanten Weiterversorgung aus.

Ein oft zur Legitimation, Durchsetzung und quantitativen Begründung der Notwendigkeit von Ökonomisierungsprozessen herangezogener Indikator ist schließlich der seit Jahren entgegen vielen Absichtserklärungen und Erwartungen steigende Anteil der Ausgaben für stationäre Versorgung von 32,9% (1995) auf 36% (2006).

Die zwei letzten Anläufe zu einer strukturverändernden Reform im deutschen Krankenhaus, die im Jahr 1996 begonnene Abkehr vom Honorierungssystem der tagesgleichen Pflegesätze zu einem prospektiven System der Finanzierung mittels Fallpauschalen für letztendlich 25% aller Krankenhausleistungen und die seit 2003 erfolgende Einführung von „diagnosis related groups" (DRG) für nahezu alle stationär versorgten Erkrankungsarten, waren daher sowohl mit erheblichen Hoffnungen auf Einsparungen als auch mit der Befürchtung verbunden, sie verstärkten vorhandene oder lösten gar erst Ökonomisierungstendenzen aus. Hier kommt es nicht selten zum Missverständnis, schon der möglichst sparsame und wirtschaftliche Umgang mit Geld oder die Vermeidung von Verschwendung und die zur Erreichung dieses Ziels im Einzelfall lästige oder schmerzhafte Umorganisation des Versorgungsgeschehens stelle Ökonomisierung dar. Diese ist aber etwas qualitativ anderes, nämlich eine Veränderung des patientenbezogenen Denkens und Handelns und vor allem die „Umkehr" der Relation zwischen Geld und Versorgung: „Geld ist nicht mehr Mittel zum Zweck der Versorgung von Kranken, sondern die Versorgung von Kranken wird Mittel zum Zweck der Erzielung und Optimierung von Einnahmen." (Kühn/Simon 2001: 61)

Genauso wenig wie also der wirtschaftliche Umgang mit materiellen Ressourcen Ökonomisierung darstellt[1], so wenig führt diese zwangsläufig oder automatisch dazu, Abläufe von Verschwendung oder für die Behandlung unnötigem oder gar nachteiligem Leerlauf zu befreien und nicht notwendige Liegezeiten zu verhindern, die zum Teil sogar die Gesundheit der Patienten beeinträchtigen. Eine Verbesserung der Wirtschaftlichkeit als eine mit Blick auf die Patienten qualitativ gute Versorgung mit dem geringstmöglichen Mitteleinsatz ist also durchaus im umfassenden gesundheitlichen Interesse des Patienten und Versicherten (z. B. in seiner Rolle als Beitrags- oder Steuerzahler), während Ökonomisierung gerade dadurch charakterisiert ist, dass die gesundheitlichen und andere Interessen der Patienten zweitrangig sind. Wie der Begriff des „Eindringens" anklingen lässt, handelt es sich außerdem bei Ökonomisierung wie bei jeder tiefgreifenden Veränderung eines solch komplexen sozialen Systems wie des Krankenhauses um einen langwierigen und keineswegs linearen und omnipräsenten Prozess. Er kann gleichzeitig von unterschiedlichen sozialen Akteuren gehemmt und gefördert werden, d.h. auch durch das Nebeneinander verschiedener Logiken und Zustände (z. B. Nebeneinander von Ökonomisierung und Verschwendung, strukturierten Abläufen und Desorganisation) bestimmt sein.

---

[1] „Ökonomisierung meint nicht 'Wirtschaftlichkeit', sondern die Tendenz zur Überformung der Dienstleistungsorientierung durch ökonomische Kalküle und Ziele, vermittelt über tatsächliche oder vermeintliche wirtschaftliche Zwänge. In der Tendenz vergrößert sich das Risiko für die Patienten, dass Versorgungsziele hinter ökonomischen Zielen zurücktreten." (Kühn/Simon 2001: 3)

Bereits Kühn und Simon räumten nach ihren Ende der 1990er Jahren durchgeführten umfangreichen Interviews mit den unterschiedlichsten Krankenhausbeschäftigten ein, dass Ökonomisierung schwierig zu quantifizieren sei und zum damaligen Zeitpunkt offensichtlich auch noch kein allgegenwärtiges Phänomen war: „Wenn im folgenden Erscheinungsformen der Ökonomisierung ... aufgezeigt werden, soll damit keineswegs der Eindruck vermittelt werden, es handele sich um Veränderungen in großem Umfang" (Kühn/Simon 2001: 61) und charakterisieren sie als „(noch) eine Nebenwirkung ... allerdings eine sehr ernstzunehmende." (Kühn/Simon 2001: 62)

Nach über 12 Jahren Fallpauschalen sowie der seit gut 5 Jahren implementierten und wirkenden DRG kann mit einer gewissen Erwartung, fündig zu werden, geschaut werden, ob und wenn ja welche Spuren in welcher Quantität für eine Ökonomisierung aller Abläufe und insbesondere der patientenbezogenen Entscheidungen im Krankenhaus existieren und ob es Anzeichen gibt, dass aus der „Nebenwirkung" eine Hauptwirkung geworden ist.

Wir unterscheiden dabei Bedingungen und Wirkungen auf der Makroebene der Institutionen von (Ein-)Wirkungen auf die äußere Struktur und den Prozess der Versorgung und von Wirkungen auf die inneren, subjektiven oder Mikro-Bedingungen der Versorgung vor allem in Gestalt der Sicht- und Handlungsweisen der Handlungssubjekte der stationären Versorgung.

2 Makroebene

Zum Verständnis der beabsichtigten, erwarteten oder befürchteten Wirkungen von Fallpauschalen und DRG ist ein knapper Blick auf das vorherige Abrechnungssystem nach tagesgleichen Pflegesätzen hilfreich. Diese unabhängig vom Leistungsvolumen erfolgende Bezahlung von Liegetagen war der wichtigste Grund für die enorm langen Liegezeiten in deutschen Krankenhäusern. Dies trug nicht nur zu entsprechend hohen Ausgaben für die Krankenhausversorgung bei, sondern förderte auch unerwünschte Nebenwirkungen langer Hospitalisierungszeiten wie Krankenhausinfektionen und psychische Probleme. Alle Bemühungen, Liegezeiten mittels anderer Honorierungssysteme zu reduzieren, trugen daher zunächst zur Kostensenkung und zu einer Verbesserung der Versorgungsqualität bei. Die Einführung von Fallpauschalen und der DRG hatte zum Ziel, auf der Basis tatsächlich entstehender Kosten für eine zunächst auf wenige hundert begrenzte und aktuell bei einer Anzahl von über 1.100 liegenden Erkrankungen bundeslandweite so genannte Basisfallwerte oder auch Durchschnittspreise zu ermitteln, die z. B. für eine Blinddarmoperation in jedem Krankenhaus des Landes maximal vergütet werden. Je nach Schweregrad des einzelnen Falles, z. B. wegen anderer sofort behandlungsbedürftiger Erkrankungen des Patienten, kann die Vergütung noch variieren. Um Unter- und Überversorgung zu vermeiden, existieren für jede Indikation ferner eine untere und eine obere Grenzverweildauer, bei deren Unter- oder Überschreitung Abschläge auf die Pauschalvergütung anfallen. Die Basisfallwerte und andere wichtige Parameter des DRG-Systems wurden in einem von 2003 bis 2009 projektierten Lernprozess entwickelt. Die volle Wirkung des DRG-Systems tritt auch erst nach Beendigung dieser Konvergenzphase ein.

Zu den erwarteten Wirkungen aber auch weiteren Bedingungen von Ökonomisierung auf der Makroebene ganzer Krankenhäuser und des Krankenhausmarktes gehören vor allem eine durch verstärkten Preis- und Qualitätswettbewerb drohende und auch tatsächlich erfolgende Bereinigung des Marktes von unwirtschaftlichen Krankenhäusern und eine bei sonst unveränderten Bedingungen bessere und gewinnerhöhende Auslastung der übrigbleibenden Krankenhäuser, eine bessere Nutzung der vorhandenen Kapazitäten und eine Senkung der für stationäre Versorgung notwendigen Ausgaben.

Bis 2006 ist im Vergleich zur Zeit vor der Einführung der ersten Fallpauschalen im Jahre 1996 keines dieser Ziele voll erreicht worden. Bei einigen von ihnen ist sogar fast das Gegenteil eingetreten.

- Die Anzahl von Krankenhäusern sank von 2.325 im Jahr 1995, d.h. dem Jahr vor Einführung der ersten Fallpauschalen, auf 2.104 im Jahr 2006, d.h. um 9,5%. Das insbesondere in den letzten Jahren von Wissenschaftlern[2] und der Deutschen Krankenhausgesellschaft (DKG) prognostizierte, stattfindende oder fast ständig unmittelbar bevorstehende Verschwinden von Hunderten Krankenhäusern lässt sich empirisch bis jetzt nicht erhärten. Von den dann tatsächlich als eigenständige Einrichtungen vom Markt verschwundenen Kliniken existieren viele außerdem am alten Standort unter dem Dach einer Krankenhauskette unselbständig weiter. Dies muss nicht heißen, dass von dem aktuell rund einem Drittel der Krankenhäuser, die „rote Zahlen" schreiben, nicht deutlich mehr als in der Vergangenheit als Leistungsanbieter definitiv ausscheiden. Aber auch dann ist eine wesentlich undramatischere, weil zeitlich gestreckte Entwicklung zu erwarten.

---

[2] So spricht beispielsweise der gesundheitspolitische Experte der SPD-Bundestagsfraktion und Gesundheitsökonom Lauterbach davon, dass „wir ... in Deutschland zu viele Kliniken haben" und „dass ungefähr 20 % der Kliniken überflüssig sind" (im Deutschland-Radio am 5. Juni 2008).

- Auch in der Wahrnehmung der Ärzte und Pflegekräfte im Krankenhaus findet sich keine eindeutige oder gar nur eine Abbautendenz: So stieg der Anteil der im WAMP-Projekt[3] befragten Ärzte, deren Haus expandiert oder stagniert, von 67% (2004) über 69% (2005) auf 76% (2007). 2004 sagten noch 12%, ihr Haus wäre gefährdet oder würde geschlossen. Dieser Anteil sank 2007 auf 9%. Auf Abteilungsebene sahen die Ärzte die Entwicklung sogar noch etwas positiver: 77% meinten 2004, ihre Abteilung expandiere oder bliebe zumindest im bisherigen Umfang erhalten. Dieser Wert stieg 2005 auf 79% und lag 2007 bei 81%. Die Anzahl der Pflegekräfte, die Angst davor hatten, ihr Arbeitsplatz ginge durch Schrumpfungsprozesse verloren, sank von 28% im Jahr 2004 auf 24% in 2005.
- Der Anteil der Krankenhausausgaben an allen Leistungsausgaben der GKV stieg trotz Fallpauschalen, DRG, Auslagerung von Operationen in den ambulanten Bereich und der von der Einführung der Pflegeversicherung erhofften Entlastung des stationären Bereichs von „nur" pflegebedürftigen Personen von 34% (1995) auf 36,4% (2006) (www.daris.kbv.de). Die GKV-Ausgaben für Krankenhäuser stellen im Übrigen seit Anfang der 1990er Jahre immer einen Anteil von 81 oder 82% aller Krankenhausausgaben dar (Statistisches Bundesamt: zit. nach Simon 2008: 26) Ein etwas anderes Bild zeigt sich, wenn man den Anteil der Krankenhausversorgung am gesamten Gesundheitsmarkt betrachtet. Dann gilt: „Der Krankenhausmarkt macht im Jahr 2005 25,9% des deutschen Gesundheitsmarkts von 240 Mrd. € aus. Seit zehn Jahren ist sein Anteil leicht rückläufig. 1995 betrug er noch 27,4%. Ein Grund für den relativen Bedeutungsverlust mag in der Deckelung der Vergütungen der Krankenhäuser zu suchen sein." (Augurtzky 2008)
- Auch wenn sich die Zuwachsraten der Ausgaben für Krankenhäuser (insgesamt ohne Investitionsförderung) gegenüber dem jeweiligen Vorjahr seit 1993 mit 6,65% bis 2005 mit 2,54% deutlich verringert haben, verändert sich an dem gesamtgesellschaftlichen Ausgabenindikator des Anteils dieser Ausgaben am Bruttoinlandsprodukt weder positiv noch negativ wenig: Er pendelt zwischen 2,59% im Jahre 1992, dem Maximalwert von 2,8% in

---

[3] Das von der Hans-Böckler-Stiftung, der Gmünder Ersatzkasse (GEK), Ver.di und der Landesärztekammer Hessen geförderte und von Wissenschaftlern am Wissenschaftszentrum Berlin (WZB) und im Zentrum für Sozialpolitik (ZeS) der Universität Bremen bearbeitete Projekt „Wandel von Medizin und Pflege im DRG-System (WAMP)" beschäftigt sich seit 2002 mit sozialwissenschaftlicher Methodik der mehrmaligen Befragung von Patienten, Pflegekräften und Ärzten im Krankenhaus einführungsbegleitend mit den Auswirkungen der DRG auf die Versorgungsqualität und Arbeitsbedingungen. Näheres unter www.wamp-drg.de.

1998 wieder zurück auf 2,77% im Jahr 2005 (Statistisches Bundesamt: zit. nach Simon 2008: 26)
- Auch wenn die Anzahl der Betten unter den Bedingungen der Vergütung durch Fallpauschalen nicht mehr die große Rolle spielt wie in der Vergangenheit mit tagesgleichen Pflegesätzen, sinkt die Bettenauslastung in den letzten Jahren sogar deutlich: Sie ging von im internationalen Vergleich bereits niedrigen 82,1% (1995) auf 76,3% (2006) zurück. Da der Sachwert der Betten sowie die Kosten, die durch ihre Vorhaltung entstehen, in die Gesamtkostenkalkulation der Krankenhäuser und damit auch in die der Basisfallwerte eingehen, handelt es sich dabei um ein eklatantes Beispiel von unwirtschaftlichem Handeln oder Verschwendung, das offensichtlich den Ökonomisierungsanreizen entronnen ist. Berücksichtigt man diese niedrige Auslastung, stellt sich die im internationalen Vergleich gelegentlich als konkreter Beleg für unerwünschte Ökonomisierungsfolgen angesehene schlechtere Proportion von Beschäftigten pro Bett in Deutschland anders dar. Nach den OECD Health Data 2007 beläuft sich dieser Indikator im Jahr 2005 in Deutschland auf 2,04, in Frankreich auf 1,71 aber in Großbritannien auf 7,8, den USA auf 5,3 und in Kanada (2004) auf 4,2. 2003 betrug dieser Wert in Italien 3,07. Der Bezug des Personaleinsatzes auf ausgelastete Betten würde zwar die Differenzen nicht völlig beseitigen aber wesentlich verringern.
- Die Anzahl der Aufenthaltstage bzw. Belegtage im Krankenhaus sinkt seit langem stetig. Gleiches trifft auch auf die durchschnittliche Dauer von vollstationären Fällen zu. Diese Indikatoren sinken allerdings bereits seit 1990, d.h. schon Jahre vor dem Beginn der Fallpauschalenära. Konkret sinkt die durchschnittliche Liegezeit stetig von 14 Tagen in 1990 auf 9 Tage in 2006. Weder nach 1996, dem Jahr der Einführung von Fallpauschalen für maximal 25% des stationären Versorgungsgeschehens, noch nach 2003, dem Jahr der bundesweiten und für nahezu alle stationären Behandlungsfälle eingeführten DRG, zeigt sich zusätzlich zu diesem Trend eine verstärkte Abnahme.
- Die Anzahl der Krankenhausfälle stieg von 1991 bis 1995 rasch von 23,5 Fällen je 100 GKV-Mitglieder auf 26,5. Danach stieg sie langsamer weiter, erreichte 2003 mit 29,8 Fällen je 100 GKV-Mitglieder ein vorübergehendes Hoch, um 2004 auf einen Wert von 28,8 zu fallen. Unterscheidet man das Fallgeschehen der Allgemeinversicherten von dem der Rentner, zeigen sich interessante Niveau- und Trendunterschiede: Die Anzahl der Krankenhausfälle pro 100 Mitglieder fiel bei den Allgemeinversicherten von 14,2 im

Jahre 1995 auf 14,1 im Jahr 2004. Die Abwärtstendenz fing nach einem vorübergehenden Anstieg auf 15,1 im Jahr 2002 an. Bei Rentnern war der Anstieg des Indikators von 1991 auf 1995 besonders stark, nämlich von 31,3 auf 37,2 Fälle je 100 GKV-Rentner. Auf dem deutlich höheren Fallniveau stieg der Wert auf ein vorübergehendes Hoch von 44,7 im Jahr 2002 und sank dann 2004 leicht auf 43,9 Fälle je 100 Rentner-Mitglieder. Im Unterschied von Niveau und Tendenz könnte der höhere Schweregrad der gesundheitlichen Problemlage älterer PatientInnen zum Ausdruck kommen, der z. B. die Verlagerung einer spürbaren Menge des Behandlungsgeschehens in den ambulanten Bereich verhindert oder erschwert.

- Die Entwicklung der personellen Ausstattung der Krankenhäuser verläuft komplizierter und wiederum überraschender als es als Folge eines Ökonomisierungsdrucks zu erwarten gewesen wäre. Betrachtet man die Entwicklung der absoluten Anzahl der im Krankenhaus beschäftigten Berufsgruppen zeigen sich gegenläufige Tendenzen: Die absolute Zahl der Pflegekräfte (umgerechnet in Vollzeitkräfte) sinkt seit 1995/96 stetig. Anders die absolute Zahl der Ärzte, die seit 1991 leicht und stetig ansteigt. Die Zahl der Beschäftigten im medizinisch-technischen Dienst sank schließlich von 1991 bis 2003 leicht und steigt seitdem wieder leicht an. Dies führt im Zusammenspiel mit der Fallentwicklung zu einem seit 1995 zu beobachtenden kräftigen Absinken der Zahl der Pflegekräfte (umgerechnet in Vollzeitkräfte) je 1.000 vollstationärer Fälle. Wegen der auch bereits vorgestellten Veränderung der Falldauer ist der Indikator der Zahl der Pflegekräfte (umgerechnet in Vollzeitkräfte) pro Behandlungs- oder Pflegetag aber aussagekräftiger. Bezogen auf je 10.000 vollstationäre Aufenthaltstage nahm dann dieser Indikator von 1991 bis 1996 kräftig zu, stieg nach einer stagnativen Phase seit 2000 leicht weiter an und stagniert 2005 und 2006 auf dem erreichten Niveau. Derselbe Wert steigt für Ärzte und das medizinisch-technische Personal seit 1991 kontinuierlich an. Auf der Ebene dieser geläufigen Indikatoren der Personalausstattung sind also mit der Einführung von DRG je Krankenhaus-Aufenthaltstag mehr qualifizierte Beschäftigte tätig als vor ihrer Einführung. Dem entgegen stehen und wirken andere Trends und Bedingungen der stationären Versorgung, die möglicherweise einen Teil oder sogar alle positiven Effekte einer besseren Personalausstattung je Aufenthaltstag aufzehren. Dazu zählen eine durch die Auslagerung zahlreicher Operationen in den Bereich des ambulanten Operierens und die demografischen Veränderungen zunehmende Fallschwere, die Zunahme der Dokumentationsaufgaben und die Notwendigkeit, eine bestimmte Menge von

(Pflicht-)Leistungen in immer weniger Zeit zu erbringen. Ohne eine genauere und quantifizierende Analyse und Darstellung der Arbeitsverdichtungswirkungen der DRG kann aber letztlich nicht beurteilt werden, ob die mit ihnen verknüpften Ökonomisierungsimpulse zu einer personellen Schlechter- oder doch noch zu einer Besser-Versorgung geführt haben.

- Ein interessanter Indikator für Wettbewerbsfolgen und ein möglicher Grund und Ausdruck für das forcierte Eindringen rein ökonomischer Kalküle in die stationäre Versorgung ist das Wachstum des Marktanteils renditeorientierter Krankenhausträger an allen Krankenhausbetten. Nach Berechnungen der Gewerkschaft Ver.di wuchs dieser Anteil bis Ende 2007 so stark, dass er mit 14,1% höher war als in den USA mit 14% (Tagesspiegel vom 22.3.2008). Der Anstieg dieses Anteils erfolgte gerade in den letzten Jahren sehr rasch: Ende 2005 lag er in Deutschland noch bei 12,2% (Stumpfögger 2007).[4] Selbst wenn man unterstellt, dass das patientenbezogene Geschehen in sämtlichen privaten Krankenhäusern komplett ökonomischen Kalkülen unterworfen ist, handelt es sich (immer noch) um eine deutliche Minderheit von betroffenen Patienten.
- Die Krankenhäuser geraten aber in den letzten Jahren nicht nur durch das Fallpauschalensystem, bzw. die öffentlichen oder freigemeinnützigen Krankenhäuser auch noch durch die Konkurrenz der privaten renditeorientierten Kliniken unter den finanziellen Druck, der dann als Ausweg eine Ökonomisierung der Versorgungsabläufe nach sich ziehen könnte. Hinzu kommen die Finanzierungs- und Leistungsengpässe, die der besonderen Konstruktion der Krankenhausfinanzierung in Deutschland geschuldet sind. Nach dem Krankenhausfinanzierungsgesetz von 1991 finanzieren nämlich die Krankenkassen über die Leistungsvergütungen die laufenden Kosten während die Bundesländer die Finanzierung der Investitionen tragen. Dies wollte oder konnte die Mehrheit der Bundesländer seit Jahren oder gar Jahrzehnten nicht schaffen. Die jahrelang anhaltende bundesweite Unterfinanzierung der Investitionen hat zu einem weder dem Grunde noch der Höhe nach unwidersprochen gebliebenen Rückstau an Investitionen von aktuell rund 54 Mrd. Euro geführt. Die aktuell diskutierte Umstellung der Krankenhausfinanzierung auf eine so genannte monistische Gesamtfinanzierung durch die Krankenkassen wird weder innerhalb der nächsten Jahre realisiert werden noch wird sie den aufgestauten Investitionsbedarf

---

[4] In den USA ist im Übrigen der relativ größte Anteil von 70 % aller Betten im Besitz von Non-Profit-Krankenhäusern und der Rest von 16 % in öffentlichem, d.h. ebenfalls nicht renditeorientiertem Besitz.

befriedigen. Bei der Unterfinanzierung der Investitionen handelt es sich also um ein Problem, das noch lange die Arbeits- und Versorgungsbedingungen im Krankenhaus prägen wird.

Zusammenfassung

Die vielfach positiv wie negativ erwarteten Effekte der Fallpauschalen, Budgetierung oder der DRG als Ökonomisierung der Krankenhausversorgung sind bisher auf der Makroebene der Gesamtanzahl, Gesamtausgaben und einiger quantitativer Indikatoren der Versorgungsqualität und Arbeitsverhältnisse nicht oder nur marginal nachweisbar oder schlagen sich in einer Form nieder, für die bisher geeignete Indikatoren fehlen und bei denen es sich auch nicht primär um Ökonomisierungskalküle handelt. Dazu gehören beispielsweise die Effekte der Zunahme schwerer Fälle in der stationären Versorgung (u.a. durch ambulantes Operieren, die Alterung der Bevölkerung und die Verlagerung von Pflegebedürftigen in Pflegeheime etc.) und die Arbeitsverdichtung aufgrund der rascheren Abfolge von Aufnahme und Entlassung. Ein Teil der materiellen Verschlechterungen sind außerdem nicht die Folge der erwähnten Einwirkungen, sondern beruhen u.a. auf den Prioritätensetzungen der öffentlichen Haushalte zu Lasten der Krankenhausinvestitionen.

3 Struktur und Prozess der Versorgung im Krankenhaus

Zu den je nach Element und Sichtweise positiven oder negativen Erwartungen oder Befürchtungen an die DRG gehört eine Mischung von Zielen und Effekten. Diese reicht von der Beseitigung überflüssiger und vielfach auch gesundheitlich problematischer Versorgungsangebote (z.B. Doppeluntersuchungen) über die Straffung und stärkere Zielorientierung von Behandlungsabläufen (die u.a. schnellere Gewissheit über den Behandlungsanlass und die zu seiner Klärung notwendigen Behandlungsschritte einschließt) bis hin zu einer stärkeren Standardisierung der Behandlungsabläufe.

Die genannten Ziele und Effekte sind als Indikatoren für und Elemente von Ökonomisierung ausgesprochen ambivalent: So kann eine Standardisierung der Behandlungsabläufe eine Verringerung vieler individuell notwendiger Leistungen umfassen, das Leistungsspektrum von Ärzten und Pflegekräften einschränken und Nachteile für viele Patienten bedeuten. Sie wäre dann sowohl Vehikel von Ökonomisierung als auch ein Ausdruck derselben. Gleichzeitig kann Standardisierung bei entsprechender Evidenzbasierung aber als Methode der Qualitätssicherung dienen und willkürliche Unter-, Fehl- oder Überversorgungsvarianten mit den unterschiedlichsten Nachteilen für Patienten verhindern, also in positivem Sinne patientenbezogene Wirtschaftlichkeit verkörpern.

Die wesentlichen immer wieder explizit genannten „Erscheinungsformen der Ökonomisierung im Krankenhaus sind u. a. die Abweisung und Weiterverlegung von Patienten zum Zweck der Budgetentlastung, die Aufteilung einer Krankenhausbehandlung in zwei Episoden zum Zweck der Erlösoptimierung, die Rückkehr zu alten Versorgungsstandards aus Kostengründen oder die ökonomisch motivierte zu frühe Verlegung in eine Rehabilitationseinrichtung." (Kühn/Simon 2001: 61)

3.1 Häufigkeit expliziter Ökonomisierungswirkungen der DRG

3.1.1 Selektion bei der Aufnahme

Eine endgültige Klärung, ob und in welchem Umfang es unabhängig von öffentlichkeitswirksamen Einzelfällen generell und besonders unter DRG-Bedingungen zu Abweisungen von „komplizierten" Patienten oder zu raschen Weiterverlegungen in ein anderes Krankenhaus kommt, ist methodisch schwierig. Zum einen liegt es daran, dass es weder für die Vergangenheit noch für die Gegenwart vergleichbare und verlässliche Informationen zur Häufigkeit solcher Vorgänge gibt. Damit ist selbst dann, wenn man aktuell Hinweise für die Existenz derartiger Aktivitäten gibt, eine Bewertung sehr schwierig. Hinzu kommen Schwierigkeiten, derartige Vorgänge überhaupt in Erfahrung zu bringen. Patienten können nur zum Teil erkennen, ob sie in einem Krankenhaus aus Kostengründen oder wegen der tatsächlich nicht vorhandenen Versorgungskapazitäten nicht aufgenommen oder an ein anderes Krankenhaus weiter verwiesen werden. Will man alternativ von Beschäftigten der Krankenhäuser erfahren, ob derartige Ereignisse existieren und einen systematischen Hintergrund haben, müssen diese eine Menge Selbstbezichtigungsenergie besitzen, um derartige Vorgehensweisen Dritten gegenüber mitzuteilen und selten gibt es dazu auch klare Dienstanweisungen.

Dies alles ist bei der im WAMP-Projekt durch eine schriftlich standardisierte Befragung von Patienten ermittelten Häufigkeit der Abweisung bzw. „Tür-zu-Tür"-Erfahrungen zu berücksichtigen. Der Anteil der Patienten mit solchen Erfahrungen sank von 2003 mit 3,1% auf 2,9% in 2005. Nimmt man mangels damaliger Untersuchungen rein spekulativ an, dass er Anfang der

1990er Jahre bei 1% gelegen hat und nimmt man ferner die Existenz eines „Eisberg-Effekts" (sichtbare Ereignisse sind deutlich weniger als die tatsächlich vorhandenen) müssten diese Anteile sehr kritisch bewertet werden, bei Nichtzutreffen dieser Annahmen wären sie nicht schön, aber undramatisch. Legt man z. B. rund 12 Millionen Krankenhauspatienten pro Jahr zugrunde, verbergen sich hinter den rund 3% PatientInnen, die „von Tür zu Tür" von Krankenhäusern verwiesen wurden, immerhin 360.000 Personen. Allerdings unterstreichen die Ergebnisse beider Befragungsjahre, dass die Einführung von DRG zumindest nicht unmittelbar und ausgeprägt zu den mit ihr vermuteten Wirkungen führen muss.

3.1.2 Rehospitalisierung/Fallsplitting

Auch die empirische Überprüfung des Versorgungsgeschehens nach Anzeichen von Rehospitalisierung (Wiedereinweisung mit derselben Diagnose) und Fallsplitting (Wiedereinweisung mit einer anderen als der ersten Diagnose) ist nicht einfach. Am tauglichsten erscheinen dazu die im Zeitverlauf personenbezogenen, aber anonymisierten Daten der Gesetzlichen Krankenversicherung (GKV) aus Behandlungen.

Die dazu mit den Daten der Gmünder Ersatzkasse (GEK) bis einschließlich 2005 durchgeführten Analysen der Rehospitalisierungsrate zeigen weder für die Gesamtheit der Behandlungsanlässe noch für die meisten erstdiagnostizierten und behandelten Krankheitsbilder dramatische Entwicklungen: Die Rate ist zwar zwischen 1990 und 2005 gestiegen (von 15,6% der Patienten, die nach 30 Tagen wieder stationär aufgenommen wurden auf 17,6%), ist aber schon deshalb nicht einfach auf den DRG-Einfluss zurückzuführen, weil der größte Teil des Anstiegs bereits zwischen 1990 und 1995 stattfand: Von besagten 15,6% auf 16,8 %. (Braun/Müller 2006: 100)

Auch den „Verdacht des Fallsplittings kann man nach allen vorliegenden Ergebnissen zurückweisen" (Braun/Müller 2006: 118). Die Wiedereinweisung mit unterschiedlichen Diagnosen ist „nur im Zeitraum 1995 bis 2000 zu erkennen. Von 2000 bis 2005 ist sie sogar wieder rückläufig" (Braun/Müller 2006: 102).

3.1.3 „Blutige" oder zu frühzeitige Entlassung

Auch hier gibt es bisher nur wenige, hinsichtlich ihrer Nachhaltigkeit ungesicherte und außerdem schwer zu bewertende, empirische Spuren. Dies hat erneut mit den Schwierigkeiten zu tun, zuverlässige Hinweise auf eine gesundheitlich zu frühe, d.h. für den Patienten nachteilige, Entlassung zu gewinnen.

Nimmt man zunächst die Wahrnehmungen von Krankenhausbeschäftigten und Patienten, stellt sich die Situation folgendermaßen dar: Der Anteil der Patienten, die meinten, ihr Aufenthalt hätte etwas länger sein können, was wiederum als sehr vager Indikator für eine möglicherweise zu frühe Entlassung dienen kann, stieg von 8,9% im Jahr 2003 auf 9,4% im Jahr 2005. Angesichts fehlender Vergleichswerte für die Zeit vor der Einführung von Fallpauschalen ist eine Bewertung des Niveaus schwierig.

Der Anteil der Ärzte, die meinten, Patienten würden durchgängig oder häufig zu früh entlassen, sank von 27% (2004) über 26% (2005) auf 23% (2007). Dieser Rückgang geht einher mit der Annäherung oder Anpassung der Liegezeiten an die unteren und oberen Grenzverweildauern. Ob Entlassungen an der unteren Grenzverweildauer in mehr als Einzelfällen eine „blutige" Entlassung bedeuten, ist wiederum ungesichert.

Hinweise aus der REDIA (Rehabilitation und Diagnosis Related Groups)-Studie (von Eiff 2005), dass die Erkrankungsschwere bei orthopädischen und kardiologischen Indikationen in der Rehabilitation 2005/2006 gegenüber 2003/2004 zugenommen hat, können schließlich als Indikator gewertet werden, dass Patienten in noch akut behandlungsbedürftigem Zustand aus Akut-Krankenhäusern entlassen werden.

3.2 Häufigkeit expliziter Veränderungen der Organisation von Versorgungsprozessen unter DRG-Bedingungen

Nach dem derzeit eher erfolglosen Versuch empirisch und quantitativ Wirkungen von Fallpauschalen und DRG nachzuweisen, die als Ökonomisierung charakterisiert werden können, soll nun die empirische Existenz einer zweiten Gruppe von Veränderungen des patientenbezogenen Versorgungsgeschehens untersucht werden, zu deren Zustandekommen u.a. auch das Anreizsystem der DRG beitragen soll. Gemeint sind Straffungen des Behandlungsprozesses bzw. das Vermeiden gesundheitlich überflüssiger Mehrfachuntersuchungen und Liegezeiten, die frühestmögliche Beseitigung von Unsicherheiten und Unklarheiten über den Behandlungsanlass und die Art der Behandlung, eine Strukturierung der Behandlungsprozesse durch Leitlinien bzw. Standardisierung und eine gute Überleitung der in den meisten Fällen auch bisher noch nicht völlig genesenen Patienten in nachstationäre Behandlungs- und Unterstützungsprozesse. Wie bereits zu Beginn dieses Kapitels ausgeführt, stellen derartige Veränderungen des Versorgungsgeschehens keineswegs zwangsläufig die Umkehr der Zweck-Mittel-Relation oder Vehikel der Ökonomisierung dar. Egal ob es sich nämlich um eine schnellere und problemgezieltere Aufnahme ins Krankenhaus, eine qualitätsgesicherte Verringerung von Über- oder Unterbehandlung oder eine zügige aber gut vorbereitete Entlassung aus der stationären Behandlung handelt, kann dies auch im völligen gesundheitlichen und sozialen Interesse der Patienten liegen. Bei entsprechenden Einspareffekten oder Rationalisierungsgewinnen können derartige Veränderungen der Organisation von Versorgung im Krankenhaus sogar dazu beitragen, die finanziellen Zwänge der stationären Versorgung und damit eine wesentliche Bedingung für Ökonomisierung abzumildern oder zeitweise zu verhindern.

Die sozialwissenschaftliche empirische Analyse im WAMP-Projekt zeigt, dass die angenommenen Anreize der DRG und sonstiger Rahmenbedingungen speziell auf diese Prozesse wesentlich geringer und schwächer sind als erwartet.

So verändert sich am insgesamt hohen Anteil von Ärzten, denen bei der Aufnahme die Patientenunterlagen „selten" oder „sehr selten/nie" zur Verfügung standen, in den drei Befragungsjahren nahezu nichts: Der Anteil stagnierte zwischen 56%, 58% und 56%.

Auch die erwartete personelle Neubesetzung der Aufnahmestationen mit berufserfahrenen und damit zielsicher diagnostizierenden Ärzten blieb bislang aus: Der Anteil der Ärzte, die mindestens ein Jahr Erfahrung als Assistenzarzt hatte, sank auf einem qualitativ niedrigen Niveau sogar noch leicht von 27%, auf 25 % in den beiden letzten Befragungsjahren.

Etwas mehr Veränderungen fanden innerhalb des Befragungszeitraums 2004 bis 2007 bei der von den Ärzten wahrgenommenen Strukturierung oder Standardisierung von Behandlungsabläufen statt: Der Anteil der Ärzte, die mit strukturierten Behandlungsabläufen zu tun hatten, stieg von 46% (2004) auf 58% (2007).

Weniger Veränderungen auf teilweise sehr niedrigem Niveau *gibt* es aus Sicht von Ärzten und Pflegekräften bei der Kooperation der unterschiedlichen Funktionsgruppen im Krankenhaus.

Rund ein Drittel der Ärzte sieht 2004 und 2007 einen negativen Einfluss der DRG auf die Kooperation mit der Pflege. Der Anteil der Pflegekräfte, die meinten, die DRG wirkten sich negativ auf die Kooperation mit den Ärzten aus, stieg von 25% (2004) auf 40% (2006). Der Anteil der Ärzte, welche die Zusammenarbeit mit der Verwaltung als schlecht bezeichnen, liegt konstant bei 73% und der Anteil mit schlechter Zusammenarbeit mit dem Qualitätsmanagement sinkt von 63% (2004) auf 56% (2007).

Bei den verschiedenen Teilelementen eines gut funktionierenden Managements der Entlassung oder Überleitung von Patienten in die nichtstationäre Versorgungswelt liegt das Niveau fast durchweg noch niedriger als sachlich bei kürzeren Liegezeiten geboten wäre und ändert sich mit wenigen Ausnahmen kaum. So bewegt sich der Anteil der Ärzte, die eine gut funktionierende Kooperation mit Fachärzten haben, zwischen 24%, 21% und 23%. Der Anteil der Ärzte, die eine gut funktionierende Kooperation mit Hausärzten haben, liegt bei 18% (2005) und 19% (2007). Dem Absinken der Ärzte, die eine gut funktionierende Kooperation mit Rehaeinrichtungen haben, von zunächst 49% auf 42%, um dann wieder auf 44 % anzusteigen, steht ein von 39% über 38% auf 43% zunehmender Teil von Ärzten gegenüber, die eine gut funktionierende Kooperation mit der ambulanten Pflege haben.

Die überwiegende stagnative oder gar abnehmende Tendenz bei der wahrgenommenen Existenz des Managements der Schlussphase stationärer Behandlung wird auch durch die befragten Pflegekräfte bestätigt: Der Anteil derjenigen von ihnen, die mit einem gut funktionierenden Entlassungsmanagement zu tun haben, sinkt von 37% (2004) auf 34% (2006).

Im Bereich dieser Leistungen kann schließlich auch ein Teil der Folgen derartiger Mängel gemessen bzw. aus Sicht von Patienten illustriert werden, ob und wie sich das Fehlen von Beratungsinfrastruktur auf deren Versorgungsqualität auswirkt: So fiel der Anteil der Patienten, die eine Erklärung („voll und ganz" oder „ausführlich") zu den Medikamenten erhielten, von 65% auf 63%. Hier wie bei allen noch folgenden Merkmalen werden im Übrigen nur die Antworten der Patienten berücksichtigt, die ausdrücklich meinten, diese Leistungen wären notwendig für sie gewesen. Der Anteil der Patienten, die eine Erklärung („voll und ganz" oder „ausführlich") über Warnsignale erhielten, stieg von 61% auf 63%, der Anteil von ihnen, welche die eine Erklärung („voll und ganz" oder „ausführlich") über die Möglichkeit oder gesundheitlichen Grenzen von Alltagsaktivitäten erhielten, stieg von 51% auf 53%. Die Gruppe der Patienten, die eine Erklärung („voll und ganz" oder „ausführlich") zu den Möglichkeiten der Selbsthilfe wollten und erhielten, stieg von 43% auf 47% und diejenigen, deren Angehörigen eine Erklärung („voll und ganz" oder „ausführlich") erhielten, wie sie ihrem bald entlassenen Angehörigen unterstützen konnten, stieg von 23% auf 26%. Weder die positiven noch die negativen Veränderungen sind statistisch signifikant, sodass nur das Niveau aber nicht dessen Veränderung bewertet werden kann.

Nur bei der kleinen (ca. 4% der im WAMP-Projekt Befragten), sehr spezifischen, aber vor dem Hintergrund der befürchteten Anreize der DRG, bestimmte Patienten oder Morbiditätskonstellationen zu meiden, charakteristischen Gruppe der mit mehreren Erkrankungen im Krankenhaus behandelten Patienten, verringert sich innerhalb des Einführungszeitraums der DRG aus Patientensicht die Zuwendung des Personals und spielen Kostenfragen eine wachsende explizite Rolle im Gespräch mit Patienten. Dies deckt sich mit den Wahrnehmungen von Ärzten und Pflegekräften zu ihrer beruflichen Praxis und ist, sofern sich dies als Trend fortsetzt, ein typischer Ausdruck von Ökonomisierung.

Zusammenfassung

Die meisten der befürchteten Effekte von DRGs, insbesondere die Nichtaufnahme „komplizierter", d.h. meistens sehr kranker Patienten oder die zu frühe Entlassung von so genannten „blutigen" Patienten, sind in nennenswertem Umfang bisher empirisch nicht nachweisbar.

Zu der positiven Tatsache, dass die gerade genannten Effekte nicht nachweisbar sind, gesellt sich aber unter DRG-Bedingungen ein anders zu bewertender Sachverhalt: Auch die mindestens zum Teil für die patientenbezogene Versorgung positiven Erwartungen an die DRG, nämlich beizutragen zu einer besseren Strukturierung und Standardisierung der Versorgungsprozesse, d.h. insbesondere eine beispielsweise zur Beseitigung der Ungewissheit über ihre gesundheitliche Lage und die Heilungschancen für die Patienten wichtige fachliche Straffung der Aufnahme und eine umfassende Vorbereitung auf die immer schneller erfolgende Entlassung auf die nachstationäre Behandlung und Unterstützung, sind bisher nicht oder wenig realisiert worden oder es gab sogar Verschlechterungen. Dies ist umso bemerkenswerter, als dass es unter DRG-Bedingungen direkte materielle Interessen der Krankenhäuser an der Schaffung und raschen Optimierung derartiger Prozessverbesserungen gibt.

Dies bedeutet aber umgekehrt, dass auch die negativen Effekte durch stärker strukturierte Behandlungsverläufe in Gestalt einer drastischen Entdifferenzierung und Entindividualisierung des Behandlungsgeschehens noch nicht in nennenswertem Umfang nachweisbar sind.

4 Mikrobedingungen der Versorgung im Krankenhaus

Die Ökonomisierung der Versorgung mit personalen Dienstleistungen lässt sich nicht allein durch äußeren finanziellen Druck durchsetzen. Diese ist vielmehr wirksam und dauerhaft nur zu erreichen, wenn die dienstleistenden Akteure mental, motivational und organisatorisch den Handlungsimperativen oder den Veränderungen der Prioritäten zugunsten einer stärkeren ökonomischen Orientierung folgen bzw. sie verinnerlicht und in ihre Sichtweisen und Handlungsroutinen eingebaut haben.

Die Wahrnehmungen und Handlungserfahrungen dieser Akteure sind also eine zentrale Informationsquelle dafür, ob und mit welcher Intensität und Ernsthaftigkeit sie mit Erscheinungsformen einer Ökonomisierung und darauf bezogenen Handlungsanforderungen mit dem Ziel der Zweck-Mittelumkehr konfrontiert sind, Diskrepanzen von professionellen Normen und eines beruflichen Alltags der Priorisierung von Kosten erfahren und aushalten oder die Umkehr bereits übernommen haben und aus sich heraus eine prioritär ökonomisch orientierte berufliche Praxis pflegen.

Im Forschungsprojekt WAMP wurden daher zu drei bzw. zwei verschiedenen Zeitpunkten, zu denen die DRG eingeführt oder schärfer gestellt wurden, Krankenhausärzte wie –Pflegekräfte zu einer Fülle von Bedingungen ihres beruflichen Alltags befragt.

Die befragten Ärzte mussten bewerten, ob die normative Aussage "Jedem Patienten stehen die besten Experten, Präparate und Geräte zur Verfügung" mit ihrer Erfahrung übereinstimmt. Damit ist nicht gemeint, dass Kostenerwägungen keine Rolle spielen, sondern dass sie nachrangig berücksichtigt werden. Das entspricht dem impliziten Wirtschaftlichkeitsbegriff des SGB V: Ein medizinisches Ziel wird definiert und soll mit möglichst geringem Aufwand erreicht werden.

Bei den Ärzten sinkt der Anteil derjenigen, die in ihrem Alltag zur Behandlung von Patienten die besten Mittel, Instrumente und personellen Ressourcen einsetzen, deutlich von 72% (2004) über 66% (2005) auf 62% (2007).

Das Spannungsverhältnis zwischen den normativen Einstellungen (Soll) und der realen Praxis der Leistungserbringung (Ist) wird bei den Ärzten besonders an der Rationierungsfrage sichtbar: Während es insgesamt 87% der Ärzte mehr oder weniger stark ablehnen, effektive Leistungen aus Kostengründen vorzuenthalten, wird die Abwesenheit von Rationierung nur von 9%

(+/-0 Prozentpunkte)[5] in ihrem Bereich ohne Einschränkung als realisiert angesehen. Anders ausgedrückt arbeiten nur 16% der Ärzte, die eine Rationierung medizinisch notwendiger Leistungen normativ voll ablehnen, in einem Kontext, in dem das nach ihrer Einschätzung tatsächlich auch der Fall ist. Ein großer Teil der Krankenhausärzte arbeitet also in einer Realität, in der das, was sie moralisch für richtig erachten, nicht ihre Praxis ist. Das fällt besonders deshalb ins Gewicht, weil es sich hier um eine weitgehend selbst gestaltete Realität handelt, denn ob im Konfliktfall dem Kostenkalkül oder der medizinischen Notwendigkeit Vorrang eingeräumt wird, ist ja Resultat von ärztlichen Entscheidungen. Hier könnte also auch bereits der Fall eingetreten sein, dass der Ökonomisierungsdruck nicht nur „von außen" oder von „der Verwaltung" aufgeherrscht bzw. aufgezwungen wird, sondern in das Repertoire von ärztlichen Entscheidungsgründen eingebaut worden ist. Dieses Verhältnis hat sich unter DRG-Bedingungen, angezeigt durch den Vergleich dreier Ärztebefragungen im WAMP-Projekt, nicht verbessert.

Weitere Hinweise auf eine Spannung zwischen beruflichem Selbstverständnis und Praxis der Leistungserbringung bietet der Vergleich der berufsethischen Orientierung "Ärzte müssen alles tun, was medizinisch notwendig ist und wirtschaftliche Fragen nachrangig berücksichtigen" u. a. mit der Einschätzung der Praxis im eigenen Erfahrungsbereich. Es wird deutlich, dass neben anderen Faktoren, die die normative Haltung beeinflussen, die Praxis in der eigenen Abteilung die Norm analog beeinflusst: Ein Assistenzarzt[6], der keine Rationierung erlebt, bejaht die medizinische Handlungsnorm zu 74%, (-1 Prozentpunkt) während sein Kollege aus einer Abteilung, in der Versorgungsentscheidungen von Kostenkalkülen beeinflusst werden, nur zu 62% (-8 Prozentpunkte) zustimmt. Eine mögliche Erklärung bietet folgende These: Ein Konflikt zwischen Selbstanspruch und eigener Praxis kann Motivation zum verändernden Handeln in Richtung stärkerer Normerfüllung (Soll) hervorrufen (Beispiel: Geriater). Sie kann aber auch Angleichung des normativen Anspruchs an den Status quo (Ist) bedeuten. Einstellung und Realitätswahrnehmung der Praxis im eigenen Erfahrungsbereich beeinflussen sich wechselseitig mit der Tendenz der Annäherung. In beiden Fällen wird versucht, den erlebten Konflikt bzw. die Dissonanz zu reduzieren (Kühn 2006). Der Wellenvergleich zeigt, dass der Einfluss der Praxis

---

[5] Die Prozentangabe bezieht sich jeweils auf das jüngste Befragungsdatum. Die Prozentpunkte geben die positiven oder negativen Veränderungen zwischen den unterschiedlichen Befragungswellen an.

[6] Assistenzarzt ohne Facharztanerkennung (Position), keine Rationierung, öffentliches KH (Träger), keine Überforderung durch zu hohes Arbeitspensum (Überforderung), gute Situation des Hauses (Situation des H.) und gute Situation der Abteilung (Situation der A.).

auf die Norm zugenommen hat– statt zu 5% in 2004 beeinflusst sie 2005/2006 zu 13% die normative Haltung, d.h. die Auflösung der Dissonanz erfolgt durch Anpassung der Norm an die Praxis der Leistungserbringung.

Das berufliche Selbstverständnis basiert zu einem großen Teil auf dem Arzt-Patient-Verhältnis (Kühn 2002; Brucks 2003; Klemperer 2003; Dieterich 2006; Kuhlmann 2000; Vogd 2002). Im Rahmen der Patientenbefragungen des WAMP-Projektes konnte gezeigt werden, dass die Erwartungen nahezu aller Patienten[7] auf Einhaltung der traditionellen berufsethischen Norm gerichtet sind. Sie entsprechen dem bereits zitierten Versorgungsanspruch des SGB V. Es dürfte nur wenige Ärzte geben, denen im Umgang mit Patienten diese Erwartung und die entsprechende berufsethische Norm, auf die ihr Gegenüber vertraut, nicht bewusst ist. Wenn die Praxis also diese Norm zusehends in ihrer Gültigkeit in Frage stellt, ist zu erwarten, dass Ärzte zunehmend eine andere positive Norm in ihr berufliches Selbstverständnis zu integrieren versuchen, die es ihnen ermöglicht diesen Konflikt zu durchbrechen: Das Wirtschaftlichkeitsgebot in seiner formal-rationalen Deutung. Als ein Indiz für solche Umbauprozesse des beruflichen Selbstverständnisses kann folgendes Datum gewertet werden: 44% (+2 Prozentpunkte) der Ärzte geben auf die Frage nach negativen Arbeitsbedingungen (Mehrfachnennungen) "anstrengende Patienten und Angehörige" als Ursache an. Dafür mag eine unbekannte Vielfalt von Motiven verantwortlich sein, aber dass hier auch der Konflikt zwischen medizinischen Bedarfen und betriebswirtschaftlichen Möglichkeiten eine Rolle spielt, erscheint plausibel. Auf der einen Seite steht die Erwartungshaltung des Patienten sowie das eigene berufliche Selbstverständnis und auf der anderen Seite der Druck des Anreiz- und Sanktionssystems der Organisation, der auch als moralischer Druck (Verantwortung für Arbeitsplätze usw.) ankommen kann. Die „Druckverhältnisse", denen Ärzte in den letzten Jahren zunehmend ausgesetzt sind, lassen sich auch noch an einem anderen Ergebnis festmachen: Von den 80-90% der Ärzte, welche die soziale und emotionale Zuwendung zu den Patienten für wichtig halten, schafft dies praktisch ein wachsender Teil (schaffe ich „eher nicht" oder „gar nicht"), nämlich 34% (2005) und 39% (2007) nicht.

Was in diesem Abschnitt dargestellt werden konnte, sind die Symptome einer Umbruchsituation, die durch Spannungen zwischen professionsgebundenen Überzeugungen und professionellen Handlungen gekennzeichnet ist. Die Beziehung zum Patienten wird derzeit nicht zuletzt durch die Unaufrichtigkeit beeinträchtigt, mit der die vom ökonomischen Rentabilitätskalkül motivierten Ent-

---

[7] Befragt wurden Patienten, die zum Befragungszeitpunkt nicht länger als vier Wochen aus dem Krankenhaus entlassen worden waren (Braun/Müller 2006).

scheidungen als medizinische Notwendigkeit ausgegeben werden (Vogd 2004: 182). Hier besteht politischer Handlungsbedarf, denn Institutionen und Steuerungsinstrumente sollten so gestaltet werden, dass die in ihnen handelnden Individuen im Einklang mit ihrem beruflichen Selbstverständnis und ihrem gesellschaftlichen Auftrag ihre Aufgaben erfüllen können.

Die hier etwas ausführlicher skizzierten Spannungen zwischen professionellen Normen und beruflicher Wirklichkeit der Ärzte und die drohenden Folgen für die Arbeits- und dann auch die Versorgungsqualität gilt im Grunde genommen ähnlich für Pflegekräfte.

Dies zeigt sich allein schon an vergleichbaren Ergebnissen aus ihren Befragungen. So sinkt der Anteil der Pflegekräfte, die für ihren Alltag der Feststellung zustimmen, die Patienten würden mit den besten Leistungen versorgt, beträchtlich von 87% (2003) auf 63% (2006). Der Anteil der Pflegekräfte, in deren Alltag sich die Versorgung nicht vorrangig nach den Kosten richtet, sinkt ebenfalls, und zwar von 96% auf 55%.

Auch eine Reihe professioneller pflegerischer Normen, die auch für Patienten von großer Wichtigkeit sind, geraten unter Druck: Fast alle Pflegekräfte wollten 2006 Patienten bei der Behandlung mitentscheiden lassen, nur bei 49% erfolgte dies dann aber in der Praxis. 95% der Pflegekräfte stimmen im selben Jahr der Aussage zu, zur Behandlung sollte grundsätzlich eine soziale und emotionale Zuwendung gehören; aber nur bei 53% findet dies auch „ausreichend" statt.

Zusammenfassung

Die empirische Analyse des beruflichen Selbstverständnisses und der beruflichen Wirklichkeit von Ärzten und Pflegekräften im Krankenhaus zeigt dreierlei: Erstens gibt es Symptome einer Umbruchsituation, die durch wachsende Spannungen und erkannte Diskrepanzen zwischen professionsgebundenen Überzeugungen und professionellen Handlungen gekennzeichnet ist. Zweitens gibt es Anzeichen oder Indizien eines Umbaus des beruflichen Selbstverständnisses der Ärzte und ihres Versuchs, eine andere positive Norm in ihr berufliches Selbstverständnis zu integrieren, die es ihnen ermöglicht, diesen Konflikt zu durchbrechen. Dies erfolgt durch den Einbau der wesentlichen Elemente der Ökonomisierung in Handlungen für und mit Patienten und ihren Angehörigen. Drittens handelt es sich dabei aber noch bei weitem nicht um einen in allen Krankenhäusern begonnenen oder gar abgeschlossenen und friktions- wie widerstandsfrei verlaufenden Anpassungsprozess.

5 Fazit

Untersucht man empirisch die Existenz und die Wirkungen ökonomischer Kalküle im stationären Versorgungsgeschehen unter DRG-Bedingungen, ergibt sich ein vielfältiges, widersprüchliches und uneinheitliches Bild:

Erstens wirken sich nicht erst die Fallpauschalen und darunter im besonderen Maße die DRG verknappend auf die finanziellen Rahmenbedingungen der Versorgung und im Gefolge auf eine Verkehrung von Zweck und Mittel zu Lasten der Patientenversorgung aus. Die Knappheit der Mittel beruht in nicht unerheblichem Maße auf dem Finanzierungsverhalten von Akteuren außerhalb der Krankenhäuser, ohne dass diese mit ihrem Verhalten dort bewusst Ökonomisierung auslösen wollten: Die Krankenkassen sehen sich durch die Beitragssatzstabilität zu einer langjährigen Deckelung des Krankenhausbudgets gezwungen und die Bundesländer verweigern aufgrund ihrer sonstigen Haushaltslimits langjährig die Finanzierung von Investitionen. Knappheit entsteht aber nicht nur exogen, sondern auch endogen z. B. durch die fehlende Dokumentation[8] und Kontrolle des Materialeinsatzes in Operationssälen, die Nichtexistenz oder das Funktionieren von Methoden, die Leerlauf und Mehrfachinterventionen vermeiden helfen wie beispielsweise strukturierte Behandlungsabläufe und Pflegepläne sowie durch die nachhaltig suboptimale Gestaltung der Ein- und Ausgänge ins stationäre Versorgungsgeschehen.

Zweitens finden sich bisher weder auf der Makroebene der Krankenhäuser noch bei den äußeren Strukturen und Prozessen der stationären Versorgung weit verbreitete, relevante oder stabile Hinweise auf Ökonomisierung im Sinne des raschen Eindringens ökonomischer Kalküle in das patientenbezogene Denken und Handeln der Akteure des Krankenhauses. Wie bereits gesagt, geht dies mit der Ignoranz und Vernachlässigung naheliegender und im Interesse von Beschäftigten wie Patienten liegenden Maßnahmen zur Verbesserung der Wirtschaftlichkeit und der Qualität des stationären Behandlungsergebnisses und des Durchlaufens der gesamten Versorgungskette einher. Theoretisch ist damit ein Nebeneinander oder die Gleichzeitigkeit von Verschwendung, Über- und Fehlversorgung wie Desorganisation mit der Priorisierung ökonomischer gegenüber Patienteninteressen möglich.

Drittens finden sich schließlich erneut (im Vergleich zu den in den 1990er Jahren gewonnenen Erkenntnissen von Kühn und Simon) am deutlichsten auf

---

[8] In den zweimal durchgeführten qualitativen Interviews des WAMP-Projekt in vier Krankenhäusern gab es konstant Hinweise darauf, dass beispielsweise keine Dokumentation und Rechnung der Gesamtkosten in wichtigen Bereichen der Krankenhäuser existierte.

der Ebene der subjektiven Mikrobedingungen der Krankenhausbehandlung spürbare Veränderungen im Sinne von Ökonomisierung. Der dazu nachweisbare Mechanismus einer kräftigen und anwachsenden Diskrepanz zwischen professionellen patientenverpflichteten Normen und einer durch Kostendruck und Zeitmangel geprägten beruflichen Wirklichkeit wirkt. Wie verbreitet oder gesättigt dieser Prozess aber ist und ob er im Moment bereits gravierende Folgen hat, die nachteilig für PatientInnen sind, lässt sich nicht abschließend nachweisen. Auch wenn derartige Erfahrungen und Anpassungszwänge ohne Zweifel in den letzten Jahren zugenommen haben, ist ihr Umfang immer noch relativ klein. Auch gibt es immer noch keine Anzeichen, dass die Entwicklung der ersten DRG-Jahre ökonomische Kalküle von einer „Nebenwirkung" zu einer Hauptwirkung weiterentwickelt haben.

Sofern die bisherigen Beobachtungen stimmen, stellt sich viertens die Frage nach den Ursachen des geringer als erwartet vorangeschrittenen Ökonomisierungsprozesses sowie des ebenfalls geringer als erwartet stattfindenden Prozesses einer qualitätsorientierten Verbesserung von Wirtschaftlichkeit: Wer oder was in beiden Fällen hemmend wirkt, ist nicht leicht zu identifizieren. Sicher ist aber, dass es weder an einem Akteur noch einer Bedingung liegt. Eine Rolle spielen dürfte die immer noch verhältnismäßig hierarchische, d.h. auf die Position des Chefarztes zugeschnittene innere Problemdefinitions-, Thematisierungs- und Entscheidungsstruktur der meisten Krankenhäuser. In qualitativen Studien taucht daher häufig zur Erklärung mancher scheinbar unveränderlicher Verhältnisse oder erfolgloser Forderungen z.B. der Krankenhausverwaltung der „Wille des Chefarztes" auf. Eine zweite Bedingung für einen Teil der offenkundigen wirksamen Veränderungsresistenzen entspringt der besonderen Form des personalen Dienstleistungsprozesses. Dessen Wirksamkeit ergibt sich vielfach aus der Interaktion mit dem einzelnen Patienten, was u.a. zur Folge hat, dass Standardisierung und Strukturierung a priori als kontraproduktiv angesehen und abgelehnt werden. Drittens spielt die immer noch klare Trennung von stationärer und ambulanter Versorgung und damit auch die parallele Existenz zweier partiell konkurrierender fachärztlicher Versorgungssysteme eine hinderliche Rolle für die Ausrichtung des Handelns aller Akteure an ihren jeweiligen Schnittstellen auf die ausschließlich patientenzentrierte Versorgung. Schließlich macht die Parallelexistenz mehrerer Berufsgruppen im Krankenhaus, die mit unterschiedlichem aber auch ständig in Veränderung befindlichem Status ausgestattet sind, eine einheitliche und damit letztlich erst wirksame Ausrichtung sowohl bei der Ökonomisierung von Behandlungsabläufen als auch zu Gunsten einer evidenzbasierten patientenzentrierten Versorgung schwierig. Die meisten der derzeitigen Nichtveränderungen sind also weder zufällig noch von lediglich kurzer Dauer.

Da sich bisher Tendenzen des Eindringens, der Sättigung und der Wirkungen von Ökonomisierung eher mit qualitativen als mit quantitativen Methoden finden ließen, müssen fünftens sowohl qualitative Untersuchungen auf der Basis von Interviews oder Dokumentenanalysen in größerem Umfang und so aktuell wie möglich fortgeführt als auch Verfeinerungen der quantitativen Analyse entwickelt werden, die diese überhaupt sensibel genug machen, Spuren dieser Veränderungsprozesse finden zu können.

Literatur

Augurtzky, Boris/ Schmidt, Christoph M./ Schwierz, Christoph (2008): Die wirtschaftliche Lage der Krankenhäuser 2008 und 2009 Gutachten des Rheinisch-Westfälischen Instituts für Wirtschaftsforschung (RWI Essen). Im Auftrag der Deutschen Krankenhausgesellschaft e.V. Essen.

Braun, Bernard/ Müller, Rolf (2006): Versorgungsqualität im Krankenhaus aus der Perspektive der Patienten. St. Augustin.

Brucks, Ursula (2003): Die Gestaltung der Arzt-Patient-Beziehung als ärztliche Aufgabe, in: Ulich, Eberhard (Hrsg.): Arbeitspsychologie in Krankenhaus und Arztpraxis. Arbeitsbedingungen, Belastungen; Ressourcen, Schriften zur Arbeitspsychologie. Bern et al. 59-73.

Dieterich, Anja (2006): Eigenverantwortlich, informiert und anspruchsvoll. Der Diskurs um den mündigen Patienten aus ärztlicher Sicht. WZB-Discussionpaper 310. Berlin.

Eiff, Wilfried von/ Klemann, Ansgar/ Middendorf, Conrad (2005): REDIA-Studie. Analyse der Auswirkungen der DRG-Einführung auf die medizinische Rehabilitation. Münster.

Klemperer, David (2003): Wie Ärzte und Patienten Entscheidungen treffen. Konzepte der Arzt-Patient-Kommunikation, Discussionpaper 302. Berlin.

Kuhlmann, Ellen (2000): Ärztliche Aufklärungspraxis im Spannungsfeld zwischen Patienteninteressen und Budget, in: Gerlinger Thomas et al. (Hrsg.): Kostendruck im Krankenhaus, Jahrbuch für Kritische Medizin. Hamburg. 37-52.

Kühn, Hagen (2002): Arzt-Patient-Beziehung und ökonomische Steuerung des Arztverhaltens, in: Meißel, T.; Eichberger, G. (Hrsg.): Perspektiven einer künftigen Psychiatrie. Linz. 77-101.

Kühn, Hagen (2006): Der Ethikbetrieb in der Medizin. Korrektur oder Schmiermittel der Kommerzialisierung. WZB-Discussion Paper 303. Berlin.

Kühn, Hagen, Simon, Michael (2001): Anpassungsprozesse der Krankenhäuser an die prospektive Finanzierung (Budgets, Fallpauschalen) und ihre Auswirkungen auf die Patientenorientierung. Forschungsprojekt des Berliner Forschungsverbundes Public Health gefördert vom Bundesministerium für Bildung und Forschung (Förderkennzeichen: 01 EG 9525/8) durchgeführt von der Arbeitsgruppe Public Health am Wissenschaftszentrum Berlin für Sozialforschung. Berlin.

Simon, Michael (2008): Sechzehn Jahre Deckelung der Krankenhausbudgets. Eine kritische Bestandsaufnahme (Studie im Auftrag der ver.di-Bundesverwaltung). Berlin.

Stumpfögger, Niko (2007): Krankenhausfusionen und Wettbewerbsrecht Unternehmenskonzentration im deutschen Krankenhausmarkt 2003 bis 2007. Berlin (www.gesundheit-soziales.verdi.de/ krankenhaeuser/krankenhausmarkt-2007.pdf).

Tagesspiegel vom 22.3.2008: http://www.tagesspiegel.de/wirtschaft/Gesundheit-Klinken;art271 ,2498745. (Zugriff am 22.06.2008).

Vogd, Werner (2002): Die Bedeutung von "Rahmen" (frames) für die Arzt-Patient-Interaktion. Eine Studie zur ärztlichen Herstellung von dem, "was der Fall ist" im gewöhnlichen Krankenhausalltag, in: ZBBS, Heft 2. 301-326.

www. daris.kbv.de: http://daris.kbv.de/daris/doccontent.dll?LibraryName=EXTDARIS^DMSSLA-VE&SystemType=2&LogonId=f6c953925efb947719ac7466d286b073&DocId=003755272&Page=1. (Zugriff am 23.06.2008).

Die Preispolitik der Hersteller – Totengräber unseres Systems? Zur Effizienz der Arzneimittelversorgung in Deutschland

Gerd Glaeske

Einleitung

Nach Industriestatistiken hat der Umsatz der Pharmabranche im Jahre 2006 um 1,3% zugenommen, von rund 20 Mrd. auf 22,1 Mrd. Euro, der Apothekenumsatz beträgt ca. 37 Mrd. Euro. Die Arzneimittelausgaben innerhalb der gesetzlichen Krankenversicherung (GKV) machen in der Zwischenzeit übrigens den zweitgrößten Posten der Gesamtausgaben von rund 150 Mrd. Euro aus, sie rangieren mit 23,7 Mrd. Euro nach den Kosten für das Krankenhaus (50,3 Mrd. Euro), aber noch vor den Kosten für das ärztliche Honorar (22,3 Mrd. Euro). Vor allem der letzte Befund ist erstaunlich, da auch Ärztinnen und Ärzte wissen sollten, dass jeder Euro in unserem System mit begrenzten Mitteln nur einmal ausgegeben werden kann – und an den Arzneimittelverordnungen verdienen Ärztinnen und Ärzte nun wirklich nicht direkt. Sie schneiden sich letztlich ins eigene Fleisch, wenn sie dem „Marketinggeklingel" folgen oder den ökonomischen Verlockungen der Hersteller erliegen, die ihnen für wissenschaftlich wertlose Anwendungsbeobachtungen (AWBs) von den Herstellern bei Produkten angeboten werden, die längst therapeutisch gleichwertig z.B. als kostengünstige Generika im Markt verfügbar sind. Immer wieder wird die sog. Strukturkomponente unterschätzt, die Komponente also, mit der ein Wandel in der Wirkstoffauswahl beschrieben wird. Wenn die aber nur zum geringsten mit therapeutischem Fortschritt und wirklichen Innovationen zu tun hat, sondern sich vor allem darin dokumentiert, dass neue und teure Mittel ohne Zusatznutzen die Gewinner im Spiel um die Gunst der Verschreiber sind, dann ist wohl der Begriff Verschwendung angebracht. Offensichtlich regeln sonst übliche Marktmechanismen den Arzneimittelmarkt nur bedingt – wie wäre es sonst erklärbar, dass teure und keineswegs bessere Mittel als bereits verfügbare Alternativen Erfolg haben und trotz mangelnden Potenzials zur Effizienzoptimierung in steigendem Umfang verordnet werden? Die Mittel werden den Ärztinnen und Ärzten einfach „gnadenlos" häufig und massiv „in die Feder gedrückt", sie werden als Innovationen dargestellt und offensichtlich auch so angenommen – den Beleg für einen besseren Nutzen im Vergleich mit den bereits angebotenen Alternativen bleiben sie allerdings in der Regel schuldig. Damit sind vor allem die häufig und massiv beworbenen und zumeist teuren Analogpräparate ohne therapeutischen Zusatznutzen in unserem Pharmamarkt nicht nur eine „Plage" für die Kassen, sondern auch eine „Falle" für die Ärzte – sie mindern in unserem gedeckelten System deren Chance auf höhere Honorare.

Der folgende Beitrag beschäftigt sich mit der Struktur des Angebotes auf dem Arzneimittelmarkt, mit der Klassifikation und dem Nutzen von Arzneimitteln und mit den Preisen für Medikamente. Die Zeit der Innovationskraft, die früher einmal Deutschland als die Apotheke der Welt ausgezeichnet hat, ist längst vorüber, die therapeutischen Innovationen, mit denen ein Fortschritt in der Behandlung für Patientinnen und Patienten verbunden war, sind längst von den sog. ökonomischen Innovationen verdrängt worden (auch als me-too-Präparate bezeichnet). Dies sind Mittel, die zwar auch neu und patentgeschützt sind, die aber in der Regel keinen höheren Nutzen haben als Vorläuferprodukte, die sich oft nur durch kleine Varianten im Molekül des Wirkstoffes unterscheiden. Der Vorteil der neuen patentgeschützten Mittel liegt für die Hersteller aber darin, dass sie das Privileg haben, für solche neuen Produkte den Preis ohne Verhandlungen oder Regulationen von außen selber festlegen zu können. Und da Deutschland noch immer, zumindest im europäischen Umfeld, als Referenzpreisland gilt – in allen anderen Ländern Europas gibt es nämlich Preisverhandlungen oder -regulationen –, hat die Industrie ein Interesse daran, die Preise auf einem möglichst hohen Niveau festzulegen, um bei Verhandlungen auf den deutschen Preis verweisen zu können. Die Konsequenzen dieses ‚freien Marktes' für die GKV und die Interventionen, die zu einer Veränderung in den kommenden Jahren führen sollen, werden in den kommenden Kapiteln vorgestellt. Es gibt daher die Tendenz in Deutschland, nach dem Auslaufen des Patentschutzes für einen Wirkstoff einen ganz ähnlichen, aber wiederum patentierbaren Wirkstoff „nachzuschieben". Der Patentschutz sichert einem Wirkstoff eine konkurrenzlose Zeit von 20 Jahren zu, wobei in dieser Zeit auch die klinischen Prüfungen durchgeführt und die Zulassungsprozedur durch die Bundesoberbehörde, das Bundesinstitut für Arzneimittel und Medizinprodukte, eingeschlossen ist. Letztlich bleiben dann etwa 8 Jahre Vermarktungszeit übrig. Für Hersteller mit erfolgreichen Produkten ist es daher Strategie geworden, neue Wirkstoffe auf der Basis des älteren erfolgreichen zu synthetisieren und damit einen neuen Wirkstoff anbieten zu können, der dann wieder patentierbar und zu einem neu festgelegten Preis zu vermarkten ist. Auf ein solches Beispiel wird im folgenden Text bei der Darstellung der umsatzstärksten Mittel 2006 hingewiesen.

1 Das IQWiG und der Nutzen

Seit dem 1. Januar 2004 besteht nun das Institut für Qualität und Wirtschaftlichkeit (IQWiG) im Gesundheitswesen, das vor allem die Aufgabe wahrzunehmen hat, unter Berücksichtigung der evidenzbasierten Medizin eine Nutzenbewertung für neue Arzneimittel durchzuführen (siehe § 35 b SGB V), die im Rahmen der GKV verordnet werden. Diese Bewertungen haben noch keinen Entscheidungscharakter – sie sind vielmehr Empfehlungen für den Gemeinsamen Bundesausschuss (G-BA), in dem darüber entschieden wird, welche Leistungen im Rahmen der GKV angewendet werden dürfen und verordnungsfähig sind.

Dieser G-BA setzt sich aus Vertretern der Ärzteschaft und der Kassen zusammen, dazu kommen unparteiische Sachverständige und Patientenvertreter, letztere allerdings ohne Abstimmungsrecht. Der G-BA entscheidet letztlich über den Leistungskatalog der GKV, nicht ohne Grund wird er daher oftmals als ‚Kleiner Gesetzgeber' angesprochen. Denkbar ist allenfalls, dass Entscheidungen des G-BA durch das Bundesministerium für Gesundheit (BMG) korrigiert werden, wenn die Politik sich weigert, Entscheidungen des G-BA mit zu tragen (so wurden z.B. Lösungen zur parenteralen Ernährung vom G-BA als nicht verordnungsfähig deklariert, vom BMG wurde diese Entscheidung allerdings wieder aufgehoben). Dennoch: Seit der Gründung des IQWiG steht dieses Institut unter heftiger Kritik, vor allem von Seiten pharmazeutischer Hersteller, die sich schwer damit abfinden können, dass die Deutungshoheit nun nicht mehr allein bei ihnen liegt, wodurch sie letzten Endes auch eine gewisse Monopolisierung der Information in ihren Händen hatten und Ärztinnen und Ärzte im Hinblick auf die Verordnung beeinflussen konnten. Die Hersteller sahen sich nun vielmehr damit konfrontiert, dass ihre Publikationen im Sinne einer wissenschaftlichen Auswertung ernst genommen wurden, was in vielen Fällen dazu führte, dass eine immer wieder behauptete und in Hochglanzbroschüren verbreitete Überlegenheit neuer Mittel gegenüber älteren und bewährten Präparaten nicht mehr gefunden werden konnte. Bei näherer Betrachtung der Studien aus methodischer Sicht und im Vergleich zu den bisherigen Mitteln schmolzen die angeblichen Vorteile zusammen, eine Überlegenheit patientenrelevanter Endpunkte ließ sich nicht mehr bestätigen – im Vergleich blieb letztlich nur der hohe Preis der neuen Mittel auffällig.

Ein Beispiel, das zu erheblichen Diskussionen in der Öffentlichkeit geführt hat, war der „Insulinanaloga-Fall". Für Menschen mit einem insulinpflichtigen Diabetes gibt es seit langer Zeit gentechnologisch hergestelltes Insulin, das dem menschlichen Insulin sehr nah kommt und mit dem gegenüber tierischen Insulinen Vorteile in der Therapie verbunden sind (z.b. Vermeidung von allergischen Reaktionen). Dieses Humaninsulin wurde dann vor etwa 12 Jahren ergänzt um ein Analoginsulin, ein ‚Kunstinsulin', das die Therapie weiter vereinfachen sollte, weil vor allem der Spritz-Ess-Abstand verringert würde – dies ist der Zeitabstand vor dem Essen, der bei der Anwendung von Insulin berücksichtigt werden muss, damit das zugeführte Insulin auch seine Wirkung entfalten kann. Der zeitliche Abstand wurde bei den Humaninsulinen mit 20 bis 40 Minuten angegeben, Menschen mit Diabetes mussten sich daher an gewisse zeitliche Regeln halten, wenn es um ihre Ernährung ging. Bei den Insulinanaloga fiel diese Regel weg, die Menschen konnten, so die Aussagen der Hersteller, auch unmittelbar vor, ja sogar während des Essens ihr Insulin spritzen, sodass sie freier waren bezüglich ihrer Therapie. Diese Insulinanaloga waren allerdings auch 30% teurer als die Humaninsuline, sodass die Frage im Raum stand, ob die neuen Mittel tatsächlich einen Zusatznutzen in der Therapie haben, der den höheren Preis rechtfertigt. Solche direkten Vergleichsstudien hatten die Hersteller aber nicht in breitem Umfang durchgeführt, und wenn es kleinere Studien gab, zeigten die keinen wirklichen Vorteil, nicht mal einen, der von den Patientinnen und Patienten dargestellt wurde. Der Nutzen hätte sich z.B. darin zeigen müssen, dass die Blutzuckereinstellung besser gelingt, dass es seltener zu Unterzuckerungsreaktionen (Hypoglykämien bis zum Schock) kommt und dass typische Folgeerkrankungen (z.B. Blutgefäßschäden an Augen, Nieren oder Füßen) vermieden werden können. Diese Studien lagen aber nicht vor – die Hersteller hatten zwar während der rund 10jährigen Vermarktungszeit bis zum Jahr 2006 mindestens 500 – 600 Mio. Euro Gewinn mit diesen Mitteln gemacht, hatten es aber nicht für notwendig erachtet, entsprechende Studien zur Absicherung eines Zusatznutzens gegenüber den Humaninsulinen durchzuführen. Das Fazit des IQWiG: Wenn überhaupt marginaler Zusatznutzen, aber maximale Zusatzkosten! Es wurde daher vom G-BA auf Grund der IQWiG-Bewertung entschieden, dass Insulinanaloga – bis auf ganz wenige Ausnahmen – nur noch dann verordnet werden dürfen, wenn ihr Preis nicht höher ist als der von Humaninsulinen.

Die Diskussion um die Insulinanaloga gegenüber den bewährten Humaninsulinen war der vorläufige Höhepunkt in der öffentlichen und fachlichen Reaktion auf die Arbeit des IQWiG: Im Jahre 2006 entfielen 489 Mio. Tagesdosierungen auf Humaninsuline und bereits 234 Mio. Tagesdosierung auf Insulinanaloga. Die Ausgabenunterschiede für die GKV waren erheblich, kosten doch die Insulinanaloga mit rund 1,62 Euro pro Tagesdosierung knapp über 30% mehr als die Humaninsuline mit durchschnittlich 1,22 Euro. (Schwabe/Paffrath 2008) Eine Substitution der verordneten Analoginsuline mit den vergleichbar nützlichen und besser durch Studien abgesicherten Humaninsulinen hätte für die GKV eine Einsparung von 62 Mio. Euro im Jahre 2006 bedeutet (statt 251 Mio. Euro nur noch 189 Mio. Euro). Damit sind die vom IQWiG erarbeiteten Empfehlungen letztlich direkt marktrelevant, wenn der G-BA diesen Empfehlungen folgt. Und er wird dies in der Regel tun (müssen), weil das Fünfte Sozialgesetzbuch (SGB V) für alle Leistungen in der GKV verlangt, dass sie dem allgemein anerkannten Kenntnisstand, dem therapeutischen Fortschritt, der Qualität, der Humanität und der Wirtschaftlichkeit entsprechen müssen– Arzneimittel mit zweifelhafter Evidenz und Effizienz dürfen Ärztinnen und Ärzte gar nicht erst verordnen, Patientinnen und Patienten nicht erzwingen und Kassen nicht bezahlen (§§ 2, 12 und 70 SGB V). Die pharmazeutischen Hersteller sehen sich daher mehr und mehr in ihren Werbe- und Marketingstrategien behindert. Erstmals überhaupt war eine offizielle und durch Gesetz abgesicherte „Gegenöffentlichkeit" in der Arzneimittelinformation durch das IQWiG etabliert, die es den rund 16.000 Pharmareferenten bei ihren jährlich etwa 25 Millionen Besuchen in Arztpraxen schwer machten, diese mit viel öffentlicher Aufmerksamkeit begleiteten Bewertungsergebnisse des IQWiG zu neutralisieren. Etwa 2 Mrd. Euro wendet die Pharmaindustrie alleine für diese Tätigkeit der Pharmareferenten auf, neben den geschätzten weiteren 2 Mrd. Euro für wissenschaftlich zumeist völlig unbrauchbaren Anwendungsbeobachtungen („Marketingstudien") zur Unterstützung der Einführung neuer Arzneimittel, für Werbeprospekte und Veranstaltungen. (Sachverständigenrat zur Begutachtung der Entwicklung im Gesundheitswesen (SVR) 2005: Ziffern 831 ff.; Kaiser 2004)

2 Umsatzlisten zeigen Effizienzdefizite

Wie wichtig diese Aufgabe des IQWiG ist und welche unerwünschten Auswirkungen das bisherige Fehlen einer solchen Institution hatte, kann besonders gut an der Aufstellung der umsatzstärksten Arzneimittel des Jahres 2006 gezeigt werden, die diese vorderen Plätze nur dann einnehmen können, wenn sie auch im Rahmen der GKV besonders häufig verordnet werden – schließlich ist die GKV der „Hauptabnehmer" für Arzneimittel in Deutschland und rund 70% aller Ausgaben für Arzneimittel entfallen auf die Versorgung von GKV-Versicherten.

Tabelle 1: Industrieumsätze der führenden 20 Arzneimittel in Deutschland (2006; ohne Diabetes-Teststreifen)

	Arzneimittel (Hersteller) (Wirkstoff)	Industrieumsatz in Mio. € + / - % gegenüber 2005	Anwendungsgebiet
1	Nexium (AstraZeneca) *(Esomeprazol)*	191 Mio. (rp) - 10,1	z.B. Magen-Darm-Geschwüre
2	Pantozol (Altana) *(Pantoprazol)*	180 Mio. (rp.) - 18,6	z.B. Magen-Darm-Geschwüre
3	Glivec (Novartis) *(Imatinib)*	171 Mio. (rp) + 18,3	Krebsarzneimittel
4	Rebif (Serono) *(Interferon β-1a)*	157 Mio. (rp) + 5,6	z.B. Multiple Sklerose
5	Viani (GlaxoSmithKline) *(β-2 + Kort.)*	152 Mio. (rp.) + 5,0	Asthma
6	Symbicort (AstraZeneca) *(β-2 + Kort.)*	149 Mio. (rp) + 14,1	Bei Asthma
7	Enbrel (Wyeth) *(Etanrcept)*	145 Mio. (rp) + 11,7	Rheumatoide Arthritis
8	Spiriva (Boehr-Ingelh.) *(Tiotropium)*	145 Mio. (rp) + 21,6	COPD
9	Plavix (Sanofi) *(Clopidogrel)*	141 Mio. (rp.) - 21,1	Thrombozytenaggr.Hemmer
10	Iscover (BMS) *(Clopidogrel)*	133 Mio. (rp) - 10,2	Thrombozytenaggr.Hermmer
11	Betaferon (Schering) *(Interferon β-1b)*	131 Mio. (rp) + 7,7	Multiple Sklerose
12	Durogesic (Janssen/Cilag) *(Fentanyl)*	122 Mio. (BTM)- 52,3	Bei starken Schmerzen
13	Lantus (Sanofi-Aventis) *(Analoginsulin)*	111 Mio. (rp) + 7,8	Analoginsulin
14	Sortis (Pfizer) *(Atorvastatin)*	109 Mio. (rp.) - 1,8	Zu hohe Cholesterinwerte
15	Copaxone (sanofi-aventis) *(Glatiramer)*	109 Mio. (rp) + 17,9	v.a. Multiple Sklerose
16	Inegy (MSD) *(Simva + Ezetrol)*	109 Mio. (rp) + 50,9	Zu hohe Cholesterinspiegel
17	Oxygesic (Mundipharma) *(Oxycodon)*	108 Mio. (BTM)+18,4	Starke Schmerzen
18	Seroquel (AstraZeneca) *(Quetiapin)*	97 Mio. (rp) + 32,0	Atypisches. Neuroleptikum
19	Humira (Abbott) *(Adalimumab)*	96 Mio. (rp) + 61,3	Rheumatoide Arthritis
20	Zyprexa (Lilly) *(Olanzapin)*	96 Mio. (rp) - 12,4	Atypisches Neuroleptikum
Gesamtumsatz Pharmaindustrie 2006		**22.0820 Mio. Euro (+1,3%)**	

rp = rezeptpflichtig; BTM = nur auf Betäubungsmittel-Rezept
Quelle: IMS Umsatzstatistiken DPM Dezember 2006, unveröffentlicht

Aus pharmakotherapeutischer Sicht ist der Umsatz der beiden führenden Mittel völlig unverständlich, beide Wirkstoffe haben gegenüber dem Wirkstoff Omeprazol keinerlei Zusatznutzen, sind aber erheblich teurer. Die Wirkstoffe der führenden Mittel Esomperazol in Nexium und Pantoprazol in Pantozol sind allesamt Magenmittel, die vornehmlich bei Magen-Darm-Geschwüren, mehr und mehr auch bei Geschwüren der Speiseröhre und bei Sodbrennen eingesetzt werden. Sie gehören zur großen Gruppe der sog. Protonenpumpenhemmer, die als wirksamste Mittel bei diesen Krankheiten und Symptomen verordnet und angewendet werden, Die „Muttersubstanz" all dieser Protonenpumpenhemmer ist der Wirkstoff Omeprazol, der vor etwa 20 Jahren im Mittel Antra auf den Markt kam. Inzwischen ist das Patent für diesen Wirkstoff ausgelaufen, es gibt daher Generika von anderen Firmen, also Mittel mit dem gleichen Wirkstoff, die unter neuen Namen in den Markt gebracht werden, z.B. unter dem Zusatz des Herstellernamens zum Wirkstoff, also Omeprazol-ratiopharm. Diese Mittel können auch deshalb preisgünstiger angeboten werden, weil keine neuen klinischen Studien gefordert werden, vielmehr kann sich der Hersteller eines solchen Generikums auf die Daten des Erstanbieters beziehen. Dieses Omeprazol gilt nun schon lange als Standard, die vorliegenden Studien zeigen keinerlei Zusatznutzen für die neuen und deutlich teureren Mittel Nexiium und Pantozol mit den Wirkstoffen Esomeprazol und Pantoprazol. Damit ergibt sich die gleiche Situation wie bei den Insulinanaloga: Die GKV wird stärker zur Kasse gebeten als es der Nutzen des Arzneimittels gerechtfertigt erscheinen lässt. Alle Marketingmaßnahmen der Firmen gegenüber den Ärztinnen und Ärzten sind daher darauf gerichtet, den Umsatz dieser rezeptpflichtigen Mittel nicht nur zu halten, sondern wenn möglich noch zu steigern. Dies gelingt zwar im Jahre 2006 nicht mehr, der hohe Umsatz ist aus Sicht der Versichertengemeinschaft dennoch unerwünscht, denn Nexium und Pantozol sollten gar nicht mehr verordnet werden – das Preis-Leistungsverhältnis ist negativ! Der nach wie vor umsatzstärkste Wirkstoff ist das Clopidogrel – zwei Arzneimittel mit diesem Wirkstoff stehen an Platz 9 und 10. Viele Verordnungen mit diesem Mittel, das typischerweise nach einem Schlaganfall oder Herzinfarkt zur Vermeidung eines weiteren Schlaganfalls oder Herzinfarkts eingesetzt wird, können sicherlich ohne Verringerung von Nutzen und Qualität durch Mittel mit Acetylsalicylsäure (ASS) ersetzt werden, der Effizienzgewinn wäre beträchtlich. Die Mittel mit ASS kosten nur 1/10 im Vergleich zu Clopidogrel. Und dass Atorvastatin und eine besonders teure Kombination aus Simvastatin und Ezetrol die führenden Cholesterinsenker sind, ist ebenfalls unter Berücksichtigung der vorliegenden Evidenz für den alleinigen Wirkstoff Simvastatin schwer nachvollziehbar. Für Simvastatin gilt nämlich das gleiche wie für Omeprazol: Wenn der Cholesterinwert zu hoch erscheint und gesenkt werden soll, gilt Simvastatin als das Mittel der Wahl: Die vorliegenden Studien zeigen, dass mit diesem Mittel am sichersten Folgeereignisse durch zu hohe Cholesterinwerte wie Herzinfarkt vermieden werden können, dass eine gute Verträglichkeit gegeben ist und dass dieses Mittel bezogen auf die Evidenz und Effizienz den übrigen in der Sekundärprophylaxe verwendeten Cholesterinsenkern vorgezogen werden sollte. Dass die Hersteller anderer Cholesterinsenker dennoch durch Marketingmaßnahmen versuchen, Umsatz und Absatz ihrer Produkte zu steigern, kann nicht verhindert werden. Dass aber Ärztinnen und Ärzte diesem „Marketinggetöse" folgen, ist schwer nachvollziehbar, schließlich verdienen sie nichts an teureren Mitteln und die Verführung durch Geschenke oder Reiseangebote sollte auch nicht in diese Art von Korrumpierung münden. Dies sind nur wenige Beispiele aus der Liste der umsatzstärksten Mittel, die Zweifel daran aufkommen lassen, ob denn in der täglichen Verordnungspraxis Aspekte von Effektivität, Evidenz und Effizienz ausreichend berücksichtig werden – auch mit solchen Mitteln lässt sich trefflich Umsatz machen.

3 Müssen neue Arzneimittel so teuer sein?

Die Analyse zeigt also beispielhaft, dass nach wie vor zu hohe Ausgaben an Arzneimittel ohne Zusatznutzen gegenüber anderen, bereits im Markt befindlichen und kostengünstigeren Alternativen gebunden werden. Es müssen aber Wege gefunden werden, damit, wo es möglich ist, wirksame und kostengünstige Mittel verordnet werden, damit dort, wo es notwendig ist, auch teure Mittel mit nachgewiesenem therapeutischen Fortschritt angewendet werden können. Nur wenn diese Strategie konsequent umgesetzt wird, sind auch auf Dauer Arzneimittel für alle Patientinnen und Patienten auch in der Zukunft gut begründet finanzierbar. Eine Hilfe auf diesem Weg ist die Strategie der Kosten-Nutzen-Bewertung, mit der die alleinige Nutzenbewertung sinnvoll ergänzt wird. Auch mit dieser Aufgabe ist nun das IQWiG betraut worden, die heftigen Diskussionen um die Methodik dieser weitergehenden Bewertung zeigen erneut die Befürchtungen vor allem der pharmazeutischen Hersteller vor Umsatz-, Absatz- und Entscheidungsverlust. Dabei können auf Dauer nur industrieunabhängige Evaluationen der Effektivität und Effizienz von Arzneimitteln helfen, die Allokation der Ausgaben für die Arzneimitteltherapie rationaler und begründeter zu gestalten und die zur Verfügung stehenden finanziellen Mittel für sinnvolle und notwendige medizinische Interventionen auszugeben. Nur solche Strategien bringen Rationalität in ein medizinisches Versorgungssystem, das bisher vor allem der Deutungshoheit der Anbieter ausgeliefert war. Sie sorgt dafür, Rationalisierungsreserven erkennbar und nutzbar zu machen und damit einen Beitrag gegen ungezielte Rationierungstendenzen zu leisten. Bevor nicht alle Rationalisierungsmöglichkeiten ausgeschöpft sind, ist jede Form von Rationierung, also die bewusste Vorenthaltung notwendiger medizinischer Maßnahmen, unethisch.

Wenn aber klar ist, dass nur ein Teil der neu zugelassenen Arzneimittel einen wirklichen therapeutischen Zusatznutzen aufweist – im Jahre 2005 waren dies von 21 neuen Wirkstoffen lediglich 11 (siehe Abbildung 2) – muss eine frühzeitige Differenzierungsstrategie vor dem Eintritt in den Markt der gesetzlich oder staatlich geregelten Gesundheitssysteme stehen. Dies gilt vor allem dann, wenn für neue Mittel das Privileg existiert, dass der Preis nicht im System verhandelt, sondern alleine von den Anbietern festgelegt werden kann, wie dies gegenüber allen anderen großen europäischen Pharmamärkten in Deutschland noch immer der Fall ist.

Abbildung 1: Gesamtanzahl der in den vergangenen Jahren neu zugelassenen Wirkstoffe, die in die GKV-Versorgung Eingang fanden:

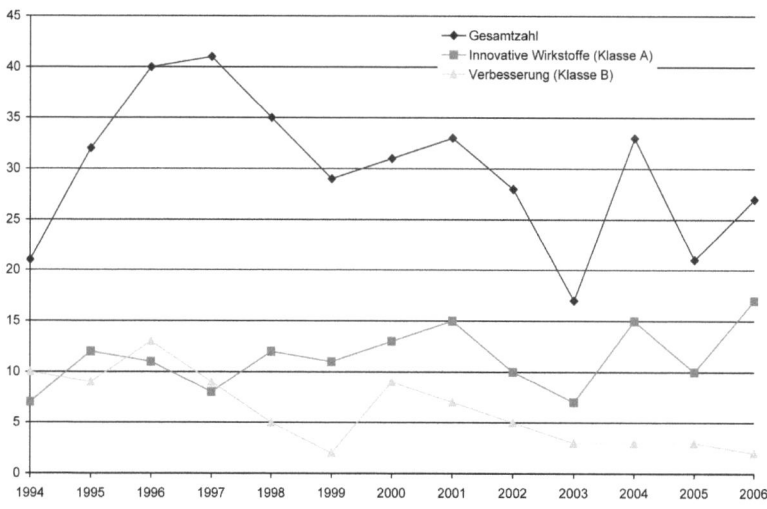

Quelle: Fricke/Schwabe 2006: 47- 48, leicht verändert

Die Preise für Arzneimittel werden immer wieder in Zusammenhang mit den Kosten für Forschung und Entwicklung (FuE) gebracht. Die Anhaben für die Prozentanteile am Umsatz der pharmazeutischen Unternehmen sind aber so unterschiedlich wie die öffentlichen „gehandelten" Zahlen über die absoluten Kosten für die Entwicklung eines neuen Arzneimittels. Die Ausgaben der Mitgliedsunternehmen des Verbandes forschender Arzneimittelhersteller (VFA a) für FuE beliefen sich im Jahr 2003 nach Angaben des Verbandes auf 3,82 Mrd. Euro. Dies waren ca. 14,9% des Umsatzes dieser Unternehmen. Der Durchschnitt für die pharmazeutische Industrie in Deutschland lag laut VFA in 2003 bei 12,1%. Vergleichbare Zahlen finden sich auch im internationalen Rahmen: Reinhardt (2004) berichtet von 14% Umsatzanteil, der bei 13 großen forschungsorientierten Pharmaunternehmen in den USA 2002 in FuE floss. Entsprechende Zahlen von Verbänden der Pharmaindustrie liegen oftmals höher: Laut Angaben des amerikanischen Pharmaherstellerverbandes (PhRMA 2004) beläuft sich der Anteil der Ausgaben für FuE bei PhRMA-Mitgliedsunternehmen im Jahre 2003 auf 15,6%. Im Pharma-Markt Schweiz (2004) ist sogar von 19,9% FuE-Ausgaben für 2003 die Rede. Andere Quellen wie die Public Citizen Health Group (12,5 % in 2001) geben deutlich geringere Werte an. Families USA (2002) spricht von durchschnittlich 11% (2001) bei US-Firmen, die die 50 wichtigsten Arzneimittel für ältere Menschen herstellen.

Auch die Angaben über die Dauer und Kosten der Entwicklung eines Arzneimittels variieren zum Teil erheblich. Die Herstellung einer *new chemical entity* (NCE) dauert ca. zehn bis zwölf Jahre, wovon ca. fünf Jahre auf vorklinische Forschung und weitere fünf Jahre auf die klinischen Phasen I, II und III entfallen (VFA 2004 b). Daran schließt sich die Dauer des Zulassungsverfahrens an. Hierfür sind in Deutschland sieben Monate vorgesehen, dieser Zeitraum wird aber häufig überschritten. Zur Ermittlung der Entwicklungskosten von innovativen Präparaten untersuchten Di Masi (2003) 68 Medikamente von zehn Pharmaunternehmen, die im Zeitraum von 1983 bis 1994 erstmals an Menschen getestet wurden (klinische Phase I). In US-Dollar Preisen von 2000 errechneten die Autoren zum Zeitpunkt der Markteinführung die gesamten FuE-Kosten für ein neues Medikament mit 802 Mio. US-Dollar, wobei sie eine reale Diskontrate von 11% zugrunde legten. Der Einbezug von FuE-Geldern, die nach der Marktzulassung anfielen, erhöhte diesen Betrag auf fast 900 Mio. US-Dollar. In einer Vorläuferstudie aus dem Jahr 1991, die die FuE-Kosten in den achtziger Jahren im Fokus hatte, wurden noch Kosten in Höhe von 231 Mio. US-Dollar (in US-Dollar Preisen von 1987 und mit einer Diskontrate von 9%) ermittelt (Di Masi 1991). Diese Zahlen wurden allerdings schon bei der Veröffentlichung kontrovers diskutiert. Die Public Citizen Group (o. J.) rechnete beispielsweise vor, dass die Kosten für ein neues Medikament nur bei 240 Mio. US-Dollar lägen. Dabei sei auch zu berücksichtigen, dass die Studie von Di Masi (2003) nur die innovativsten Präparate (‚in-house developed NCEs') in ihre Berechnung einbezogen habe. Bei der Interpretation von Aussagen zu den Entwicklungskosten von Medikamenten muss aber berücksichtigt werden, dass diese Kosten je nach Produkt weit streuen (Frank 2003). Viele der jährlich neu auf den Markt gebrachten Arzneimittel sind nämlich keine Neuentwicklungen im eigentlichen Sinne, noch nicht einmal Nachahmerprodukte, sondern lediglich so genannte ‚line extensions' (z. B. zusätzliche Darreichungsformen eines bereits auf dem Markt erhältlichen Medikaments). Nach Angaben des amerikanischen Arzneimittelherstellerverbandes PhRMA 2001 entfielen 1999 ca. 18% der Ausgaben für FuE auf solche Erweiterungen der Produktpalette, andere Quellen sprechen sogar von 30% (Frank 2003; siehe auch Angell 2004). In den 1990ern waren in den USA fast zwei Drittel der neu zugelassenen Mittel andere Zubereitungsformen oder Kombinationen bekannter Wirkstoffe (Pharma-Brief 8-9/ 2001). Ungeachtet ihrer relativ geringen Entwicklungskosten tragen solche Produkte, die durchaus hinsichtlich der Wirksamkeit oder Anwendungsfreundlichkeit Vorteile bieten können, z. T. erheblich zu den Umsätzen und Gewinnen der Hersteller bei. Oftmals wird Forschung und Entwicklung durch ‚Quersubvention' erleichtert, wenn materielle und immaterielle Investitionen für die Entwicklung eines Wirkstoffs auch der Entwicklung eines anderen zugute kommen. Den Ausgaben für FuE stehen die Ausgaben für Marketing gegenüber. Die genaue Höhe der Ausgaben für Marketing ist schwer zu beziffern. Allgemein wird jedoch die Ansicht vertreten, dass sie nicht nur das Niveau der Forschungs- und Entwicklungsausgaben eines Unternehmens erreichen, sondern sogar übersteigen kann. Reinhardt (2004) präsentiert Zahlen für 13 große forschungsbasierte Pharmaunternehmen in den USA, die 14,0% des Umsatzes in FuE und 32,8% in Verkaufsaktivitäten und allgemeine Verwaltungsausgaben investieren. Dies deckt sich mit Angaben für die US-Firmen, die die 50 wichtigsten Arzneimittel für ältere Menschen herstellen und durchschnittlich 27% ihres Umsatzes für Marketing, Werbung und Verwaltungsaufgaben ausgeben (Families USA 2002).

Tabelle 2: Ausgaben in der Pharmabranche für Vertrieb und Verwaltung sowie Forschung und Entwicklung im Jahr 2004 (in % des Umsatzes)

	Vertrieb und Verwaltung	FuE
Pfizer	32,2	14,6
GlaxoSmithKline	34,7	13,9
Sanofi-Aventis	29,3	16,4
Merck	32,0	17,5
AstraZeneca	38,6	16,2
Novartis	31,4	14,9
Wyeth	33,4	14,2
Bristol-Myers Squibb	33,2	12,9
Eli Lilly	30,9	19,4
Roche	33,3	16,3

Quelle: Handelsblatt (2005) nach Unternehmensangaben/eigenen Berechnungen/CSFB

4 Mehr Marketing für Patienten

Etwas anderes ist auffällig: Betrachtet man die Werbeausgaben für verschreibungspflichtige Arzneimittel in den USA, so wird deutlich, dass der am schnellsten steigende Ausgabenblock die Werbung betrifft, die sich direkt an die Patientinnen und Patienten richtet. Um 250% stiegen diese Ausgaben zwischen 1996 und 2001 an, ein Beleg dafür, dass dieses relativ neue Werbefeld sich offensichtlich lohnt: Jeder investierte Dollar bringt 4,20 Dollar mehr im Umsatz – Patienten haben auch bei Arzneimitteln, die nicht unbedingt notwendig oder indikationsgerecht eingesetzt werden, offensichtlich eine hohen Einfluss auf das Verordnungsverhalten von Ärztinnen und Ärzten. Daher sollten alle Strategien in der EU mit großer Aufmerksamkeit verfolgt werden, die in den europäischen Ländern das bisher noch bestehende Werbeverbot für verschreibungspflichtige Mittel abschaffen wollen: Wenn schon Ärztinnen und Ärzte als Experten gegenüber den Marketingmaßnahmen der pharmazeutischen Industrie anfällig sind, um wie viel höher ist dann diese Gefahr bei Patientinnen und Patienten einzuschätzen?

Abbildung 2: Verteilung der Werbeausgaben für verschreibungspflichtige Medikamente in den USA (Mrd. US-Dollar)

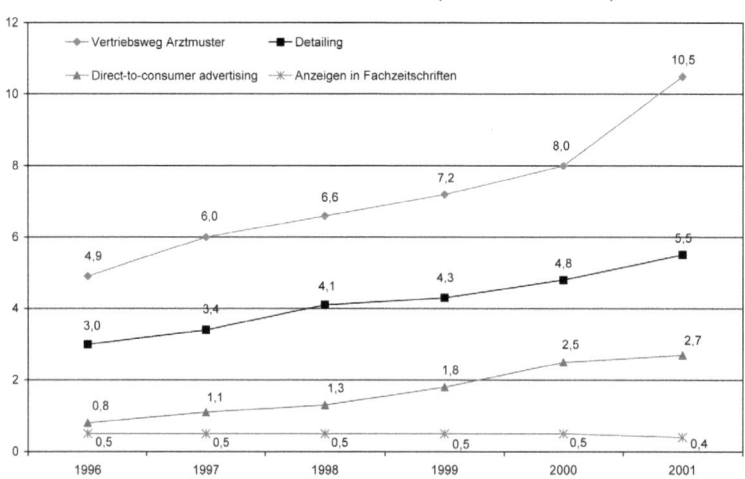

Quelle: Kaiser Family Foundation 2003; www.kff.org/rxdrugs/6084-index.cfm

Informationssteuerung und Produktmarketing zielen vor oder nach der Markteinführung eines Arzneimittels darauf ab, im Bewusstsein der verordnenden Ärzte und der Verbraucher das zu behandelnde Krankheitsbild sowie den Produktnamen oder den Herstellernamen zu verankern. Im Vorfeld der Markteinführung eines neuen Medikaments wird häufig versucht, den Eindruck eines (objektiven) Bedarfs zu erwecken, auf den Verordnende und potenzielle Endverbraucher mit dem Wunsch nach einer Lösung reagieren sollen. Informationen zu Krankheiten und Medikamenten werden gezielt selektiert und über den Lebenszyklus eines Produkts in unterschiedlichen Strategien vermittelt. Dazu gehören u. a (SVR 2005):

- das Erstellen vielfältiger Pressematerialien, die teilweise direkt von den Medien verwendet werden; entsprechende Berichte lenken die Aufmerksamkeit auf die fokussierte ‚Krankheit' und die passenden ‚Therapieoptionen'
- das Sponsoring von ‚unabhängigen Experten', ‚wissenschaftlichen' Symposien und anderen Informations- und Fortbildungsveranstaltungen bis hin zu internationalen Konsensuskonferenzen
- das Entsenden von Pharmareferenten, die in Praxen und Krankenhäusern Informationen zu bestimmten Produkten bereitstellen

- die Finanzierung von so genannten Anwendungs-Beobachtungs-Studien, deren Ergebnisse nur in den seltensten Fällen wissenschaftlich wertvoll sind und die teilweise selektiv publiziert werden
- die Unterstützung (bis hin zur Gründung) von Selbsthilfeorganisationen, aus deren Reihen bei Bedarf Betroffene für Auskünfte zur Verfügung stehen und
- die Initiierung und Beteiligung an ‚Aufklärungskampagnen' zu absatzrelevanten Gesundheitsstörungen.

All diese Aktivitäten sind mit z.T. erheblichen finanziellen Ressourcen verbunden, alle Aufwendungen fließen letztlich in den Arzneimittelpreis ein, der insbesondere bei neuen Arzneimitteln in Deutschland nach wie vor vergleichsweise hoch ist. Solange daher weder die Forschungskosten differenziert und transparent dargestellt und von den Marketing- und Verwaltungsausgaben ausreichend getrennt werden, bleibt das bei uns bestehende Privileg der Preisfestsetzung durch die Hersteller und die nicht vorhandenen Verhandlungsmöglichkeiten ein Einfallstor für die Gier nach kaum begrenzten Profiten. Das Beispiel Lucentis ist hierfür das aktuellste Beispiel, wenn nämlich die Jahreskosten dieses Mittels zur Behandlung der feuchten Makuladegeneration die Jahreskosten für das gleichwertige Produkt Avastin, das allerdings als Krebsmittel zugelassen wurde und im off-label-use außerhalb der Zulassung angewendet wird, um das 30fache übersteigt – statt etwa 400 Euro verursacht Lucentis Kosten von etwa 12.000 Euro pro Jahr.

5 Die Antwort auf systemsprengende Preise: Die Kosten-Nutzen-Bewertung

Besonders problematisch ist dieses Privileg der Preisfestsetzung dann, wenn die neuen Mittel keine oder nur geringfügige Unterschiede gegenüber bereits verfügbaren Arzneimitteln haben und sie bezüglich des therapeutischen Nutzens nicht erkennbar überlegen sind. Daher erscheinen Regelungen überfällig, mit denen sowohl der Zugang zum GKV-Markt als auch das Angebot der verordnungsfähigen Mittel differenziert werden kann. Dies kann z.B. im Rahmen einer „vierten Hürde" geschehen. Im Konzept der „vierten Hürde" werden die Anforderungen des Arzneimittelgesetzes (AMG), die den Zugang eines Arzneimittels auf den Arzneimittelmarkt durch die Zulassungsentscheidung regeln, und des SGB V, mit denen die Anforderungen an eine Behandlung für Versicherte der GKV geregelt wird, berücksichtigt. Das Arzneimittelgesetz erfordert den Nachweis der Wirksamkeit, der Unbedenklichkeit und der pharmazeutischen Qualität und verlangt somit die Überwindung von „drei Hürden" vor der Zulassung eines Arzneimittels. Diese Zulassungsentscheidung ist eine absolute Entscheidung, sie wird nicht im Vergleich gegenüber anderen Mitteln getroffen, die bereits auf dem Markt angeboten werden, sondern nur mit Bezug auf das jeweils zur Diskussion stehende Produkt. Das SGB V fordert die Berücksichtigung weitergehender Kriterien, nämlich der Versorgungsqualität und Wirtschaftlichkeit: Bei jeder Verordnung eines Arzneimittels muss geprüft werden, ob dieses Mittel dem allgemein anerkannten Kenntnisstand in der Medizin entspricht, ob der therapeutische Fortschritt berücksichtigt wurde (Nachweis der Evidenz) und ob diese Arzneimitteltherapie gegenüber anderen Alternativen, ob Arzneimittel oder sonstige Verfahren, wirtschaftlich ist (Nachweis der Effizienz). Es muss also eine relative Entscheidung auch unter Berücksichtigung anderer Möglichkeiten getroffen werden. Diese Aspekte werden unter dem Aspekt der „vierten Hürde" zusammengefasst. Damit wird die Prüfung auf das Kosten-Nutzen-Verhältnis angesprochen. Die im Vergleich erkennbare „Güte" und „Wirtschaftlichkeit" des Mittels spielt somit eine entscheidende Rolle. Diese „vierte Hürde" spielt bislang in der GKV noch keine Rolle, sie sollte aber möglichst bald eingeführt werden, weil nur so erreicht werden kann, dass ungerechtfertigt teure oder schlechter dokumentierte Mittel die begrenzten finanziellen Ressourcen der GKV nicht unnötig belasten.

Jürgen Bausch, der ehemalige Vorsitzende der KV Hessen, hat daher völlig recht, wenn er im Zusammenhang der Krebsmittel wie Glivec oder Nexavar mit Jahrestherapiekosten um die 60.000 Euro und höher konstatiert:

> „Die Herstellerfirmen handeln mit ihrer Preisbildung gegenüber dem System einer solidarisch finanzierten Krankenversicherung verantwortungslos. Sie provozieren den Staat geradezu zu Preiseingriffen in das Hochpreissegment der patentgeschützten Spezialpräparate. Das mindeste, was man erwarten muss, sind Rabattverträge mit einer kräftigen Preissenkung in den Fällen, in denen Patienten erfolgreich über Monate oder gar Jahre das gleiche Präparat einnehmen müssen, um am Leben zu bleiben. Denn durch die langfristige Therapie kommt es zu einer Umsatzgarantie, die für die Kalkulationssicherheit des Herstellers von Bedeutung ist." (Bausch 2007: 96)

Die hier angesprochenen Preis-Volumen-Abkommen, nach denen der bereits verhandelte Preis für Arzneimittel weiter abgesenkt werden muss, wenn der Absatz steigt, sind z.B. in Frankreich gang und gäbe. Die Kritik trifft aber auch den Staat, der Arzneimittel nach wie vor, im Unterschied zu vielen anderen europäischen Ländern, die den halben Mehrwertsteuersatz oder sogar noch weniger fordern, mit dem ganzen Mehrwertsteuersatz belegt. Bei einer Arzneimitteltherapie mit Jahreskosten von 60.000 Euro entfallen bei uns bereits rund 9.580 Euro auf die 19%ige Mehrwertsteuer. Seit der Einführung der pauschalen Apotheken- und Großhandelsmargen sind daher die Hersteller und der Staat die großen Verdiener – ein Arzneimittel mit einem Herstellerabgabepreis von 1.000 Euro verteuert sich auf dem Weg zum Verbraucher auf 1.308,88 Euro – 60 Euro bleiben für den Großhandel, 39,90 für die Apotheke und 209,98 für den Staat. Die Zeit der sog. Apothekenpreise ist bei Arzneimitteln vorbei, es geht vielmehr um Hersteller- und Staatsgewinne.

Die nun mit der letzten Reform geplante Kosten-Nutzen-Bewertung, die auch die Basis zur Festlegung von Höchstpreisen und Preisverhandlungen unterhalb der Höchstpreise sein soll, ist daher in Deutschland dringend überfällig (§ 31 2 a in Verbindung mit § 35 b SGB V). Nur auf diese Weise lässt sich der Wert neuer Arzneimittel ausreichend differenzieren, nur auf diese Weise kommt es auch in Deutschland für die GKV endlich zu Verhandlungsmöglichkeiten über den Preis. Letztlich sollte jedes Arzneimittel, das im Rahmen der GKV verordnet werden darf, eine Kosten-Nutzen-Bewertung durchlaufen. Nur über diesen Weg können wir auf Dauer sicherer werden, dass das Preis-Leistungs-Verhältnis für die Arzneimittel stimmt und dass kein Geld im Arzneimittelbereich verschwendet wird – vorausgesetzt, es werden die richtigen Mittel auch richtig eingesetzt! Damit wird der Wettbewerb um wirkliche therapeutische Innovationen verbessert, die Ausgaben für Arzneimittel ohne nachgewiesenen Zusatznutzen verringert und ein finanzieller „Headroom for Innovation" geschaffen – es sollen schließlich nur solche Arzneimittel von der GKV belohnt werden, die tatsächlich einen Beitrag zu einem besseren therapeutischem Outcome und zu mehr Effizienz leisten. Auf diese Weise wird es auch in der Zukunft möglich sein, die Ausgaben für Arzneimittel so zu gestalten, dass möglichst alle Versicherten am therapeutischen Fortschritt teilhaben können. Der Wettbewerb um Effizienz sollte auch die Forschungsaktivitäten pharmazeutischer Hersteller leiten, dabei geht es neben den Angeboten für die Anwendung bislang nicht oder nur schlecht behandelbarer Erkrankungen um die Substitution kostenintensiver anderer Behandlungen wie z.B. im Krankenhaus. In der Bewertung der Effizienz von Arzneimitteln darf daher nicht ausschließlich der Sektor „Arzneimittel" im Mittelpunkt stehen, es geht vielmehr um den gesamten Behandlungsablauf. Auch diese Sichtweise könnte dazu beitragen, den Nutzen einer Arzneimitteltherapie stärker herauszustellen. Dass sich dieser Nutzen vor allem am Bedarf der Patientinnen und Patienten orientiert, sollte selbstverständlich sein.

Die Kriterien hierfür sind bekannt: Es geht um

- die Verringerung von Morbidität und Mortalität
- die Verringerung der Kontakthäufigkeit mit dem medizinischen Versorgungssystem
- die Möglichkeit einer angemessenen und an den Präferenzen der Patienten orientierten Behandlung und
- die Verbesserung von Lebensqualität trotz einer bestehenden Erkrankung.

Wenn diese Kriterien mit einer Arzneimittelbehandlung erfüllt werden können und zusätzlich die Effektivität und Effizienz der Therapie im Rahmen der hier skizzierten ‚vierten Hürde' nachgewiesen ist, sollten die besten Voraussetzungen dafür gegeben sein, dass auch in Zukunft Qualität und therapeutischer Fortschritt für alle Patientinnen und Patienten gewährleistet werden kann. Dann wird die Arzneimitteltherapie im Gegensatz zu heute eine rationale und effiziente Basis der Versorgung in unseren Gesundheitssystemen bilden, für deren Finanzierung die notwendigen Voraussetzungen geschaffen werden müssen: Unter diesen Bedingungen ist sie dann nämlich ein besonders nützliches und wirtschaftliches Angebot, Patientinnen und Patienten zu behandeln und leistet einen nachhaltigen Beitrag zu mehr Qualität, Effizienz und Patientenorientierung in der medizinischen Versorgung.

Literatur

Angell, Marcia (2004): The truth about the drug companies: how they deceive us and what to do about it. New York.

Bausch, Jürgen (2007): Teure Tyrosinkinasehemmer mit systemsprengender Wirkung. Arzneiverordnung in der Praxis. 34, 4. 94-96.

Der Arzneimittelbrief (2007): Neu eingeführte Arzneimittel 2005. 41,1. 1-3.

Di Masi, Joseph A./Hansen, Ronald W./Grabowski, Henry G. (2003): The price of innovation: new estimates of drug development costs. Journal of Health Economics, Vol. 22. 151-185.

Di Masi, Joseph A./Hansen, Ronald W./Grabowski, Henry G./Lasagna Louis (1991): Cost of innovation in the pharmaceutical industry. Journal of Health Economics, Vol. 10. 107-142.

Frank, Richard G. (2003): New estimates of drug development costs (Editorial). Journal of Health Economics, Vol. 22. 325-330.

Families USA (2002): Profiting from Pain: Where Prescription Dollars Go. Families USA Publication No. 02-105.

Handelsblatt (2005): Pharmabranche hofft auf Ende des Wettlaufs im Außendienst. Nr. 31, 14.2.2005. 12.

IMS – Institut für medizinische Statistik (2006): DPM-Der pharmazeutische Markt. Statistiekn für das Jahr 2006. Frankfurt a.M.

Kaiser Family Foundation (2003): Impact of direct-to-consumer advertising on prescription drug spending. www.kff.org/rxdrugs/6084-index.cfm (Zugriff am 10.08.2008).

Kaiser, Thomas/Ewers, H./Waltering, A./Beckwermert D./Jennen C./Sawicki, P.T. (2004): Sind die Aussagen medizinischer Werbeprospekte korrekt? arznei-telegramm 2/2004, Jg. 35. 21-23.

Pharma-Brief (2001): Der 500 Millionen Bluff. Was kostet Forschung wirklich? Pharma-Brief Nr. 8-9. 1-2.

PhRMA (Pharmaceutical Research and Manufacturers of America) (2001): Pharmaceutical Industry Profile 2001. Washington.

PhRMA (Pharmaceutical Research and Manufacturers of America) (2004): Pharmaceutical Industry Profile 2004. Washington.

Public Citizen Group (o. J.): Would lower prescription drug prices curb drug company Research & Development? www.citizen.org/print_article.cfm?ID=7909 (18.04.2005).

Reinhardt, Uwe E. (2004): An Information Infrastructure for the Pharmaceutical Market. Health Affairs, Vol. 23(1). 107-112.

Reinhardt, Uwe E./Hussey, Peter S./Anderson, Gerard F. (2004): U.S. health care spending in an international context. Health Affairs, Vol. 23(3). 10-25.

Sachverständigenrat zur Begutachtung der Entwicklung im Gesundheitswesen (2005): Koordination und Qualität. Arzneimittelteil ab Ziffer 738.

Schwabe, Ulrich/Paffrath, Dieter (Hrsg.) (2006): Arzneiverordnungs-Report 2005. Heidelberg. Springer.

Schwabe, Ulrich/Paffrath, Dieter (Hrsg.) (2008): Arzneiverordnungs-Report 2007. Heidelberg.

VFA (Verband Forschender Arzneimittelhersteller e.V.) (2004a): Forschung für das Leben. Entwicklungsprojekte für innovative Arzneimittel. Berlin.

VFA (Verband Forschender Arzneimittelhersteller e.V.) (2004b): Statistics 2004. Die Arzneimittelindustrie in Deutschland. Berlin.

Pharmaunternehmen im Spannungsfeld von Shareholdern und Stakeholdern

Claudia Heilig

Einleitung

Die Arzneimittelversorgung gehört zu den wichtigsten Bereichen des Gesundheitssektors. In Deutschland entfielen im Jahr 2006 im Bereich der gesetzlichen Krankenkassen 25,9 Milliarden Euro auf Arzneimittelausgaben. Damit rangieren sie auf Platz zwei der Gesamtausgaben von rund 150 Milliarden Euro nach den Ausgaben für die Krankhauskosten und vor den Ausgaben für ärztliche Behandlungen. Darin liegt begründet, warum die Pharmaunternehmen im Kreuzfeuer mehrerer Akteure der Gruppen Stakeholder und Shareholder stehen. Beide Gruppen haben unterschiedliche Anforderungen an die pharmazeutischen Industrien. Die Gruppe Shareholder fordert die Einhaltung des wichtigsten unternehmerischen Ziels der Gewinnmaximierung, um selber an den Gewinnen partizipieren zu können. Die Akteure der Gruppe Stakeholder mit den Arzneimittelendverbrauchern, den Ärzten, den Apothekern und den Sozialversicherungen sind mit den rein ökonomischen Überlegungen der Pharmaunternehmen zur Gewinnmaximierung nicht einverstanden und fordern die Unternehmen auf, die solidarische Finanzierbarkeit der Gesundheitsversorgung auf Dauer nicht zu überfordern, damit alle Menschen an der Arzneimittelverteilung unabhängig von ihrem Geschlecht, ihrem Alter, ihrer Herkunft oder ihrer Bildung teilhaben können.

Die Pharmaindustrie soll seit Jahren eine der stabilsten Branchen sein und weist angeblich gegenüber anderen Branchen jedes Jahr „Traum"-Renditen und -Gewinne in ihren Jahresabschlüssen aus. Die Wachstumsraten liegen innerhalb der deutschen Pharmaindustrie immer noch bei durchschnittlich 6%, während andere Teile der deutschen Wirtschaft immer mehr Verluste verbuchen müssen und die Zahlen aus der Pharmaökonomie eher für ein „Wirtschaftsmärchen" halten. (Vollborn/Geoegescu 2004: 166-167)

Es soll daher im ersten Teil dieses Beitrages die wirtschaftliche Lage der pharmazeutischen Industrie aufgezeigt werden. Im Anschluss soll die Forschungsgeschichte der pharmazeutischen Unternehmen, die in der Vergangenheit einen wichtigen Beitrag zur ökonomischen Situation der Pharmaunternehmen geliefert hat, dargestellt werden. Im weiteren Verlauf des Beitrages soll der Fokus auf die Methoden bzw. auf die Strategien und Kommunikationsprozesse gelegt werden, um zu verfolgen, wie die pharmazeutische Industrie das Erreichen der ökonomischen Ziele versucht zu realisieren. Dafür werden im dritten Teil dieses Beitrages Forschungs- und Vermarktungsstrategien mit ausgewählten Beispielen aus der Realität aufgezeigt, damit soll dieser Beitrag kritisch die Strategien der pharmazeutischen Unternehmen beleuchten.

1 Die wirtschaftliche Situation der Pharmaindustrie

Dominiert wird dieser Markt von den zehn größten Pharmaunternehmen, die rund 46% des weltweiten Umsatzes für sich verbuchen können. Global fallen rund 15% der gesamten Gesundheitsausgaben für Medikamente an. Im Jahr 2006 verbuchte die Pharmaindustrie weltweit einen Umsatz von 643 Milliarden US-Dollar. (Verband Forschender Arzneimittelhersteller (VFA) 2006:3)

Abbildung 1: Weltweiter Pharmaumsatz in Milliarden US-Dollar

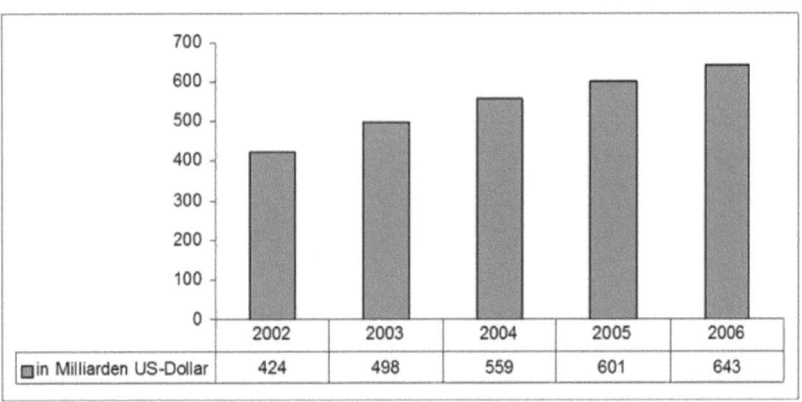

Eigene Darstellung Quelle: VFA, Statistics 2003 bis 2007

Dabei sind die Ausgaben weltweit gesehen sehr ungleich verteilt, so wird in Ländern mit hohem Einkommen (das sind laut der Definition der Weltbank

Länder mit einem Einkommen von mehr als 9.386 US-Dollar pro Kopf und pro Jahr) fast 100 mal so viel für Arzneimittel ausgegeben wie in den armen Ländern. Das heißt, dass rund 84% des Umsatzes in den USA, Europa und Japan erzielt werden. In diesen Ländern wird ein großer Teil der Kosten über die Sozialversicherungssysteme getragen, die mit unterschiedlichen privatwirtschaftlichen, betrieblichen und / oder staatlichen Anteilen finanziert werden. Dagegen müssen Arzneimittel in den armen Ländern vorwiegend aus eigener Tasche gezahlt werden. In Afrika und auch in einigen asiatischen Staaten reichen die finanziellen Mittel vieler Menschen nicht oder allenfalls bedingt aus, um sich die notwenigen Arzneimittel leisten zu können. (Schaaber 2006: 202-205)

Abbildung 2: Anteile am Pharmaumsatz 2006

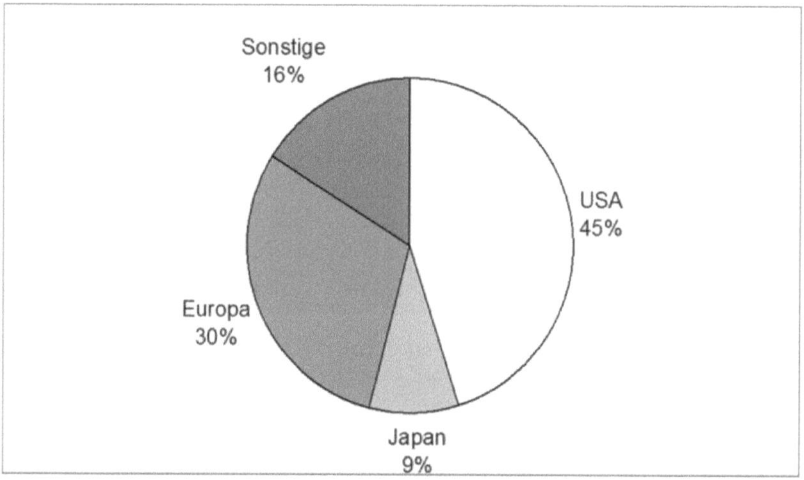

Eigene Darstellung: Quelle: VFA, Statistics 2003 bis 2007

Die vier „Pharmariesen" Pfizer, GlaxoSmithKline, Novartis, und Sanofi-Aventis haben einen Aktienwert von über einer halben Billion US-Dollar, dies entspricht dem Bruttoinlandsprodukt von Norwegen und Schweden zusammen. Dabei konnte beispielsweise Pfizer zum Jahresende 2006 immer noch einen Börsenwert von rund 172 Milliarden US-Dollar für sich allein verbuchen, obwohl Pfizer einen Werteverlust von über 28 Milliarden US-Dollar hinnehmen musste, nachdem die Entwicklung für ein Cholesterin-Mittel gestoppt wurde (www.manager-magazin.de). Der insgesamt hohe Marktwert des Pharmaunternehmens lässt sich damit erklären, dass in der Vergangenheit unliebsame Konkurrenten wie Warner Lambert oder Pharmacia vom Pfizer Imperium einverleibt wurden (Vollborn/Geoegescu 2004: 166-167).

Im Jahr 2006 machte Pfizer weltweit einen Umsatz von rund 48,4 Milliarden US-Dollar. 1,6 Milliarden US-Dollar Umsatz wurden dabei alleine in Deutschland erzielt. Damit stellt das deutsche Tochterunternehmen für die deutsche Pharmalandschaft einen Pharmagiganten dar, der im Jahr 2006 rund 5.200 Mitarbeiter und weltweit 106.000 Mitarbeiter beschäftigte (Pfizer 2006).

Auch wenn in Deutschland im Jahr 2006 im Verhältnis nur 25,9 Milliarden Euro im GKV-Markt zuzüglich der Umsätze aus den Privatverordnungen und den rezeptfreien Arzneimitteln am gesamten Pharmamarkt gemacht wurden, sollte die Macht der Pharmaindustrie in Deutschland nicht unterschätzt werden, denn sie beeinflusst politische Entscheidungen und trägt durch die freie Preisgestaltung der Arzneimittel wesentlich zu den enormen Kosten im Gesundheitswesen bei. Die großen Mitglieder des VFA diktieren die Spielregeln für den deutschen Arzneimittelmarkt. Dabei stehen im Mittelpunkt immer die ökonomischen Ziele zur Erreichung der Gewinnmaximierung. Um dies Ziel erreichen zu können, muss der Pharmamarkt immer wieder von den Pharmaunternehmen mit neuen Arzneimitteln bedient werden. Unter dem Aspekt der Wirtschaftlichkeit müssen sich Pharmaunternehmen stärker marktwirtschaftlich orientierten.

2 Strategien in der Forschung und Vermarktung von Arzneimitteln

In der Vergangenheit war eine Positionierung auf dem Arzneimittelmarkt nicht schwer, denn es gab genügend behandlungsbedürftige und -fähige Krankheiten. Somit beschränkte sich der Absatzmarkt der pharmazeutischen Industrien ausschließlich auf die Kranken. Es mussten für Marktchancen keine Krankheiten erfunden werden, die neue Absatzmärkte erschließen sollten. So konnten einige Erfolge in der Forschung und Entwicklung erzielt werden. Noch heute ist das Breitband-Penicillin unentbehrlich, da es gegen eine Vielzahl von Erregern wirksam ist und daher in der Intensivmedizin von Schwerkranken eingesetzt werden kann. Und auch nur wenigen wird noch x bekannt sein, dass zu Beginn des 20sten Jahrhunderts die Tuberkulose an der Spitze der Todesursachen stand. Hier konnte auf Grund der ständigen Forschungsbemühungen der Pharmaindustrie Mitte des 20sten Jahrhunderts ein Durchbruch mit dem Tuberkulostatika erzielt werden (Bundesverband der Pharmazeutischen Industrie (BPI) 1987: 32). In der Regel werden mehrere dieser Mittel in Kombination über mehrere Monate hindurch eingenommen. Dadurch kann die Tuberkulose völlig ausgeheilt werden.

Auch in der Hormonforschung konnten in der zweiten Hälfte des vergangenen Jahrhunderts entscheidende Fortschritte gemacht werden. Nach der klassischen Einphasen-Pille wurden die Zwei- und Dreiphasen-Präparate sowie die Minipille entwickelt, die heute ganz individuell auf den Körper der Frau eingesetzt werden kann. Nicht zu vergessen bei der Betrachtung der Hormonforschung ist aber auch die Einführung von Cyproteron-acetat als Antiandrogen, das nicht nur für die Resozialisierung von Triebtätern, sondern auch bei Frauen mit ausgeprägtem Hirsutismus oder schweren Akneformen eingesetzt werden kann.

Mit Hilfe der Gentechnologie ist seit den letzten Jahren die Gewinnung von Humaninsulin aus Colibakterien möglich geworden. Diese Möglichkeit eröffnet dem Diabetiker, mit einem Insulin behandelt zu werden, das dem körpereigenen nahezu vollständig entspricht. In der Pharmaindustrie wird die Produktion der Colibakterien aber auch zur Gewinnung von Wachstumshormonen und Interferonen eingesetzt.

Heute können von den forschenden Pharmaindustrien kaum noch wirkliche Innovationen für behandlungsbedürftige Krankheiten angeboten werden. Um dennoch weiter Umsätze und Gewinne realisieren zu können, wird von vielen Pharmaunternehmen versucht, sogenannte Scheininnovationen auf den Markt zu bringen und sie dort erfolgreich zu positionieren. So wurden im Jahr 2005 21 Arzneimittel neu zugelassenen, davon schafften es nur zehn in die Kategorie A der Bewertung des Kölner Pharmakologen Uwe Fricke und verfügen somit über ein neues Wirkprinzip mit therapeutischer Relevanz (Grill 2007: 21-23). In der Tabelle 1 sind diese neuen Arzneimittel in vier Klassen eingeteilt: Die mit A gekennzeichneten Mittel werden als therapeutische Innovationen eingestuft, die mit B gekennzeichneten verfügen zumindest noch über eine technologische Innovation, d.h. es wurden zusätzliche Zubereitungsformen auf den Markt gebracht, die eine Therapie erleichtern können (z.B. das Pflaster mit Schmerzwirkstoffen für eine chronische Behandlung von Patientinnen und Patienten, die schlecht schlucken können). Arzneimittel, die aus therapeutischen Gründen nicht erforderlich sind, weil bereits bewährte Mittel auf dem Markt verfügbar sind, werden in der Tabelle 1 mit C gekennzeichnet. Mit D werden alle schlichtweg überflüssigen Mittel gekennzeichnet.

Tabelle 1: Die neuen Wirkstoffe des Jahres 2005, die in die GKV eingeführt wurden

Neuheiten des Jahres 2005			
Arzneimittel	Anwendungsgebiet	Hersteller	Bewertung
Aloxi	Erbrechen Chemotherapie	Ribosepharm	B
Alvesco	Astma	Altana	B
Aptivus	Aids	Boehringer Ingelsheim	A
Argatra	Gerinnungshemmend	Mitsubishi Pharma	A
Avastin	Krebs	Roche	A
Azilect	Parkinson-Krankheit	Lundbeck	C
Emselex	Inkontinenz	Bayer	C
Kepivance	Entzündungen der Mundschleimhaut bei Krebs	Amgen	A
Lotemax	Entzündungen am Auge nach OP	Mann Pharma	C
Noxafil	Pilzinfektion	Essex Pharma	B
Orfadin	Stoffwechselkrankheit	Swedish Orphan	A
Panretin Gel	Hautgel bei Aidserkrankung	Cephalon	A
Primovist	Kontrastmittel	Schering	C
Somatuline	Vergrößerung der Körperendglieder	Ipsen	C
Strattera	ADSH	Lilly	A / D
Tarceva	Lungenkrebs	Roche	A
Xagrid	Verringern der Thrombozytenzahl	Shire	A
Xolair	Astma	Novartis	A
Zemplar	Nierenversagen	Abbott	C
Zonegran	Epilepsie	Eisai Pharma	C

Eigene Darstellung, Quelle: Grill 2007: 21 – 23

3 Strategien im Produktwettbewerb

Mit Ablauf des Patentschutzes und somit dem Beginn der Generikaherstellung kommt es in der Regel im Rahmen des dann einsetzenden Preiswettbewerbs zwischen Generika und Erstanbieterprodukten zu Preissenkungen dieser über lange Jahre monopolartig vermarkteten Erstanbieterprodukte. Dies verringert den Gewinn und den Deckungsbeitrag des Erstanbieters. Um diesem entgegenzuwirken, wird häufig vom Erstanbieter erneut ein Patenschutz für eine leicht verbesserte oder nur leicht veränderte Version des gleichen Präparats beantragt, das sich aber in der chemischen Formel des Originalpräparates nur wenig unterscheidet. Es stellt damit keine echte Innovation sondern nur eine „ökonomische Innovation" zur Erreichung der ökonomischen Ziele dar (Grill 2007: 21-23).

Weiterhin ist zu beobachten, dass Pharmaunternehmen versuchen, sogenannte Lifestylepräparate zu vermarkten, die sich auf Grund des Wohlstandes in allen Schichten unserer Gesellschaft gut vermarkten lassen, da der Arzneimittelendverbrauch und der Wohlstand einer Bevölkerung stark korrelieren. Denn auf der einen Seite ermöglicht der wachsende Lebensstandard höhere Ausgaben für Arzneimittel, andererseits müssen aber auch höhere Aufwendungen für die Gesundheitsvorsorge auf Grund der Folgen des Wohlstandes wie der höhere Verbrauch von Genussmitteln, falsche Ernährung, hohe Hygieneanforderungen, Bewegungsmangel und Stress bereitgehalten werden. Auch hier ist es beliebter, eine Pille einzunehmen, als den Konsequenzen durch Verhaltensänderungen entgegenzuwirken (Fischer/Breitenbach 2003: 7).

Aus dieser Situation heraus werden diese Lifestyle-Pharmaka und andere Mittel, die einen ungesunden Lebensstil behandeln können, als Markenartikel propagiert und positioniert, um über Bedürfnisweckung und –befriedigung zu überleben. Auch einzelne Generikahersteller versuchen, ihre Produkte als Markenartikel auf dem Pharmamarkt anzubieten. Ein Trend dafür kann in der Produktplatzierung von ratiopharm und Hexal beobachtet werden. Denn obwohl Generika unter den gesetzlich Versicherten häufig als „Billig-Arzneimittel" gelten, werden die Nachahmerprodukte dieser beiden Pharmaunternehmen längst nicht mehr nur als „namenlose" oder „imageschwache" Generika im Sinne einer kostengünstigen Alternative angesehen, sondern auch als Markenprodukte anerkannt. Ein Indiz dafür ist der Slogan, mit dem das Pharmaunternehmen Ratiopharm wirbt: „Da gibt's doch was von ratiopharm!"

4 Bedeutung von Marken im Pharmamarkt

Marken haben in unserer Gesellschaft eine soziale Bedeutung und signalisieren die Zugehörigkeit oder die Abgrenzung einer Gesellschaftsgruppe und repräsentieren ein Statement der Person selber. Wann immer Marken vom Verbraucher wahrgenommen werden, wird – wie im Slogan von ratiopharm veranschaulicht

– im Gehirn ein sogenannter Hirnscanner aktiviert. Um diese Aktivierung des Hirnscanners der Arzneimittelendverbraucher zu stimulieren, wird deren direkte Ansprache aus Sicht der pharmazeutischen Unternehmen immer wichtiger. Diese Kommunikationsprozesse zwischen der pharmazeutischen Industrie und dem Arzneimittelendverbraucher beruhen auf den bekannten Grundmodellen der Kommunikation. Der Sender verschlüsselt seine Botschaft und sendet diese über einen Kanal an den Empfänger, der diese seinerseits wieder entschlüsselt. Die Bedeutung einer Botschaft entsteht aber erst durch die Dekodierung der Botschaft beim Endverbraucher. Mit Hilfe von Tönen, Stimme und Mimik kann die tatsächliche Bedeutung einer Botschaft richtig entschlüsselt werden, da sich das Gehirn auf die effiziente Wahrnehmung und Verarbeitung spezialisiert hat (Scheier/Held 2007: 29-33).

Für die Praxis heißt dies, dass es zu Kommunikationsproblemen kommen kann, wenn die Botschaft vom Arzneimittelendverbraucher falsch entschlüsselt oder durch einen Agenten wie beispielsweise einen Arzt oder einen Apotheker gefiltert weitergegeben wird und somit die Botschaft nicht komplett bei dem Arzneimittelendverbraucher ankommt. Ziel aus Sicht der pharmazeutischen Industrie muss es also sein, den Arzneimittelendverbraucher selber und direkt zu erreichen, da er der als letztes Glied der Absatzkette der eigentliche Nachfrager ist. Damit auf dem Weg zum Arzneimittelendverbraucher keine in der Werbung enthaltenden Informationen falsch, selektiv oder gar nicht ankommen, weil beispielsweise kein Bedürfnis für das Arzneimittel geschaffen wurde, suchen die pharmazeutischen Unternehmen Strategien, um ihre Produkte direkt beim Arzneimittelendverbraucher bewerben zu können, zum Teil auch unter Umgehung des Verbotes für verschreibungspflichtige Arzneimittel. Viele dieser Werbekampagnen richten sich an die Urängste des Menschen wie Tod, Verfall und Krankheit. Dies begründet sich durch den sich vollziehenden Wertewandel in unserer Gesellschaft. Der Erhalt von Gesundheit wird damit zunehmend als eine persönliche Kompetenz verstanden, die Leistungsfähigkeit, Attraktivität und gute Laune beinhaltet. Dieser Paradigmenwechsel führt somit von einer echten Krankheitsbehandlung zu einer Lifestylebehandlung.

Im Bereich der „echten" Krankheitsbehandlung richtete sich das bisherige klassische Marketing der Pharmaunternehmen für verschreibungspflichtige Arzneimittel an niedergelassene Ärzte, Klinikärzte und Apotheker. Dabei waren die wichtigsten Zielgruppen der Pharmaunternehmen medizinische Fakultäten und Universitätskliniken, weil Fachärzte an kommunalen Kliniken der Aufsicht des Krankenhausträgers in Bezug auf von der pharmazeutischen Industrie bezahlten Dienstreisen, Kongressbesuchen, Fachvorträgen und Geschenken unterliegen. Dagegen gehören Gutachten, Forschungen und unterschiedliche Untersuchungen zum Aufgabengebiet eines Professors am Universitätsklinikum, so dass Dienstreisen, Fachvorträge, Kongressbesuche und Einwerben von Geldern für Drittmittelprojekte nahezu uneingeschränkt möglich sind (Transparency Deutschland 2008: 37).

Zu beobachten ist jedoch, dass auf dem Pharmamarkt innerhalb dieser Zielgruppen langsam eine gewisse Abwehr eintritt. Dies liegt zum Teil darin begründet, dass Ärzte von mehreren Vertretern einer Pharmaunternehmung besucht werden. Auf eine Anzahl von etwa 100.000 niedergelassenen Ärzten kamen im Jahr 2000 nahezu 15.500 Pharmareferenten. Damit hatten die Pharmareferenten ungefähr in dem Jahr eine Arztkontakthäufigkeit von insgesamt 20 Millionen Arztkontakten, umgerechnet wären dies etwa 200 Kontakte pro Arzt. Im Zeitraum November 2002 bis Oktober 2003 lag diese Zahl bereits bei 25 Millionen. Arztkontakten. (Sachverständigenrat zur Begutachtung der Entwicklung im Gesundheitswesen 2005: 334)

Ärzten scheint diese Kontakthäufigkeit zunehmend zu widerstreben, sie nehmen sich immer weniger Zeit für die Gespräche mit dem Pharmareferenten und in einigen Kliniken werden sie nicht mehr bis zum Arzt durchgelassen (Kaimann 2005). Dies bedeutet, dass nur wenig Arbeitszeit eines Pharmareferenten mit dem Arzt verbracht wird, die andere Zeit füllt der Pharmavertreter mit Warten und Reisen aus. Darin könnte begründet liegen, dass im Jahr 2007 mehrere Pharmaunternehmen ankündigten, dass sie sich von einem Teil ihrer Pharmareferenten trennen wollten. So kündigte beispielsweise AstraZeneca im Mai 2007 an, sich von 440 der 1300 Pharmavertreter trennen zu wollen (Kuchenbuch 2007). Und auch der Generikahersteller Stada kündigte im September 2007 an, 230 seiner Außendienstmitarbeiter auf einen Anbieter von pharmazeutischen Außendiensttätigkeiten übertragen zu wollen (Stada Pressemitteilung vom 28. September 2007).

5 Direct-to-Consumer Advertisment (DTCA)

Aus Sicht der Pharmaunternehmen wird die Werbung für verschreibungspflichtige Arzneimittel im Rahmen des Pharmamarketings oder des DTCAs, das sich trotz Verbotes direkt an den Arzneimittelendverbraucher richtet, um so den ökonomischen Anforderungen wie Gewinnmaximierung und dem Erhalt des Börsenwertes zu genügen, immer wichtiger. Und auf Grund der stark gestiegenen Internetnutzung der Verbraucher wird der Arzneimittelendverbraucher aus Sicht der Pharmaindustrie nicht mehr nur als Verbraucher sondern mehr und mehr als Nachfrager gesehen, der Informationen über die Arzneimittel benötigt (Simon 2007: 41).

Abbildung 3: Informationsquellen des Arzneimittelendverbrauchers

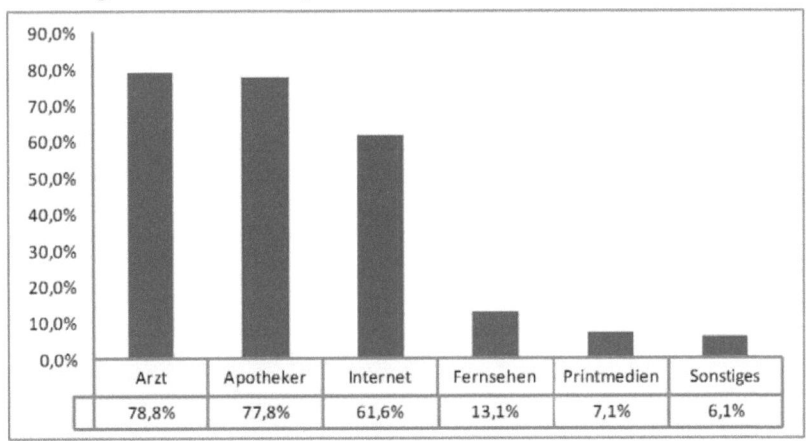

Quelle: eigene Erhebung im Rahmen einer Online-Arzneimittelendverbraucherbefragung 2008

Die Arzneimittelendverbraucher werden von der Pharmaindustrie beeinflusst, damit sie in der Arztpraxis aus gut nachvollziehbaren Gründen auf die Verordnung angeblich besser wirksamer Arzneimittel drängen. Und so warb Pfizer, nachdem das verschreibungspflichtige Medikament Sortis unter die Festbetragsregelung der Gesundheitsreform fiel, mit ganzseitigen Anzeigen in Tageszeitungen mit dem Text „Krankenkassenbeiträge senkt man nicht, indem man Cholesterinwerte erhöht", „das nachweislich beste Statin nicht mehr voll erstattet" oder den „Kassenpatienten den Zugang zu diesem wichtigen Arzneimittel erschwert" (Grill 2007: 38-39). Mit den Werbeanzeigen, die für ein erhebliches Presseecho sorgten, wollte Pfizer auf die Tatsache hinweisen, dass Sortis-Verbraucher die entstehenden Mehrkosten aus der eigenen Tasche zahlen müssen, da der Preis von Sortis aus Gründen der europäischen Preispolitik von dem Pharmaunternehmen Pfizer nicht auf den Festbetrag gesenkt wurde. Obwohl ein Verstoß gegen das Verbot von öffentlicher Werbung für verschreibungspflichtige Arzneimittel in Deutschland im Vergleich zu anderen Ländern nur selten geahndet wird, wurde Pfizer für die Anzeige durch die Wettbewerbszentrale wegen des

Verstoßes gegen die Vorschrift des § 10 Heilmittelwerbegesetz abgemahnt, da eine Werbung für verschreibungspflichtige Arzneimittel außerhalb der Fachkreise unzulässig ist. Das Unternehmen gab gegenüber der Wettbewerbszentrale eine Unterlassungserklärung ab (Zentrale zur Bekämpfung unlauteren Wettbewerbs 2004: 39). Neben einem Verstoß gegen das Heilmittelwerbegesetz kam in diesem Fall hinzu, dass Patienten unnötig beunruhigt wurden, denn das angeblich beste Arzneimittel hielt den wissenschaftlichen Überprüfungen des Instituts für Qualität und Wirtschaftlichkeit (IQWiG) im Gesundheitswesen nicht stand – es wurde in den Hauptindikationen nicht besser als weit kostengünstigere Alternativen bewertet (IQWiG: 2005). Aber diese Botschaften haben bei den Arzneimittelendverbrauchern das erreicht, was sie erreichen sollten und für diese bestätigte sich die These, dass gesetzlich versicherte Arzneimittelendverbraucher mit Generika versorgt werden, die sie als Arzneimittel zweiter Klasse wahrnehmen.

Weiterhin kann beobachtet werden, dass die direkte Ansprache von Arzneimittelendverbrauchern durch die Platzierung von Fachartikeln in der Laienpresse immer attraktiver wird. So werden von Pharmaunternehmen vielfältige Pressematerialien erstellt, die teilweise direkt von den Medien verwendet werden. Diese Berichte sollen die Aufmerksamkeit der Arzneimittelendverbraucher unbewusst auf die fokussierten Krankheiten und die dazu passenden Therapieoptionen lenken. Aus diesem Grund veranstaltete das Pharmaunternehmen Sanofi-Aventis im Jahr 2006 zur Markteinführung von Rimonabant (Acomplia®) eine Pressekonferenz. Obwohl das Arzneimittel von der Europäischen Arzneimittelagentur (EMEA) ausschließlich zum Abnehmen zugelassen und ausdrücklich darauf verwiesen wurde, dass Rimonabant kein Mittel ist, um Herz-Kreislauferkrankungen zu verhindern, wird im Magazin *Der Spiegel* erklärt, dass das Medikament der Fettleibigkeit, der Diabetes und auch dem Herzinfarkt vorbeugen soll. Darüber hinaus wird spekuliert, ob das Medikament eventuell sogar gegen die Nikotin- und Alkoholsucht hilft (Spiegel vom 03.07.2006: 114). In diesem Artikel wird aber verschwiegen, dass die amerikanische Zulassungsbehörde Food and Drug Administration (FDA) vor diesem Medikament warnt und dieses Medikament nicht für den US-amerikanischen Markt zugelassen hat, nachdem mehrere Patienten in der klinischen Studie über Selbstmordgedanken berichteten. Diese unerwünschte Wirkung wurde in den Placebo-Vergleichsstudien nicht beobachtet (Agentur Reuters 2006).

Gerne werden auch Prominente für Werbezwecke der Pharmaindustrie herangezogen, so erschien in der Zeitschrift *Bunte* vom 02. Februar 2006 ein Interview mit Dr. H. Timmermann zum Thema Asthma. Er berichtete von seinem

New-York-Marathon-Projekt, für das der Mediziner gemeinsam mit einem Kollegen 15 Asthmapatienten monatelang trainierte. Unter ihnen war die Kanutin Birgit Fischer, die als erfolgreichste deutsche Sportlerin sicherlich ein gesellschaftliches Vorbild darstellt. Der Arzt konnte berichten, dass alle Patienten durch das Training und durch die Therapie mit dem Kombinationspräparat Symbicort, einem Arzneimittel des Pharmaunternehmens AstraZeneca, ins Ziel kamen. An keiner Stelle des Interviews gab es einen Verweis darauf, dass Birgit Fischer zu dem Zeitpunkt als Werbepartnerin auf der Gehaltsliste des Pharmaunternehmens AstraZeneca stand und der interviewte Dr. H. Timmermann mit AstraZeneca zusammenarbeitet. An dieser Stelle wird also mit scheinbar journalistischen Beiträgen das öffentliche Werbeverbot für verschreibungspflichtige Arzneimittel, wie es Symbicort ist, umgangen (Stolze 2006).

Weiterhin sind die Prominenten Viktoria Brams, bekannt aus der ARD Vorabendserie Marienhof, und Alida Gundlach, eine ehemalige NDR-Moderatorin, sowie Rosi Mittermaier, eine ehemalige deutsche Skirennläuferin, als Botschafterinnen für die Initiative gegen Knochenschwund tätig und werden gerne zusammen für ihr Vorhaben abgebildet. Rosi Mittermaier ist auch das Werbegesicht für ein Osteoporose-Arzneimittel der Pharmafirma MSD. Somit erinnert sich der Arzneimittelendverbraucher unter Aktivierung des beschriebenen Hirnscanners vermutlich sofort an die Produkte der Firma MSD, wenn Viktoria Brams und Alida Gundlach neben Rosi Mittermaier als Botschafterinnen für die Initiative gegen Knochenschwund auftreten.

Resümee

Betrachtet man nun die Marketingstrategien und ihre Auswirkungen, so ist es nicht verwunderlich, dass das Ansehen der Pharmaindustrie in der Bundesrepublik Deutschland stetig sinkt. In den 1980iger Jahren standen laut der Studie des Meinungsforschungsinstituts Emnid, die im Auftrag des BPI durchgeführt wurde, noch die Hälfte aller Bundesbürger der Pharmaindustrie positiv gegenüber, im Jahr 2000 waren es nur noch 19%. Dies liegt darin begründet, dass die pharmazeutische Industrie im Unterschied zu den anderen Bereichen des Gesundheitswesens eine leistungsstarke Industriebranche ist, die ihre gute Ertragslage überwiegend durch die Sozialkassen der gesetzlichen Krankenkassen finanziert. Trotz Bemühungen des Staates müssen die Beträge zur gesetzlichen Krankenkasse stetig erhöht werden. Dies hat Auswirkungen auf die Lohnnebenkosten und somit auf den Industriestandort Deutschland. Deswegen besitzen die Gewinne der Pharmaunternehmen oftmals ein negatives Image und werden von manchen Institutionen der Gesellschaft als „unethisch" betrachtet (Schröder 2005). Somit steht auch das Pharmamarketing im Gegensatz zum allgemeinen Marketing einer Reihe von Akzeptanzproblemen gegenüber. Damit geht auch der gesellschaftliche Wunsch einher, dass Pharmaunternehmen mehr in Forschung und Entwicklung echter Innovationen investieren sollten, damit die Dauer von echten Erkrankungen verkürzt und Lebenserwartungen für alle Gesellschaftsschichten verlängert werden kann. Ob jedoch ein Arzneimittel entwickelt wird, hängt auch von der Kaufkraft der Nachfrager und den Gewinnerwartungen ab, die für das jeweilige Arzneimittel realistisch sind. Dementsprechend ist die Aussicht, dass ein Arzneimittel gegen eine der etwa 6.000 seltenen Krankheiten entwickelt wird, unter denen auch gesetzlich Versicherte der deutschen Krankenversicherung leiden, sehr gering. Die Pharmaunternehmen werden unter ökonomischen Betrachtungen diese Arzneimittel nicht produzieren, weil sie keine Aussicht auf eine Amortisierung ihrer Investitionen für die Erforschung und Entwicklung dieser Arzneimittel sehen. Die Forschung für diese sogenannten Orphan Drugs, die übersetzt auch als Waisen-Arzneimittel bezeichnet werden können, wird erst betrieben, seitdem es Förderprogramme dafür gibt, wie die EG-Verordnung Nr. 141/2000 des Europäischen Parlaments oder des „Orphan Drug Act" in den USA.

Die Branche der pharmazeutischen Industrien kann jährlich noch große Umsatzsteigerungen in ihren Jahresabschlüssen ausweisen. Der Pharmamarkt unterliegt also ganz klar den ökonomisch-wettbewerblichen Grundsätzen, in denen über Marketingstrategien versucht wird, die Gewinnmaximierung als ökonomisches Ziel zu erreichen, um die wirtschaftlich gute Situation weiter auszubauen und um dem Shareholder-Value-Ansatz zu genügen. Die angesprochenen Absatzstrategien werden auch unter Inkaufnahme der Umgehung von Gesetzen zu Lasten der echten Forschungsstrategien angewendet. Ziel ist es, den Arzneimittelendverbraucher über die Assoziation mit Markenprodukten oder über die direkte Ansprache zum Kauf ihrer Produkte zu bewegen. Der Arzneimittelendverbraucher wird auf Grund des beschriebenen Wertewandels immer mehr zur Zielperson der Marketingstrategien der pharmazeutischen Unternehmen. Aus betriebswirtschaftlicher Sicht der Pharmaunternehmen, und um weiterhin hohe Umsätze generieren zu können, ist dies notwendig, damit Ärzte von Seiten der Arzneimittelendverbraucher zum Verschreiben ihrer teuren Medikamente gedrängt werden.

Die Solidarität nimmt demnach in den Produktüberlegungen der pharmazeutischen Unternehmen nur einen nachgeordneten Stellenwert ein, da sie nicht oder nur wenig zur Gewinnmaximierung beiträgt, so wie es bei den beschriebenen Orphan Drugs der Fall ist. Nur unter den Bedingungen der Förderprogramme werden sie für die Pharmaunternehmen interessant.

Zusammenfassend kann also festgestellt werden, dass die Gruppe der Stakeholder mit den vorgestellten Strategiekonzepten und Kommunikationsprozessen beeinflusst wird, um die Gruppe von Shareholdern mit der Erhaltung der guten wirtschaftlichen Lage zu befriedigen.

Literatur

Agentur Reuters (2007): Schlankmacher-Pille stürzt Sanofi-Aventis in die Krise. In: http://www.ftd.de/unternehmen/industrie/:Schlankmacher%20Pille%20Sanofi%20Aventis%20Krise/212998.html. (Zugriff 15.01.2008).

Bundesverband der Pharmazeutischen Industrie e.V. (1987): 25 Jahre Arzneimittelgesetz – Fortschritte der Arzneimittelsicherheit. Frankfurt a.M.

Fischer, Dagmar/Breitenbach, Jörg (2003): Die Pharmaindustrie. Heidelberg/Berlin.

Grill, Markus (2007): Kranke Geschäfte – Wie die Pharmaindustrie uns manipuliert. Hamburg.

Häussler, Bertram/Höer, Ariane/Hempel, Elke/Storz, Phillip (2007): Arzneimittel-Atlas 2007. Der Arzneimittelverbrauch in der GKV. München.

Institut für Qualität und Wirtschaftlichkeit im Gesundheitswesen (IQWiG) (2005): Nutzenbewertung der Statine unter besonderer Berücksichtigung von Atorvastatin. In: http://www.iqwig.de/download/Arbeitspapier_Nutzenbewertung_der_Statine_unter_besonderer_Beruecksichtigung_von_Atorvastatin_.pdf. (Zugriff 15.01.2008).

Kaimann, Kordt (2005): Auf Augenhöhe. In: http://www.zeit.de/2005/47/C-Pharma?page=1. (Zugriff 15.01.2008).

Kuchenbuch, Peter (2007): AstraZeneca kürzt im Außendienst. In: http://www.ftd.de/unternehmen/industrie/:AstraZeneca%20Au%DFendienst/194232.html. (Zugriff 15.01.2008).

manager-magazin.de (2006): 28 Milliarden Dollar Wertverlust. In: http://www.manager-magazin.de/geld/artikel/0,2828,452351,00.html. (Zugriff 15.01.2008).

Pfizer (2008): Daten und Fakten. In: http://www.pfizer.de/unternehmen/daten-und-fakten.htm. (Zugriff 12.06.2007).

Sachverständigenrat zur Begutachtung der Entwicklung im Gesundheitswesen (2005): Koordination und Qualität im Gesundheitswesen. In: http://dip.bundestag.de/btd/15/056/1505670.pdf. (Zugriff 15.01.2008).

Schaaber, Jörg (2005): Keine Medikamente für Arme - Hindernisse auf dem Weg zu einer gerechten Arzneimittelversorgung am Beispiel AIDS. Frankfurt a.M.

Schaaber, Jörg (2006): Unentbehrliche Arzneimittel und globale Pharmapolitik. In: Razum, Oliver/ Zeeb, Hajo/ Laser, Ulrich (Hrsg.): Globalisierung – Gerechtigkeit – Gesundheit. Einführung in die Internationale Public Health. Bern. 202-205.

Scheier, Christian/Held, Dirk (2007): Wie Werbung wirkt – Erkenntnisse des Neuromarketings. Planegg.

Schröder, Erich (2005): Ethische Aspekte für Marketing und PR in der Pharmaindustrie. In: http://pr-healthcare.de/uploads/Pharma-Ethik.pdf. (Zugriff 15.01.2008).

Simon, Jörg (2007): Direct-to-Consumer-Marketing auf dem deutschen Pharmamarkt. Entwicklungsstand und Chancen. Saarbrücken.

Spiegel, Der 03.07.2006: Raus aus der Todeszone. Nr. 27. Hamburg. 114.

Stada (2007): Gesundheitsreform vernichtet 230 Arbeitsplätze im deutschen Vertrieb. In: http://www.stada.de/unternehmen/MELDUNGEN_PRESSE/presse_adhoc/meldung.asp?mid=3. (Zugriff 15.01.2008).

Stolze, Cornelia (2006): Unheilige Allianzen mit Pillendrehern. In: http://images.zeit.de/text/2006/49/Schleichwerbung. (Zugriff 15.01.2008).

Transparency Deutschland (2008): Transparenzmängel, Korruption und Betrug. In: http://www.transparency.de/fileadmin/pdfs/Themen/Gesundheitspapier_Stand_2008_08-06-26.pdf. (Zugriff 23.07.2008).

Verband Forschender Arzneimittelhersteller e.V. (2007): Die Arzneimittelindustrie in Deutschland. In: http://www.vfa.de/de/presse/publikationen/. (Zugriff 15.01.2008).

Vollborn, Marit/Geoegescu, Vlad (2004): Die Gesundheitsmafia. Wie wir als Patienten betrogen werden. Frankfurt a.M.

Zentrale zur Bekämpfung unlauteren Wettbewerbs e.V. (2005): Rückblick auf die Arbeit 2004. In: www.wettbewerbszentrale.de/media/getlivedoc.aspx?id=387. (Zugriff 15.01.2008).

Vereinbarkeit von Wettbewerb und Solidarität in der sozialen Krankenversicherung? Gesundheitsreformen in den Niederlanden und Deutschland

Simone Leiber/Maral-Sonja Manouguian

1 Einleitung: Krankenversicherungssysteme zwischen Wettbewerb und Solidarität

Länder, deren soziale Sicherungssysteme auf dem Sozialversicherungsprinzip beruhen, wurden lange Zeit als resistent gegen weit reichende Strukturreformen angesehen. Insbesondere seit Anfang 2000 beobachten wir jedoch auch in diesen Ländern verstärkte Reformaktivitäten (Palier 2006; Palier/Martin 2007). Für den Bereich Gesundheitspolitik sind die Niederlande und Deutschland dabei besonders interessante Fälle. Beide Gesundheitssysteme lassen sich historisch dem Modell „soziale Krankenversicherung"[1] zuordnen.[2] Traditionell ist darin das Solidarprinzip stark verankert, da sich die Beiträge zur sozialen Krankenversicherung prinzipiell an der finanziellen Leistungsfähigkeit, die Gesundheitsdienstleistungen jedoch am Bedarf der Versicherten orientieren. Aber es gibt in den Systemen mit sozialer Krankenversicherung auch jeweils unterschiedliche, historisch gewachsene Bruchstellen mit dem Solidarprinzip (z.B. Versicherungspflichtgrenzen, die bestimmte Berufs- oder Einkommensgruppen von der Versicherungspflicht ausnehmen; Beitragsbemessungsgrenzen). Anders als etwa in Österreich (Tálos/Obinger 2006) oder Frankreich (Hassenteufel/Palier 2007), die ebenfalls zu den Ländern mit sozialer Krankenversicherung zählen, wurde in Deutschland und den Niederlanden in jüngeren Reformprozessen stark auf Wettbewerbselemente gesetzt.[3] In beiden Ländern fanden in den letzten Jahren

---

[1] In Abgrenzung zum Modell „nationaler Gesundheitsdienst" oder dem Modell „Privatversicherung"; zu dieser Typologisierung Rothgang 2006.
[2] In den Niederlanden existiert zwar neben der sozialen Krankenversicherung, die die Akutversorgung absichert, eine zweite, universalistisch ausgerichtete Sicherungssäule für Pflege und Langzeitkrankheit. Die Hauptsäule der Krankenversicherung in den Niederlanden trug jedoch – zumindest bis zur Reform von 2006 – die Züge einer Sozialversicherung „Bismarck'schen Typs" (vgl. auch Abschnitt 2).
[3] Im jüngsten Reformvorschlag von 2008 scheint sich dies in Österreich allerdings etwas zu relativieren (Herndl 2008).

zudem Gesundheitsreformen statt, die mit wichtigen Prinzipien im System der sozialen Krankenversicherung brachen (Leiber 2006; 2007, vgl. auch Abschnitt 3). So steht das niederländische Gesundheitssystem nach 2006 in Bezug auf drei zentrale Aspekte nicht mehr im Einklang mit dem klassischen Sozialversicherungsmodell: die Beitragsfinanzierung (die Finanzierung heute erfolgt zu 50% über einkommensunabhängige Pauschalprämien); die Soziale Selbstverwaltung (heute wird das System ausschließlich getragen von privaten Krankenversicherungen, die in eine staatliche Rahmenregulierung eingebunden sind); die historisch gewachsenen Differenzen in der Absicherung bestimmter Status- und Berufsgruppengruppen (heute lässt sich das System als universalistische Bürgerversicherung charakterisieren).

In Deutschland gingen die Gesundheitsreformen bisher nicht ganz so weit wie im Nachbarland Holland. Die institutionellen Neuerungen weisen aber – zumindest auf den ersten Blick – eine Reihe von Gemeinsamkeiten mit dem niederländischen Reformweg auf. Dazu zählen etwa der extensive Rückgriff auf Wahltarife innerhalb des gesetzlichen Systems sowie die Einführung eines Gesundheitsfonds, in dessen Rahmen einkommensunabhängige Pauschalen als Finanzierungsquelle herangezogen werden können. Beide Elemente wurden in Deutschland dezidiert mit der Begründung eingeführt, den Wettbewerb im Gesundheitssystem auszubauen. Nicht ohne Grund heißt das Reformgesetz auch GKV-Wettbewerbsstärkungsgesetz (GKV-WSG).

Vor diesem Hintergrund geht der Beitrag folgenden Fragen nach: Welche Balance zwischen Wettbewerb und Solidarität wurden in den beiden Ländern jeweils gefunden? Inwiefern gelang es den Ländern, die Prinzipien Wettbewerb und Solidarität zu vereinbaren? Wir fragen also einerseits nach veränderten institutionellen Rahmenbedingungen auf der Regulierungsebene (Abschnitte 2 und 3). Aus Platzgründen konzentriert sich der Beitrag dabei vor allem auf Veränderungen in der Regulierung der Beziehungen zwischen den Finanzierungsträgern (Krankenkassen, Privatversicherungen) und den Leistungsempfängern (Versicherte, Patienten) im Spannungsfeld von Wettbewerb und Solidarität.[4] Andererseits – soweit bisher bereits absehbar – diskutieren wir auch Wirkungen der Reformen (Abschnitte 3.2 bis 3.5) in Bezug auf den Zugang zu Leistungen, die Versorgungsqualität, die Wahlfreiheit sowie die Verteilungsgerechtigkeit.

Wir werden argumentieren, dass die Vereinbarkeit von Wettbewerb und Solidarität hohe Ansprüche an staatliche Regulierung stellt, die in der konkreten

---

[4] Zu den Beziehungen zwischen Leistungserbringern (Krankenhäuser, Ärzte, Apotheken) und Patienten bzw. Finanzierungsträgern und Leistungserbringern in Deutschland vgl. auch Braun und Gerlinger in diesem Band.

Umsetzung der wettbewerbsorientierten Reformen in beiden Ländern noch nicht erfüllt werden. Des Weiteren wird klar: Trotz (auf den ersten Blick) ähnlicher Reformpfade, haben die Reformen in den beiden Ländern – soweit bisher ersichtlich – durchaus unterschiedliche Wirkungen mit jeweils eigenen Problemlagen entfaltet.

2   Die Krankenversicherungssysteme in den Niederlanden und Deutschland vor 2006: Grundstrukturen und Entwicklungspfade

2.1   Krankenversicherung in den Niederlanden und Deutschland: Wichtige Unterschiede trotz gemeinsamer Grundstrukturen

Vor 2006 beruhen die beiden Systeme wesentlich auf dem Sozialversicherungsprinzip. Dies ging einher mit einer – etwa im Vergleich zu den nationalen Gesundheitsdiensten in Skandinavien oder Großbritannien – hohen Bedeutung der Beitragsfinanzierung, d.h. einkommens- bzw. bruttolohnbezogene Finanzierungsanteile waren jeweils die Hauptfinanzierungsgrundlage der gesetzlichen Krankenversicherungssysteme. Kinder und Ehepartner konnten im gesetzlichen System beitragsfrei mitversichert werden. Neben den gemeinsamen Grundstrukturen gab es jedoch auch wichtige Unterschiede zwischen den beiden Ländern. So war das niederländische öffentliche Versorgungssystem in zwei Säulen unterteilt. Neben der sozialen Krankenversicherung (KV), welche die Akutversorgung absicherte (geregelt im Krankenkassengesetz/ *Ziekenfondswet* (ZFW)), gab es seit 1964 die Pflege- und Langzeitversicherung (geregelt im Allgemeinen Gesetz für besondere Krankheitskosten/ *Algemene Wet Bijzondere Ziektekosten* (AWBZ)). Letztere war für die gesamte Bevölkerung obligatorisch (Bürgerversicherungsprinzip), und darin wurden so genannte „große Risiken" wie v.a. stationäre Versorgung und Rehabilitationen von über einem Jahr, Pflegeleistungen sowie psychiatrische Behandlungen abgedeckt. Sie erstreckte sich damit sowohl über Teilbereiche, die in Deutschland seit 1995 von der separaten Pflegeversicherung erfasst sind, als auch über Teilbereiche der deutschen Gesetzlichen Krankenversicherung (GKV). Die Finanzierung der AWBZ-Versicherung erfolgte ohne Arbeitgeberbeteiligung allein aus Beiträgen der Versicherten (über den Arbeitgeber oder zusammen mit der Einkommensteuer eingezogen). Im Jahr 2005 betrug der Beitragssatz 13,45% des zu versteuernden Einkommens (Greß 2006: 8).

Die ZFW-Versicherung wurde während des Zweiten Weltkrieges durch die Besatzungsmacht nach deutschem Vorbild per Dekret eingeführt, was die gemeinsame Grundstruktur erklärt. Im Detail gab es allerdings wichtige Unterschiede zwischen der deutschen GKV und der ZFW in den Niederlanden. Zunächst unterschieden sich die Systeme hinsichtlich des obligatorisch erfassten Versichertenkreises. Im Gegensatz zu Deutschland wurden in den Niederlanden Selbständige in die ZFW einbezogen. Allerdings galt dies nur bis zur Versicherungspflichtgrenze. Arbeitnehmer und Selbständige, die diese Einkommensgrenze überschritten, waren gezwungen, das System zu verlassen und sich privat zu versichern. Auch in Deutschland haben Versicherte mit einem Einkommen oberhalb der Versicherungspflichtgrenze die Möglichkeit, in die private Krankenversicherung (PKV) zu wechseln. Anders als in den Niederlanden ist es dort jedoch auch möglich, sich freiwillig gesetzlich weiterzuversichern. In Deutschland existierte also ein Wettbewerb zwischen PKV und GKV um diese Gutverdiener mit im Durchschnitt besseren Gesundheitsrisiken, während in den Niederlanden diese Marktsegmente klar getrennt waren.

Darüber hinaus gab es weitere wichtige Unterschiede im Detail: Die PKV in den Niederlanden war z.B. stärker als zum damaligen Zeitpunkt die deutsche PKV durch den Gesetzgeber gezwungen, neben den riskoäquivalent kalkulieren Prämien auch Standardtarife anzubieten, deren Leistungen sich am Katalog der ZFW orientierten. Sie unterlagen dabei dem Kontrahierungszwang, d.h. Versicherte mit schlechten Gesundheitsrisiken durften nicht abgewiesen werden. Auch war der Wechsel zwischen verschiedenen Anbietern privater Versicherungsverträge möglich, was dadurch erleichtert wurde, dass die niederländische PKV auf einem kohortenspezifischen Umlageverfahren fußt und keine Altersrückstellungen bildet. Die privaten Krankenversicherer mussten sich zudem über einen Finanzausgleich an der Finanzierung der ZFW beteiligen, um den höheren Anteil älterer Versicherter im öffentlichen System auszugleichen.[5] Hinzu kommt, dass sich die Vergütungen für die Leistungserbringer zwischen beiden Systemen bereits weit gehend angenähert hatten, so dass es nur geringe Differenzen in Abhängigkeit vom Versichertenstatus gab (Greß 2006: 9, 15).

---

[5] Auch in der deutschen PKV wurde 1994 ein Standardtarif für ältere Versicherte eingeführt. Dessen Ziel war es, insbesondere ältere Versicherte zu schützen, die aus finanziellen Gründen einen günstigeren Tarif benötigen. Ein Wechsel in den herkömmlichen Standardtarif war jedoch nur innerhalb der jeweiligen privaten Krankenkasse möglich, sofern die gesetzlichen Voraussetzungen gegeben waren. Die zu erbringenden Leistungen orientierten sich am Leistungskatalog der GKV. Die Beitragshöhe bemaß sich nach der Vorversicherungszeit und dem Alter des Versicherten, durfte aber für Einzelpersonen den durchschnittlichen Höchstbeitrag der GKV bzw. für Ehepaare 150 % des GKV-Höchstbeitrages nicht übersteigen.

Damit fielen auch Unterschiede in der Versorgung von privat und gesetzlich Versicherten weniger stark ins Gewicht. Weitere Unterschiede zwischen den beiden Ländern bestanden in der relativen Gewichtung und unterschiedlichen Zusammensetzung der Finanzierungsquellen. Vor 2005 waren die Systeme überwiegend beitragsfinanziert, wobei die Beitragssätze deutlich variierten. In Deutschland war das System bis 2005 paritätisch finanziert. Der durchschnittliche Beitragssatz schwankte in den Jahren 1995 bis 2004 zwischen 13,1 und 14,3% (Bundesministerium für Gesundheit (BMG) 2005). Die Besonderheit der ZFW in den Niederlanden lag darin, dass sie durch einen Mix von einkommensabhängigen Beiträgen (6,75% Arbeitgeberbeitrag, 1,7% Arbeitnehmerbeitrag im Jahr 2005) und einkommensunabhängigen Prämien finanziert wurde, die nicht direkt an die einzelnen Kassen, sondern an einen übergreifenden Fonds abgeführt wurden. Die Prämien lagen 2005 durchschnittlich bei 350 Euro pro Jahr (Greß 2006: 9).

2.2 Entwicklungspfade des deutschen Krankenversicherungssystems zwischen Wettbewerb und Solidarität

Betrachtet man die Entwicklung der beiden Systeme im Zeitverlauf, so lässt sich die jüngere Geschichte der (zunächst west-, dann gesamt-) deutschen Gesundheitsreformen in drei Phasen unterteilen: In der ersten Phase vom der Gründung des Bundesrepublik Deutschland bis 1977 zeichnete sich die Entwicklung der GKV durch einen Prozess der „doppelten Inklusion" (Alber 1992), d.h. der fortschreitenden Integration weiterer Bevölkerungsgruppen sowie der Ausweitung des Leistungskataloges, aus. Die zweite Phase von 1977 bis 1992 wurde als Phase der „traditionellen Kostendämpfungspolitik" bezeichnet (Gerlinger 2002a: 8; Hartmann 2003: 262). Die Ausweitung des GKV-Systems und dessen Leistungen geriet Mitte der 1970er Jahre mit dem Ende der Nachkriegsprosperität ins Stocken. Daher wurde seit 1977 versucht, mit Kostendämpfungsgesetzen die Ausgabenzuwächse der GKV einzugrenzen. Leitlinie der Gesundheitspolitik war seitdem die so genannte „einnahmeorientierte Ausgabenpolitik", bei der die Ausgaben nicht stärker ansteigen sollen als die Einnahmen. Der Beitragssatzstabilität wurde ein zentraler Stellenwert eingeräumt. Die bis dahin entstandenen Strukturelemente des Systems mit seinen spezifischen Anreizstrukturen für die involvierten Akteure blieben jedoch weitgehend unberührt. Es kam zwar zu ersten, vorsichtigen Privatisierungstendenzen (Einführung und später Erhöhung von individuellen Zuzahlungen sowie gewisse Leistungsausgrenzungen, bspw. im Bereich der so genannten Bagatellarzneimittel) und einer vorsichtigen Stärkung der Finanzierungsträger (Krankenkassen) gegenüber den Leistungserbringern (Ärzteschaft) vor dem Hintergrund des für das deutsche System lange Zeit charakteristischen Vertragsmonopols der Kassenärztlichen Vereinigungen (KVen). Grundlegende Strukturreformen blieben jedoch aus (Gerlinger 2002b; 2003; Kania/Blanke 2000).

Dies änderte sich mit dem 1993 in Kraft getretenen Gesundheitsstrukturgesetz (GSG) und den nachfolgenden Reformen. Seit Anfang der 1990er Jahre, dem Beginn der dritten Phase, wird von einem Paradigmenwechsel in der Gesundheitspolitik gesprochen (Gerlinger 2002a; 2004). Zwar setzte sich die Politik der Kostendämpfung fort, im Gegensatz zur vorangegangenen Phase blieben nun die traditionellen Versorgungs- und Finanzierungsstrukturen jedoch nicht mehr unangetastet, sondern waren einem beschleunigten Wandel unterzogen. Gemeinsam ist allen Reformen und Reformdebatten seit den 1970er Jahren die Kosteneindämmung als oberstes Ziel. Insbesondere die Gesundheitsreform von 2003 (Gesundheitsmodernisierungsgesetz (GMG)) zielte jedoch zugleich auf eine Modernisierung der Versorgungsstrukturen (etwa in Form einer Stärkung der integrierten Versorgung oder der Einrichtung von Disease Management Programmen (DMP)[6], die allerdings mit einer ungekannt weit gehenden Umverteilung der Finanzierungslasten von den Arbeitgebern zu den Patienten und Versicherten verbunden war (zu Verteilungswirkungen des GMG Pfaff 2003).

In dieser Phase wurde der Entwicklungspfad des deutschen Gesundheitssystems stärker als zuvor in Richtung Wettbewerb und Privatisierung gelenkt. Dies kam insbesondere durch eine Neuorganisation der Krankenkassenordnung mit freier Kassenwahl und Risikostrukturausgleich (RSA) zum Ausdruck. Mit der Einführung des freien Kassenwahlrechts für die Versicherten durch das GSG im Jahr 1993 wurde ein Wettbewerbssystem zwischen den verschiedenen Krankenkassen um ihre Mitglieder auf Basis der Beitragssätze begründet. Gleichzeitig wurde mit dem Risikostrukturausgleich ein krankenkassenübergreifender Finanzausgleich eingeführt, um Wettbewerbsnachteile von Kassen mit ungünstigerer Versichertenstruktur auszugleichen. Dabei wurden zunächst nur Einkommen, Alter, Geschlecht sowie die Zahl der beitragsfrei Mitversicherten und Erwerbsminderungsrentner, nicht aber der Faktor „Krankheit" (morbiditätsorientierter RSA) berücksichtigt. Gleichzeitig wurden auch die Möglichkeiten für die Kassen, mit einzelnen Gruppen von Ärzten oder einzelnen Krankenhäusern und nicht mehr ausschließlich mit den KVen Verträge zu schließen, bis

---

[6] Disease Management Programme werden auch Strukturierte Behandlungsprogramme oder Chroniker-Programme genannt. Sie werden für dauerhafte bzw. chronische erkrankte Patienten eingesetzt, um eine besonders gut abgestimmte, Fachgruppen übergreifende kontinuierliche Behandlung und Betreuung zu gewährleisten.

2003 schrittweise erweitert. Um Verbesserungen hinsichtlich Wirtschaftlichkeit und Qualität gegenüber den Leistungsanbietern besser durchsetzen zu können, entwickelten die Kassen sich zumindest in Ansätzen „vom ‚payer' zum ‚player'" (Gerlinger 2003: 268).

Mit dem GSG wurden auch Pauschalen bzw. Individualbudgets für die Vergütung der Leistungsempfänger eingeführt. Für die stationäre Behandlung fanden erstmals von der Aufenthaltsdauer unabhängige Pauschalvergütungen Anwendung. Das Finanzierungsrisiko für die Krankenbehandlung wurde somit stärker auf die Anbieterseite verlagert. Die verstärkte Privatisierung der von Gesundheitskosten äußerte sich in Form einer Praxisgebühr von 10 Euro pro Quartal, in erhöhten Zuzahlungen zu Medikamenten und anderen Leistungen sowie in Ausgliederungen von Leistungen aus dem Katalog der GKV (bspw. nicht verschreibungspflichtige Arzneimittel, Sterbegeld, Entbindungsgeld, Sehhilfen, Fahrtkosten zur ambulanten Behandlung, in Teilen künstliche Befruchtung). Für alle Zuzahlungen gilt allerdings eine Belastungsobergrenze, d.h. 2% der jährlichen Bruttoeinnahmen zum Lebensunterhalt (chronisch Kranke 1%) dürfen nicht überschritten werden. Auch Zahnersatzleistungen mussten die Versicherten seit dem 1. Juli 2005 unter dem Dach der GKV (oder, wenn sie privat versichert sind, der PKV) in vollem Umfang selbst absichern.[7] Der Zahnersatz ist dennoch nur bis zur Höhe bestimmter befundbezogener Festzuschüsse abgedeckt. In das duale System der gesetzlichen und privaten Krankenversicherung wurde vor 2006 in keiner der drei Reformphasen grundlegend eingegriffen.

2.3 Entwicklungspfade des niederländischen Krankenversicherungssystems zwischen Wettbewerb und Solidarität

Auch in den Niederlanden wurden in den vergangenen drei Jahrzehnten verschiedenste Reformen insbesondere mit dem Ziel der Begrenzung der Gesundheitsausgaben durchgeführt. Diese haben das Zustandekommen der tief greifenden Gesundheitsreform im Jahre 2006 gleichsam vorbereitet. Die Reformdiskussion im Land war sehr stark geprägt von speziell eingesetzten Reformkommissionen, wie z.B. der Dekker-Kommission 1987 (siehe unten). Die in diesen Kommissionen erarbeiteten Vorschläge gelten als wichtige Wegbereiter für die

---

[7] Zu diesem Zweck wurde ein zusätzlicher Beitrag zur GKV von 0,4 % des Bruttoeinkommens erhoben, der zu einem weiteren Sonderbeitrag (zur Finanzierung des Krankengeldes) in Höhe von 0,5 % hinzukommt. Dieser insgesamt 0,9 %-ige Beitrag wird alleine von den Arbeitnehmern getragen. Damit wurde der Ausstieg aus der paritätischen Finanzierung in der Krankenversicherung eingeleitet.

‚große' Reform des Jahres 2006, auch wenn sie zum damaligen Zeitpunkt politisch nicht unmittelbar durchsetzungsfähig waren.

Anders als in Deutschland führten ansteigende Gesundheitskosten bereits seit Mitte der 1970er Jahre zu einer wachsenden Regulierungsaktivität auf der Angebotsseite. Als erstes wurde der kostenintensive Krankenhaussektor reguliert. Bereits wurde 1983 ein Budgetierungssystem zur Finanzierung der Betriebskosten der Krankenhäuser eingeführt, welches 1984 auf alle Institutionen mit stationärer Behandlung ausgeweitet wurde. Im Jahre 1988 wurde das Budgetierungssystem für Krankenhäuser weiter verfeinert, indem die Gewichtung der Budgetformel für Krankenhäuser mit technisch anspruchsvollerer Versorgung höher war als für Krankenhäuser mit einer weniger anspruchsvolleren Versorgung (Heldermann 2005). Auch versuchte die Regierung bereits frühzeitig, Ausgaben für medizinische Spezialbehandlungen durch veränderte Honorarformen für Fachärzte zu begrenzen. Im Jahre 2000 wurde die legale Grundlage geschaffen, die Bezahlung der Fachärzte in das Budget der Krankenhäuser zu integrieren, nachdem mehrere Modelle der fachärztlichen Bezahlung fehlgeschlagen waren. Daraufhin mussten die Fachärzte ihr Honorar nicht länger mit den Krankenkassen, sondern direkt mit dem Krankenhausmanagement verhandeln (Schut/Wynand 2005). Allerdings waren wachsende Wartelisten und ein Rückgang der Zahl der Leistungsanbieter eine Nebenfolge dieser Kostendämpfungspolitik und der öffentliche Unmut über diesen Zustand stieg.[8]

Ein weiteres wichtiges Reformziel war die Kostenbegrenzung der stark ansteigenden Medikamentenausgaben. Im Gegensatz zu Deutschland gelang hier im Jahr 1991 die Implementierung des Medikamenten-Rückerstattungs-System (GVS), welches die Rückerstattung von Medikamenten der gesetzlichen Versicherungen begrenzte – eine so genannte Positivliste.[9]

---

[8] Im Jahre 2001 hob die Regierung das Krankenhausbudgetierungssystem unter großem öffentlichem Druck wieder auf, um die Krankenhäuser und Fachärzte zu bezahlen. Die Regierung sah diese Wiedereinführung des Open-end-Erstattungssystems lediglich als eine Übergangslösung zur Verkürzung der Wartelisten, die zudem die Notwendigkeit einer umfassenden Gesundheitsreform steigerte. Seit 2008 dürfen Versicherer und Krankenhäuser 20 % der Leistungen und Kosten nun frei verhandeln. Die verbleibenden 80 % der Leistungen und Kosten werden durch das vom Staat festgesetzte „Functiegerichte Budgetteringsmodel" geregelt, welches die Höhe der Vergütung der Krankenhausleistungen vorschreibt (Economisch Statistische Berichten (ESB) 2007).
[9] Die Positivliste beinhaltet Referenzpreise einer täglichen Dosis aller verschreibungspflichtigen Medikamente. Wird der Referenzpreis überschritten, muss der Patient für die Differenz zwischen dem festgesetzten und tatsächlichen Preis selbst aufkommen. Verschiedene Modifizierungen der Aufnahme von Medikamenten und deren Preisfestsetzung wurden durchgeführt. Seit 2005 werden ökonomische Auswertungen neuer Medikamente vorgenommen, bevor diese auf die Positivliste gesetzt werden.

Während der 1980er Jahre stiegen in den Niederlanden auch die Kosten der privaten Krankenversicherung und die Prämien für ältere Bürger und Hochrisikogruppen erhöhten sich stark. Aufgrund dieser Entwicklung wurde im Jahr 1986 das *Wet op de Toegang tot Ziektekostenverzekering* (WTZ) implementiert, welche alle privaten Krankenkassen zu einer gesetzlich standardisierten Krankenversicherung für Ältere und Hochrisikogruppen verpflichtete. Der Leistungskatalog dieser Basisversicherung der privaten Krankenversicherungen entsprach dem der gesetzlichen Krankenkassen. Zur Finanzierung der Basisversicherung der privaten Krankenkassen wurde eine Quersubventionierung von privaten Krankenkassen durch jüngere und gesunde Versicherungsnehmer gesetzlich festgeschrieben. Das WTZ regelte also bereits in den 1980er Jahren ein gesetzlich vorgeschriebenes Solidarsystem innerhalb des privaten Krankenversicherungssektors.

Als Maßnahme der Nachfrage-Begrenzung wurde in den Niederlanden ebenso wie in Deutschland der Leistungskatalog der sozialen gesetzlichen und privaten Krankenversicherung gekürzt. Auf eine direkte Kostenbeteiligung der Versicherten über Zuzahlungen wurde weniger stark zurückgegriffen als im Nachbarland. Eine Praxisgebühr oder Zuzahlungen zu verschreibungspflichtigen Medikamenten sind im Gegensatz zum deutschen Gesundheitssystem in den Niederlanden nicht vorhanden. Allerdings wurde die zahnärztliche Versorgung für Versicherte über 22 Jahren und homöopathische Behandlungen bereits 1995 beinahe vollständig aus dem Leistungspaket der gesetzlichen Versicherung ausgegliedert. Da aber mehr als 90% der gesetzlichen Versicherungsnehmer bereits vorher eine Zusatzversicherung mit zahnärztlichen Leistungen abgeschlossen hatten, war der Kostenreduzierungseffekt allerdings gering.

Während der 1980er Jahre wuchs die Kritik an der Top-Down-Struktur des Gesundheitssystems. Im Mittelpunkt der Kritik standen fehlende Impulse für ein effizienteres Gesundheitswesen sowie auch Probleme der Finanzierung und des Zugangs zu Gesundheitsleistungen. Dadurch wurde die Diskussion um mehr Wettbewerb im Gesundheitssystem aufgebracht. Die Kommission Dekker[10] wurde 1987 eingesetzt, um einen Entwurf eines effizienten und gerechten Gesundheitssystems zu erstellen. Der Bericht der Dekker-Kommission strebte ein durchgreifend marktorientiertes Gesundheitssystem an, in dem konkurrierende Krankenversicherer nach dem Prinzip von *managed competition* (Enthoven 1988; in Anwendung auf die Niederlande Greß 2002: 73) als effiziente Einkäufer von Versorgungsleistungen für ihre Versicherten fungieren sollten.

---

[10] Die Dekker-Kommission erhielt ihren Namen durch den ehemaligen Philipps-Vorstand Dekker, der die Kommission leitete.

Diesem Reformvorhaben der Dekker-Kommission standen in der Praxis jedoch vielfältige Probleme im Weg. Es hätten einige komplexe Bedingungen erfüllt werden müssen, um die geeigneten Anreize für Leistungsanbieter, Krankenkassen und Versicherungsnehmer zu schaffen, unter anderem ein adäquater Risikostrukturausgleich, ein adäquates System der Produktklassifizierung und der Bezahlung von medizinischen Leistungen sowie ein System zur Qualitätsmessung, um Verträge zwischen Leistungsanbietern und Krankenkassen zu ermöglichen und nicht nur einen Preiswettbewerb zu fördern. Unter anderem deshalb, weil zu Zeiten der Dekker-Kommission diese Voraussetzungen nicht vorhanden waren (zu den darüber hinaus relevanten politischen Rahmenbedingungen Greß 2002), war eine solche radikale Reform des Gesundheitssystems nicht durchführbar. Während der 15 folgenden Jahren jedoch schafften sowohl die konservativen wie auch sozialdemokratischen Regierungen bessere Bedingungen für die Einführung des regulierten Wettbewerbs im Gesundheitswesen. Einer der größten Fortschritte war die Implementierung eines verbesserten RSA.

Die Entwicklung des Gesundheitsfonds und des RSA fand in den Niederlanden bereits in den 1970er bzw. 1980er Jahren statt.[11] Eine freie Kassenwahl wurde 1992 eingeführt. Der dadurch bedingte Wettbewerb der Krankenkassen fußte jedoch nicht nur auf unterschiedlich hohen einkommensabhängigen Beiträgen, sondern auch auf den Satzungsleistungen. Satzungsleistungen sind freiwillige Leistungen einer Krankenkasse, welche nicht durch den Gesetzgeber festgelegt sind, wie z.B. homöopathische Behandlungen. Die Krankenkassen bieten mittlerweile wesentlich stärker als in Deutschland diversifizierte Versicherungsleistungen an, die sich am Alter oder den Lebensumständen der Mitglieder ausrichten.

Im Jahre 2001 wurde schließlich ein Plan zur Reform des Gesundheitswesens entworfen, welcher sehr große Übereinstimmungen zu dem der Dekker-Kommission aufwies. In Vorbereitungen darauf wurde 2004 der Leistungskatalog der gesetzlichen Krankenkassen weiter gekürzt (Greß/Groenewegen 2004). Das Reformvorhaben wurde 2005 durch das Parlament genehmigt und trat 2006 in Kraft.

Als Zwischenfazit dieses Kapitels lässt sich festhalten: Vor 2006 gab es in der *sozialen* Krankenversicherung in Deutschland und den Niederlanden relativ ähnliche Grundstrukturen, was die Balance zwischen Wettbewerb und Solidarität betrifft. Beide Länder hatten in den 1990er Jahren ein System des freien

---

[11] Bis 1993 basierte der RSA allerdings lediglich auf den Faktoren „Alter" und „Geschlecht". Dann wurde der RSA jedoch um Risikofaktoren wie Wohnort, Erwerbsstatus und Krankheitsgeschichte erweitert und ist bis heute gültig

Kassenwettbewerbs und Elemente der Privatisierung von Gesundheitskosten eingeführt. Während letztere in den Niederlanden vor allem über das Instrument der „kleinen Kopfpauschalen" umgesetzt wurden, griff man in Deutschland stärker auf Zuzahlungen zu Medikamenten und Leistungsausgliederungen zurück. Im Bereich der *privaten* Krankenversicherung zeigten sich dagegen wichtige Unterschiede. Hier zeichnete sich das niederländische System im Gegensatz zu Deutschland frühzeitig durch umfassende solidarische Ausgleichselemente zwischen den Privatversicherten, zwischen privater und gesetzlicher Krankenversicherung sowie gute Rahmenbedingungen für einen Wechsel (und damit mehr Wettbewerb) zwischen den Anbietern von Privatversicherungen aus.

3 Die Gesundheitssysteme nach 2006: Welche Balance zwischen Wettbewerb und Solidarität?

3.1 Die Reformmaßnahmen in den Niederlanden und Deutschland

Mit dem 01. Januar 2006 wurde *in den Niederlanden* ein radikaler Systemwechsel vollzogen. Die Reform betraf vor allem das ZFW-System, die AWBZ blieb davon weit gehend unberührt. Erstere wurde durch die Reform in folgenden Punkten grundlegend umstrukturiert: Der Unterschied der gesetzlichen und privaten Krankenversicherung wurde abgeschafft und alle Krankenkassen privatisiert. Die Trägerschaft beruht nun also allein auf privaten Krankenversicherungen, die dabei allerdings einer besonderen staatlichen Rahmenregulierung unterworfen sind. Anstelle des dualen Versicherungssystems wurde eine gesetzlich verpflichtende Standardkrankenversicherung eingeführt, deren Leistungskatalog ungefähr dem der ehemaligen gesetzlichen Krankenversicherung entspricht. Diese Standardversicherung finanziert sich durch einen gedeckelten einkommensabhängigen Beitrag und eine Kopfpauschale. Die Finanzierung des Systems erfolgt jetzt zu 50% aus den einkommensunabhängigen Kopfpauschalen. Diese Finanzierungsquelle wurde also deutlich ausgeweitet. Um individuelle Überlastungen zu vermeiden, übernimmt der Staat für Bedürftige die Finanzierung der einkommensunabhängigen Pauschalen aus Steuermitteln (Centraal Plan Bureau (CPB) 2005a). Die einkommensabhängigen Beiträge werden jetzt mit bis zu 6,5% auf verschiedene Einkunftsarten erhoben (darunter auch Einkünfte aus Kapitalvermögen). Beiträge auf Einkommen aus unselbständiger Arbeit werden vom Arbeitgeber finanziert. Die Wahlmöglichkeiten der Versicherten in Bezug auf Selbstbehalte wurden deutlich ausgeweitet.

Der Kontrahierungszwang der Krankenkassen erlaubt eine freie Wahlmöglichkeit des Versicherungsnehmers bezüglich der Krankenkasse. Kinder und Jugendliche bis 18 Jahre sind durch Steuersubventionen von der monatlichen Prämienzahlung befreit, müssen jedoch in Besitz einer eigenen Krankenversicherungspolice sein. Jeder Versicherungsnehmer hat darüber hinaus die Möglichkeit, eine Zusatzversicherung abzuschließen, welche z.b. zusätzliche zahnärztliche Versorgung umfasst. Der Kontrahierungszwang besteht bei einer Zusatzversicherung nicht (Walser 2006).

Das Gesundheitsministerium legt den Inhalt des Leistungskatalogs fest, der jährlich modifiziert werden kann. Das dem Gesundheitsministerium angegliederte College Tarieven Gezondheidszorg (CTG)[12] gibt eine Art „unverbindliche Preisempfehlung" der monatlichen Prämie heraus und kann diese ebenfalls jährlich modifizieren. Die „unverbindliche Preisempfehlung" ergibt sich daraus, dass ab dem 01. Januar 2006 90% der Kosten des Leistungskatalogs gesetzlich festgelegt sind. Dieser Anteil kann lediglich durch die Leistungsanbieter, die eventuelle Nachfragemacht der Krankenkassen oder durch Rückstellungen herabgesetzt werden. Dementsprechend verfügen die Leistungsanbieter über einen Preisgestaltungsspielraum von nur 10% gegenüber den gesetzlich vereinbarten Leistungen.

Die Krankenversicherer können mit den Leistungsanbietern Verträge über zu erbringende Leistungen abschließen. Die Regierung erhoffte sich davon, dass die Versicherer durch den Wettbewerb untereinander ein effizienteres Versorgungssystem mit einem höheren Qualitätsstandard als unter dem dualen Versicherungssystem errichten und auch erhalten würden (Boelema 2006). Mit der Gesundheitsreform 2006 hat auch eine Fusionierungswelle der Krankenversicherer stattgefunden. Mittlerweile gibt es fünf große Versicherungskonzerne, die die Krankenversicherer fusioniert bzw. gekauft haben, diese jedoch unter dem vorherigen Namen weiter operieren lassen.

Auch *in Deutschland* fanden mit dem GKV-WSG 2006 einige grundlegende Veränderungen im Gesundheitssystem in Bezug auf Wettbewerb und Solidarität statt, die sich wie folgt zusammenfassen lassen:

Es wurde eine allgemeine Versicherungspflicht eingeführt. Wer seinen Versicherungsschutz verloren hat, muss in der Versicherung wieder aufgenommen werden, in der er zuletzt versichert war. Wenn die Bezahlung des Krankenversicherungsbeitrages oder der Prämie (für den Basistarif, siehe unten) in der

---

[12] Das CTG beaufsichtigt die Vergütungsvereinbarungen zwischen Leistungserbringern und den Kostenträgern. Dabei spielt es keine Rolle, ob der Kostenträger eine Krankenkasse oder eine Privatperson ist.

PKV Hilfebedürftigkeit, d.h. die Inanspruchnahme von Grundsicherungsleistungen in SBG II oder XII auslösen würde, soll sichergestellt werden, dass die Betroffenen nicht finanziell überfordert werden (vgl. auch Abschnitt 3.2).

Die Finanzierung der GKV soll künftig über eine zentrale Inkassostelle (den Gesundheitsfonds) erfolgen. Der Fonds finanziert sich weiterhin einkommensabhängig aus den Beiträgen der Arbeitgeber und Arbeitnehmer. Die Beitragssätze werden Anfang 2009 gesetzlich festgeschrieben. Eine Anpassung der Beitragssätze muss spätestens dann erfolgen, wenn 95% der Kassenausgaben nicht mehr durch Fondsmittel gedeckt werden können.

Die Zahlungen aus dem Fonds an die Krankenkassen erfolgen in Form von einheitlichen Pauschalen pro Versichertem, welche durch alters- und risikoadjustierte Zuschläge ergänzt werden. Reichen diese Mittel nicht aus, dürfen die Kassen von den Versicherten zusätzliche Beiträge – prozentual zum Einkommen oder pauschal – erheben („kleine Kopfpauschalen"). Erwirtschaften die Kassen Überschüsse, können sie Teile der Fondsmittel an ihre Versicherten zurückgeben. Der Kassenwettbewerb soll nun über diese Zusatzprämien bzw. Rückzahlungen und nicht mehr über die Beitragssätze stattfinden.

Langfristig soll die beitragsfreie Mitversicherung von Kindern aus Steuermitteln finanziert werden. Da sich die Regierung nicht auf eine weitere Steuererhöhung[13] einigen konnte, ist dieser Prozess längerfristig und in Stufen angelegt (als erste Schritte 2,5 Mrd. Euro in den Jahren 2007 und 2008 sowie 4 Mrd. Euro für das Jahr 2009). Für die nachfolgenden Jahre wurde festgelegt, dass die Steuerfinanzierung der Kinder auf bis zu 14 Mrd. Euro ansteigen soll, wobei die Gegenfinanzierung dafür noch nicht feststeht. Gleichzeitig wird jedoch der bisherige Zuschuss aus der Tabaksteuer in Höhe von 4,2 Mrd. Euro gestrichen.

Die Trennung von PKV und GKV bleibt bestehen. Allerdings muss die PKV nun – ähnlich wie vor 2006 in den Niederlanden – unter Kontrahierungszwang einen Basistarif ohne Risikoäquivalenz mit dem Leistungsumfang der GKV anbieten. Zudem wird der Wechsel zwischen Anbietern innerhalb der PKV dadurch erleichtert, dass Altersrückstellungen in Höhe des Basistarifs künftig in einen neuen Vertrag übernommen werden können. Bisher war nämlich der Wechsel des Anbieters für die Versicherten in der Regel mit hohen Verlusten verbunden und wurde deshalb kaum in Anspruch genommen. Der asymmetrische Wettbewerb zwischen den beiden Teilsystemen der GKV und PKV, der in der Vergangenheit systematisch mit zur Erosion der GKV-Beitragseinnahmen beitrug (Leiber/Zwiener 2006), wurde jedoch nicht angetastet.

---

[13] Anfang 2007 trat bereits eine Erhöhung der Mehrwertsteuer um 3 Prozentpunkte in Kraft.

Über diese Punkte hinaus wurden zahlreiche Einzelmaßnahmen auch für den Bereich der Versorgungs- und Vertragsstrukturen festgesetzt. Sie zielen darauf ab, die Ärztevergütung neu zu regeln, die Wahlmöglichkeiten der Versicherten (z.b. Ausbau von Selbstbehalttarifen, Hausarzttarifen und Bonus/Malus-Regelungen bei der Prävention) und die Versorgungsqualität zur erhöhen (z.B. Weiterentwicklung der integrierten Versorgung) sowie Kosteneinsparungen auf der Ausgabenseite zu erzielen (z.b. Rabattverhandlungen zwischen Apotheken, Kassen und Pharmaindustrie). Auch wurde die Vertragsfreiheit für Krankenkassen gestärkt und ausgeweitet. Die Krankenkassen können in erweitertem Umfang mit Ärzten besondere Vereinbarungen treffen, die von der kollektivvertraglichen Versorgung abweichen oder darüber hinausgehen. Sie haben die Möglichkeit, solche Verträge allein oder in Kooperation mit anderen Kassen auszuhandeln. Ärzte können einzeln oder als Gruppe Vertragspartner sein. Schließlich soll die Organisation der Krankenkassen durch die Erleichterung von Kassenarten übergreifenden Fusionen und die Bildung eines übergreifenden Spitzenverbandes umstrukturiert werden.

Welche Wirkungen dieser grundlegenden Reformen in Bezug auf den Zugang zu Leistungen, die Versorgungsqualität, die Wahlfreiheit sowie die Verteilungsgerechtigkeit sich bisher erkennen lassen, wird in den folgenden Abschnitten analysiert

3.2 (Gleicher) Zugang zum System

In den Niederlanden herrscht seit 2006 eine allgemeine Versicherungspflicht. Alle Einwohner haben somit nicht nur Zugang zum System, sondern müssen sich sogar versichern. Geringverdiener sowie Arbeitslose und Sozialhilfeempfänger erhalten einen steuerfinanzierten Zuschuss zu den einkommensunabhängigen Kopfpauschalen, der jedoch nur einen Teil der Pauschalen abdeckt (vgl. Abschnitt 3.3). Bei Bezug des Gesundheitszuschusses wird nicht kontrolliert, inwieweit die Empfänger die Zahlung, die auf ihr privates Konto überwiesen wird, auch tatsächlich für den Krankenversicherungsschutz verwenden. In der praktischen Umsetzung zeigen sich dabei einige Probleme. Nach Angaben des CPB (Centraal Plan Bureau/Niederländisches Statistisches Amt) wird die Anzahl der Nichtversicherten auf ca. 240.000 Einwohner geschätzt, die meistens einen Migrationshintergrund haben. Um eine Nichtversicherung zu vermeiden und eine möglichst breite Resonanz bei den Nichtversicherten zu erreichen, werden massiv Aufklärungskampagnen durchgeführt. Inwieweit die Aufklärungskampagnen jedoch erfolgreich sind, bleibt abzuwarten. Zusätzlich ist geplant, die Daten der Pflege- und Langzeitversicherung (AWBZ) mit denen der Krankenversicherung abzugleichen, um so Nichtversicherte ausfindig machen zu können. Allerdings werden auf diese Art und Weise nur die Nichtversicherten ausfindig gemacht werden können, die entweder Angestellte sind oder als Selbstständige freiwillig in die Pflegeversicherung einzahlen[14]. Die nichterwerbstätigen Ehepartner sind für einen eigenen Krankenversicherungsschutz, wie auch für den ihrer Kinder verantwortlich. Nicht-erwerbstätige Ehepartner und Kinder sind nicht pflegeversicherungspflichtig und dementsprechend kann der Abschluss einer Krankenversicherung dieser Bevölkerungsgruppen nicht über den oben genannten Abgleich geprüft werden. Sie fallen also bei der Kontrolle, ob sie eine Krankenversicherung abgeschlossen haben, durch das Netz.

Im Krankheitsfall können Nichtversicherte trotzdem eine Krankenversicherung bei einer frei wählbaren Krankenkasse abschließen, da der Kontrahierungszwang auch in diesem Fall gilt. Als Strafzahlung müssen diese dann 130% der Kopfpauschale rückwirkend über den Zeitraum, den sie nicht versichert gewesen sind, an die gewählte Krankenkasse bezahlen. Der Zeitraum ist jedoch auf 5 Jahre begrenzt. In diesem Fall stellt sich die Frage, wie Arbeitslose und Sozialhilfeempfänger für die Strafzahlungen aufkommen sollen. Bis dato gilt die Regelung, dass Gruppen mit einem sehr niedrigen Einkommen keine Strafzahlung entrichten müssen. Es wird aber diskutiert, inwiefern die medizinische Versorgung für Menschen, die sich bewusst nicht krankenversichern, reduziert werden soll. Ob und wie diese Reduktion der medizinischen Leistungen jedoch mit dem hippokratischen Eid der Ärzte zu vereinbaren ist, steht noch zur Diskussion.

Das gleiche Vorgehen ist bei den niederländischen Einwohnern geplant, die die Kopfpauschale trotz abgeschlossener Krankenversicherung nicht bezahlen. Laut CPB beläuft sich die Anzahl der Zahlungsverweigerer im Jahre 2006 auf ca. 190.000 Personen. Die Krankenkasse muss für sechs Monate das Risiko eines Zahlungsverweigerers selbst tragen. Erst nach Ablauf von sechs Monaten werden die ausfallenden Zahlungen durch den RSA ausgeglichen. Da im Status Quo ein eventueller Krankenversicherungszuschuss auf das Privatkonto des Versicherungsnehmers überwiesen wird, ist eine Gesetzesänderung geplant, welche eine Überweisung des Zuschusses direkt an die Krankenkasse ermöglicht. Es muss jedoch betont werden, dass der Zuschuss immer geringer ausfällt

---

[14] Diese und die nachfolgenden Informationen des Abschnitts konnten aus Protokollen der „Tweede Kamer" des niederländischen Parlamentes gewonnen werden und sind unter www.minvws.nl (Zugriff 1.6.2008) zu finden.

als die Kopfpauschale, und die Krankenkassen im Falle einer Zahlungsverweigerung trotzdem noch ein finanzielles Risiko tragen.

Nach dem heutigen Stand der gesetzlichen Lage ist es also nicht möglich, trotz der Krankenversicherungspflicht Nichtversicherer zu vermeiden. Ebenso ist es nicht möglich, Zahlungsverweigerer mit einem niedrigen Einkommen zur Zahlung der Kopfpauschale zu zwingen. Stattdessen müssen die Krankenkassen das finanzielle Risiko der Zahlungsausfälle tragen.

In *Deutschland* hatte auch vor der jüngsten Reform die überwiegende Mehrheit der Menschen einen Zugang zu Gesundheitsleistungen entweder über das gesetzliche oder das private System. Eine zunehmende Zahl an Personen ohne Krankenversicherungsschutz stellte jedoch ein Problemfeld dar, das seit einigen Jahren verstärkt ins öffentliche Problembewusstsein drang. Zwar war die statistische Erfassung der Gruppe der Nichtversicherten mit methodischen Problemen behaftet, die einerseits zur Unter-, andererseits zur Übererfassung bestimmter Personengruppen in den auf der Basis von Bevölkerungsumfragen gewonnenen Daten führt (ausführlich dazu Greß 2005). Vorbehaltlich dieser methodischen Schwierigkeiten, zeigte der Mikrozensus zwischen 1995 und 2003 im Trend nahezu eine Verdoppelung der Nichtversicherten von 105.000 auf 188.000 Personen (Greß 2005). Damit lag die Zahl der Nichtversicherten gemessen an der Gesamtbevölkerung zwar insgesamt nach wie vor auf einem sehr niedrigen Niveau von 0,23% (2003). Eine Reihe sozio-ökonomischer sowie sozialrechtlicher Veränderungen ließ es jedoch plausibel erscheinen, dass sich dieser Trend ohne allgemeine Versicherungspflicht fortgesetzt hätte.

Der Anteil der Selbstständigen in der Bevölkerung hat – u.a. als Folge der gezielten Förderung von Existenzgründungen im Zuge der Hartz-Reformen – in den letzten Jahren beachtlich zugenommen. Gleichzeitig hat der Gesetzgeber für bestimmte Personengruppen, darunter bspw. über längere Phasen privat versicherte Selbstständige in höheren Altersgruppen, den Zugang zur GKV in den letzten Jahrzehnten schrittweise erschwert.[15] Auch die Hartz-IV-Reform brachte insgesamt zwar eine Reihe von Verbesserungen für die soziale Absicherung von Langzeitarbeitslosen und Bedürftigen, bspw. für ehemalige Sozialhilfeempfänger, die als Arbeitslosengeld II-Empfänger (ALG II) Pflichtversicherte in der GKV wurden. Allerdings konnten auch neue Problemgruppen identifiziert werden, wie etwa ehemalige (zumeist weibliche) Arbeitslosenhilfeempfänger, die auf Grund der verstärkten Vermögens- und Einkommensanrechnung ihren Unter-

---

[15] Dies geschah im Wesentlichen, um Trittbrettfahrerverhalten einzudämmen und Missbrauch zu verhindern, konnte aber unter ungünstigen ökonomischen Bedingungen dazu führen, dass die Betroffenen keinen hinreichenden Versicherungsschutz erlangten.

stützungsanspruch verloren und nicht familienversichert waren. Als eine weitere Problemgruppe ließen sich im Kontext der Hartz-Reformen ausschließlich geringfügig Beschäftigte ausmachen, die nicht über abgeleitete Ansprüche der Familienversicherung abgedeckt waren und sich auf Grund ihres geringen Einkommens keine Krankenversicherung leisten konnten oder leisten wollten.

Die Einführung einer allgemeinen Versicherungspflicht, gekoppelt mit Hilfestellungen für diejenigen, die ihren Versicherungsschutz verloren haben und/oder sich die Versicherungstarife nicht mehr leisten können, erhöht den Solidarcharakter des deutschen Gesundheitssystems und kann dazu beitragen, die beschriebenen Sicherungslücken zu schließen. Die neuen PKV-Basistarife mit Kontrahierungszwang führen dazu, dass auch in der PKV künftig niemand mehr auf Grund einer schlechten Gesundheit abgewiesen werden kann und dass auch eine private Versicherung für Menschen mit schlechten Gesundheitsrisiken bezahlbar bleibt. Wer Zugang zu welchem Bereich des nach wie vor dualen Krankenversicherungssystems – PKV oder GKV – hat, wird jedoch weiterhin durch den Berufs- und/oder Einkommensstatus bestimmt und beinhaltet somit eine Ungleichbehandlung der Versicherten im Zugang zu Krankenversicherungsleistungen.

Es bleibt abzuwarten, ob Deutschland längerfristig[16] in Bezug auf Nichtversicherte bzw. Nichtzahler vor ähnlichen Umsetzungsproblemen stehen wie die Niederlande.[17] Auch in Deutschland muss, wer seiner Beitragszahlung nicht nachkommt, nicht gezahlte Beiträge einschließlich Säumniszuschlägen nachentrichten. Gleichzeitig gibt es vergleichsweise gut ausgebaute finanzielle Unterstützungsregelungen für Versicherte, die auf Grund ihres Versicherungsschutzes bedürftig würden. Ist zum Beispiel der Basistarif in der PKV für einen Versicherten nachweislich zu teuer, wird zunächst der Beitrag halbiert. Reicht diese Maßnahme nicht aus, kann der Versicherte einen Zuschuss vom zuständigen Grundsicherungsträger bekommen.

Eine besondere Neuerung des GKV-WSG ist die Koppelung der Zuzahlungsbelastungsgrenze an präventives Verhalten der Versicherten. Präventionsnachweise als Bedingung maximaler Leistungsgewährung waren im deutschen

---

[16] Seit 1. April 2007 gilt die Versicherungspflicht für alle Versicherten, die dem GKV-System zuzuordnen sind. Seit 1. Juli 2007 wurden die Zugangsmöglichkeiten für diejenigen Versicherten verbessert, die dem PKV-System zuzuordnen sind. Ab 1. Januar 2009 gilt die Versicherungspflicht dann für die Gesamtbevölkerung.

[17] Auch in Deutschland deuten sich aktuell erste Probleme mit Zahlungsverweigerern an. So beklagt etwa die Techniker Krankenkasse (TK) bundesweit Ausstände versäumter Krankenkassenbeiträge von ca. zwei Millionen Euro für den Zeitraum April 2007 bis April 2008. Bei der DAK seien von mehr als 19.700 Rückkehrern in den Versicherungsschutz insgesamt 10.645 Personen zahlungssäumig (Berliner Morgenpost 2008).

Gesundheitssystem bisher vor allem im Bereich des Zahnersatzes (Bonusheft) bekannt. Im Rahmen des GKV-WSG wurde eine weitere Variante eingeführt: Für chronisch kranke Versicherte gilt nur noch dann eine reduzierte Zuzahlungsbelastungsgrenze (1% gegenüber 2% des Bruttojahreshaushaltseinkommens), wenn sie vor ihrer Erkrankung regelmäßig die relevanten Vorsorgeuntersuchungen in Anspruch genommen haben. Wer von der GKV zur Verfügung gestellte Maßnahmen der Sekundärprävention nicht in Anspruch nimmt, darf also bei einer späteren chronischen Erkrankung nicht mehr mit einer halbierten Zuzahlung rechnen. Die jährliche Bescheinigung, die chronisch kranken Versicherten diese verminderte Zuzahlungserfordernis gewährt, darf der Arzt seit diesem Jahr zudem nur noch bei "therapiegerechtem Verhalten" des Patienten ausstellen. Durch diese Regelung bringt der Gesetzgeber, wie es in der Gesetzesbegründung heißt, "die Verpflichtung der Versicherten gegenüber der Versichertengemeinschaft zu gesundheitsbewusstem und eigenverantwortlichen Verhalten" zum Ausdruck. Die Einführung dieser Maßnahme war hoch umstritten. Unter anderem wurde kritisiert, dass sie unter Umständen zu einer Bestrafung und damit doppelten (gesundheitlichen und finanziellen) Belastung chronisch Kranker führe. Bislang war die engeren Verknüpfung der Leistungen mit bestimmten Verhaltensweisen und Gegenleistungen der Leistungsempfänger im Gesundheitswesen weniger stark ausgeprägt als in anderen Bereichen der sozialen Sicherung wie etwa der Absicherung bei Arbeitslosigkeit (ausführlich Aust 2006). Diese Präventionsnachweise für die Krebsvorsorge weisen jedoch auch für das Gesundheitssystem in die Richtung neuer Grenzziehungen sowie veränderten Reziprozitäterwartungen im Bereich des Zugangs zu Solidarleistungen.

3.3 Verteilungsgerechtigkeit

In den Niederlanden können Geringverdiener eine steuerfinanzierte staatliche Bezuschussung der Kopfpauschale beantragen. So soll verhindert werden, dass Versicherte mit einem niedrigen Einkommen übermäßig durch die Kopfpauschale in Höhe von durchschnittlich 1.080 Euro pro Jahr belastet werden. Dabei richtet sich die Bezuschussung nicht an den tatsächlich gezahlten Beträgen aus, sondern an den durchschnittlichen Kopfpauschalen, die die Krankenversicherer erheben. Diese Regelung soll dazu führen, dass diese Versichertengruppe bei der Wahl des Krankenversicherers auf die Höhe der Kopfpauschale achtet, und die Krankenversicherer auf diese Weise veranlasst werden, keine übermäßig hohen Kopfpauschalen zu erheben.

Ein Single ist zuschussberechtigt, wenn das Einkommen 29.069 Euro pro Jahr (Zahlen jeweils für 2008) nicht übersteigt. Der maximale Zuschuss beträgt 450 Euro pro Jahr im Jahr. Bedarfsgemeinschaften haben Anspruch auf eine Bezuschussung, wenn ihr gemeinsames Einkommen 47.520 Euro pro Jahr nicht übersteigt und können eine maximale Bezuschussung von 1.300 Euro pro Jahr erhalten. Bedarfsgemeinschaften müssen jedoch nicht in einer Wohnung wohnen, sondern können sich beliebig als Bedarfsgemeinschaften beim Finanzamt eintragen lassen. Die Differenz zwischen der Kopfpauschale und Bezuschussung muss durch das Krankenkassenmitglied getragen werden. Da selbst die maximale Höhe der Bezuschussung die Kosten der Kopfpauschale nicht deckt, werden die niedrigen Einkommensgruppen prozentual stärker belastet als besser Verdienende. Dies wird dadurch noch weiter verschärft, dass seit 2008 eine verpflichtende Eigenbeteiligung von 150 Euro pro Jahr an den in Anspruch genommenen gesundheitlichen und medizinischen Leistungen für alle Versicherten gilt (vgl. auch Abschnitt 3.4).

Die Genehmigung des Zuschusses erfolgt durch das Finanzamt und wird auf das Privatkonto der Antragssteller überwiesen. Die Versicherten müssen also beim Finanzamt prospektiv ihr Jahreseinkommen schätzen, was die Grundlage für die Höhe der Bezuschussung bildet. Das Finanzamt überweist dann monatlich den zuschussberechtigten Versicherten die berechnete Summe. Am Ende des Kalenderjahres informiert das Finanzamt den Versicherten über die tatsächliche Höhe des Jahreseinkommens. Gegebenfalls werden Teile der Bezuschussung zurückgefordert bzw. zusätzlich Teile erstattet. Insgesamt sind in den Niederlanden ca. 6 Millionen Einwohner zuschussberechtigt. Jedoch wird nicht von jedem Zuschussberechtigten die Bezuschussung auch eingefordert.

Auch für *Deutschland* ist eine höhere Belastung geringer Einkommen durch die jüngste Gesundheitsreform wahrscheinlich. Unter den gegebenen Umständen – ohne eine Einbeziehung der PKV in den Gesundheitsfonds und ohne einen substanziellen Umstieg auf eine Steuerfinanzierung – ist mit einem chronisch unterfinanzierten Fonds und mit einer Verlagerung von Kosten auf die Versicherten in Form von einkommensunabhängigen Zusatzbeiträgen[18] zu rechnen. Diese belasten Versicherte mit geringerem Einkommen deutlich stärker als Versicherte mit höherem Verdienst. Wie erste Berechnungen auf Basis des sozio-ökonomischen Panels (SOEP) zeigen, kann die vorgesehene Überforde-

---

[18] Theoretisch hätten die Kassen auch die Möglichkeit, einkommensabhängige Zusatzbeiträge zu erheben. Da Pauschalbeiträge jedoch für einkommensstarke Versicherte attraktiver sind und die Kassen diese Versicherten nicht verlieren bzw. gewinnen möchten, ist dies keine realistische Option.

rungsklausel[19], diese Ungleichheit zwar abmildern, verhindern kann sie sie jedoch nicht (Manouguian 2008). Zugleich führt die derzeit vorgesehene Variante der Überforderungsklausel zu Wettbewerbsverzerrungen zu Lasten von Kassen mit vielen geringverdienenden Mitgliedern, da die Lasten des Einkommensausgleichs ausschließlich durch die Versicherten der jeweiligen Krankenkasse übernommen werden müssen und nicht durch den Gesundheitsfonds ausgeglichen werden. Die Art, wie die Überforderungsklausel derzeit konstruiert ist, könnte zudem sogar zu der paradoxen Situation führen, dass Geringverdiener („schlechte Risiken") von Krankenkassen mit einem sehr niedrigen Zusatzbeitrag zu Krankenkassen mit einem Zusatzbeitrag wechseln, der höher als acht Euro liegt, um von der Überforderungsklausel erfasst zu werden.

3.4 Wahlfreiheit

Durch die Reform von 2006 wurde *in den Niederlanden* die Wahlmöglichkeit von Krankenversicherungstarifen erweitert. Zum einen können die Versicherten zwischen dem Sachleistungsprinzip und der Kostenerstattung wählen. Bei dem reinen Sachleistungsprinzip schließen die Versicherer Verträge mit den Leistungsanbietern (Hausärzte) ab. Die Versicherten können dann die Leistungen des standardisierten Leistungskatalogs bei den Leistungsanbietern in Anspruch nehmen. Bei dem reinen Kostenerstattungsprinzip hingegen gibt es keine Vertragsbeziehungen zwischen Leistungsanbietern und Krankenversicherern, sondern die Versicherten müssen für die in Rechnung gestellten Kosten selbst aufkommen, bekommen diese dann aber von dem Krankenversicherer erstattet. Die in Rechnung gestellten Kosten dürfen jedoch nicht beliebig hoch sein, sondern müssen sich an der durchschnittlichen marktüblichen Höhe orientieren. Krankenversicherungstarife, die eine Mischform von Sachleistung und Kostenerstattung darstellen, werden auch angeboten.

Zum anderen können die niederländischen Versicherten auch, unabhängig von dem Sachleistungs- bzw. Kostenerstattungstarif, einen Tarif mit Selbstbehalt wählen, der in 100-Euro-Schritten zwischen 100 Euro und 500 Euro gestaffelt ist. Im Gegenzug erhalten die Versicherten dann eine Ermäßigung des einkommensunabhängigen Beitrags. In ersten Umfragen aus dem Jahr 2006 deutete sich allerdings an, dass Tarife mit erhöhtem Selbstbehalt für weite Teile der

---

[19] Diese sieht vor, dass die im Rahmen die Fonds ermöglichten „kleinen Kopfpauschalen", wenn sie über 8 Euro liegen, nicht mehr als 1 % des beitragspflichtigen Einkommens der Versicherten ausmachen dürfen.

Versicherten unattraktiv sind und nur von sieben Prozent der Versicherten genutzt wurden (de Jong 2006).

Die Wahlfreiheit der verschiedenen Tarife wurde 2008 eingeschränkt, da der Tarif der Kopfpauschalen-Rückerstattung gestrichen wurde. Der Rückerstattungstarif sah vor, dass bei Nichtinanspruchnahme von Krankheitsleistungen – ausgenommen Haus- und Zahnarztbesuche wie auch pränatale Untersuchungen – die Kopfpauschalen teilweise von den Versicherern an die Mitglieder erstattet wurden. Um aber den administrativen Aufwand für die Krankenkassen zu verringern, gilt nun für jedes Mitglied eine verpflichtende Eigenbeteiligung von 150 Euro pro Jahr – d.h. jedes Mitglied muss 150 Euro seiner Gesundheitsausgaben selbst tragen –, was gleichzeitig eine Senkung der Kopfpauschalen zur Folge hat. Allerdings ergibt sich durch die Senkung der Kopfpauschalen folgendes Problem: Die gesetzlich festgelegte Regelung besagt, dass 50% der Einnahmen aus den einkommensabhängigen Beiträgen, und 50% der Einnahmen aus den Kopfpauschalen bestehen müssen. Da die Kopfpauschalen im Durchschnitt gesenkt wurden, muss folgerichtig auch der einkommensabhängige Beitrag sinken, was die Finanzierungsbasis einschränken wird. Tarife mit einem Selbstbehalt, der den gesetzlich festgelegten Selbstbehalt von 150 Euro übersteigt, können von den Versicherten nach wie vor gewählt werden. Eine Zusatzversicherung, welche über die Basisversicherung hinausgeht, kann ebenfalls frei gewählt werden. Bei einer Zusatzversicherung besteht jedoch kein Kontrahierungszwang. Die Versicherer können bei der Zusatzversicherung also frei zwischen guten und schlechten Risiken wählen.

Wie bereits erwähnt, wurde im Jahre 1992 in den Niederlanden die freie Kassenwahl eingeführt, und die Wechselquote pendelte zwischen 2-3% jährlich. Bei der Einführung der jüngsten Reform im Jahr 2006 wurde massiv von der Wahlfreiheit der Krankenkasse gebrauch gemacht und eine Wechselquote von 20% verzeichnet. Die hohe Wechselquote wird durch die Einführung von Gruppenverträgen erklärt (Delnoij/van de Schee 2006). Anbieter von Gruppenverträgen können Gewerkschaften, Arbeitgeber, Sportvereine, Patientenvereinigungen und andere Zusammenschlüsse sein. Der Versicherungsnehmer muss aber die Möglichkeit haben, eine Krankenversicherung bei einem beliebigen anderen Versicherer abzuschließen. Die Höhe der Kopfpauschalen von Gruppenverträgen können laut gesetzlicher Regelung maximal 10% unter der Kopfpauschale einer Einzelversicherung liegen, was dem Versicherten zu einer Einsparung verhelfen kann. Begründet wird der Rabatt durch niedrigere Verwaltungskosten der Gruppenverträge. Für das Jahr 2008 wird mit einer wesentlich geringeren Wechselquote von ca. 5% gerechnet.

Auch in *Deutschland* sind die Krankenkassen seit April 2007 gehalten, eine größere Bandbreite an Wahltarifen anzubieten, die es den Versicherten ermöglichen soll, das Versorgungsangebot besser auf ihre individuellen Bedürfnisse zuzuschneiden. Über deren Inanspruchnahme liegen bisher allerdings noch keine systematischen Analysen vor.

Generell muss bei der Beurteilung dieser Tarife, die häufig einheitlich unter den Stichwort „mehr Wahlfreiheit" angepriesen werden, beachtet werden, dass diese im Einzelnen sehr unterschiedliche Wirkungen entfalten. Während Tarife für eine hausarztzentrierte Versorgung, für von der Regelversorgung ausgeschlossene Therapien (z.B. Homöopathie) oder für die Teilnahme der Versicherten an besonderen Versorgungsformen wie DMPs tatsächlich zu einer Optimierung der Versorgungsqualität beitragen können, haben Selbstbehalt-, Kostenerstattungstarife und Tarife für die Nichtinanspruchnahme von Leistungen vor allem einen starken *Entsolidarisierungseffekt*. Selbstbehalt-, Kostenerstattungstarife und Tarife für die Nichtinanspruchnahme von Leistungen sind vor allem für Versicherte mit guten Risiken bzw. hinreichendem Einkommen, das als „Sicherheitspolster" auch bei höher ausfallenden Behandlungskosten dient, attraktiv. Dem Krankenversicherungssystem dadurch entstehende Einnahmeausfälle müssen durch die gesamte Versichertengemeinschaft getragen werden. Für Versicherte mit schlechten Risiken und/oder sehr niedrigem Einkommen besteht eine Wahlfreiheit bezüglich dieser Tarife faktisch nicht. Ursprünglich wurde deren Einführung damit begründet, eine Abwanderung guter Risiken in die PKV zu verhindern. Statt die ungleichen Wettbewerbsbedingungen zwischen PKV und GKV abzuschaffen, hat man nun jedoch neue Ungleichheiten innerhalb der Gruppe der GKV-Versicherten geschaffen (Gerlinger 2004: 502).

Hinzu kommt, dass die Wahlfreiheit im Sinne von Wechselmöglichkeiten *innerhalb der der PKV* im Endergebnis der Gesundheitsreform weniger weitgehend ausfiel als ursprünglich vorgesehen. Während PKV-Neuversicherte ein Wechselrecht in den Basistarif jedes beliebigen PKV-Unternehmens erhalten, hat man die Wechselmöglichkeiten für PKV-Altkunden in der letzten Verhandlungsphase des Reformprozesses auf den Zeitraum vom 1.1.2009 bis 30.6.2009 beschränkt. Danach können diese nur noch in den Basistarif ihrer eigenen PKV übertreten und dies auch nur, wenn es sich um Bedürftige oder über 55-Jährige handelt. Die etwa acht Millionen privat Versicherten müssen Anfang 2009 somit eine nicht korrigierbare Entscheidung über ihren künftigen Versicherungsschutz treffen. Dabei können sie zu diesem Zeitpunkt voraussichtlich nur schwer absehen, welches Unternehmen dauerhaft das beste Angebot leisten wird. Auch die –

grundsätzlich positive – Verbesserung der Übertragbarkeit von Altersrückstellungen bei einem Wechsel des Versicherers blieb hinter den ursprünglich diskutierten Plänen zurück und findet nun nicht in vollem, sondern lediglich im Umfang des Basistarifs statt.

3.5 Versorgung

Das Modell der Vertragsärzte einer Krankenkasse bleibt *in den Niederlanden* auch nach der Reform 2006 bestehen. Bis heute liegen keine Untersuchungen vor, inwiefern die Reform von 2006 zu längeren Wartelisten oder einer Veränderung der Versorgungsqualität geführt hat.

Der gesetzlich festgelegte Leistungskatalog der Basisversicherung wurde 2007 um folgende zwei Punkte erweitert. Zum einen werden drei Behandlungen einer künstlichen Befruchtung bezahlt (davor wurde lediglich die 2. und 3. Behandlung erstattet). Zum anderen werden die Kosten für kosmetisch-chirurgische Eingriffe zur Reduzierung der Bauchhaut aufgrund starker Gewichtsabnahme von der Krankenkasse übernommen. 2008 wurde der Leistungskatalog weiter ausgedehnt und um wichtige Leistungsspektren ergänzt. Unabhängig vom Alter wird nun auch die Empfängnisverhütung für Frauen übernommen. Darüber hinaus wird die zahnärztliche Vollversorgung für Kinder und Jugendliche vom 18. Lebensjahr auf das 22. Lebensjahr ausgedehnt. Als weiterer Punkt werden fünf weitere Stunden der postnatalen Pflege durch eine Hebamme durch die Krankenkasse getragen.

In *Deutschland* war die Diskussion im Vorfeld des Gesundheitskompromisses 2005/06 vor allem von finanzpolitischen Erwägungen getragen. Dennoch beinhaltet der Kompromiss einige Ansätze zur Verbesserung der Versorgungsqualität. Dazu gehören etwa Maßnahmen, welche die Versorgung für Sterbende und Schwerstkranke (Palliativmedizin) ausbauen sollen, die Öffnung der Krankenhäuser für die ambulante Versorgung, ein Rechtsanspruch auf Rehabilitation sowie Impfungen und Kuren, die zu Pflichtleistungen werden. Tarife für eine hausarztzentrierte Versorgung, für von der Regelversorgung ausgeschlossene Therapien (z.B. Homöopathie) oder für die Teilnahme der Versicherten an besonderen Versorgungsformen wie DMPs können wie oben besprochen zusätzlich zu einer Optimierung der Versorgungsqualität beitragen. Zu weiteren Ausgliederungen aus dem Leistungskatalog kam es in dieser Reform – bis auf wenige Ausnahmen im Bereich so genannter Folgebehandlungen medizinisch nichtnotwendiger Eingriffe (z.B. Schönheitsoperationen, Piercing, Tätowierungen) – nicht.

Experten erwarten allerdings negative Folgen des über den Gesundheitsfonds initiierten Kassenwettbewerbs für die Versorgungsqualität, u.a. da im Reformwerk angelegte Wettbewerbsverzerrungen trotz vielfältiger Kritik von Verbänden und aus der Wissenschaft nicht korrigiert wurden. So wirkt – wie in Abschnitt 3.3 beschrieben – die im Rahmen des Gesundheitsfonds eingeführte individuelle Überforderungsklausel – obwohl aus sozialpolitischen Gesichtspunkten sinnvoll – zu Lasten von Krankenkassen mit vielen Einkommensschwachen Patienten. „Dass eine Krankenkasse mit Defiziten die Möglichkeiten, Zeit und Vertragsmacht hat, für ihre Versicherten nur nicht-effektive Leistungen zu kappen, ist illusorisch." (Lüngen2006: 4).

4 Fazit: Vereinbarkeit von Wettbewerb und Solidarität in der Krankenversicherung?

Mit den Niederlanden und Deutschland wurden in diesem Beitrag zwei Länder untersucht, deren Gesundheitssysteme sich traditionell dem Modell „soziale Krankenversicherung" zuordnen lassen und die beide in den vergangenen Jahren in ihren Reformen vergleichsweise stark auf den Ausbau von Wettbewerbselementen im Gesundheitswesen gesetzt haben. Die vorangegangenen Abschnitte befassten sich mit der Frage, welche Balance zwischen Wettbewerb und Solidarität in den Beziehungen zwischen den Finanzierungsträgern und den Leistungsempfängern in den Krankenversicherungssystemen der beiden Länder gefunden wurde, und welche Gemeinsamkeiten und Unterschiede sich im Hinblick auf die Vereinbarkeit von Wettbewerb und Solidarität in den beiden Systemen feststellen lassen. Aus der Analyse der institutionellen Veränderungen sowie der bisher absehbaren Wirkungen der Reformen auf den (gleichen) Zugang zu den Gesundheitssystemen, die Verteilungsgerechtigkeit, die Versorgungsqualität sowie die Wahlfreiheit, lassen sich unseres Erachtens folgende Schlussfolgerungen ableiten:

Sowohl das Funktionieren von Wettbewerb (im Sinne eines Wettbewerbs um Versorgungsqualität und Effizienz und nicht eines Wettbewerbes auf der Basis von Risikoselektion) als auch die effektive Gewährleistung der klassischen Elemente des Solidarausgleichs in der Krankenversicherung (risikobezogene Umverteilung zwischen Gesunden und Kranken, Generationenausgleich, Familienlastenausgleich, Einkommensumverteilung) hängen sehr stark von konkreten Ausgestaltungen im Detail ab. Die beiden Untersuchungsländer haben zwar auf den ersten Blick ähnliche Reformpfade eingeschlagen und man kann sogar von einer „zeitversetzten Konvergenz" (Greß/Wasem 2007) sprechen, da das *heutige* deutsche Modell sehr stark dem niederländischen System *vor 2006* ähnelt. Dennoch setzten die beiden Länder unterschiedliche Akzente in Bezug auf die Balance von Wettbewerb und Solidarität und haben somit auch mit jeweils unterschiedlichen Problemlagen zu tun.

Die derzeitigen Hauptprobleme des deutschen Modells liegen darin, dass voraussichtlich weder ein Qualitätswettbewerb noch ein konsistenter Solidarausgleich gelingt. Die Basistarife und die allgemeine Versicherungspflicht (einschließlich der Unterstützung Bedürftiger, die sich ihren Versicherungsschutz nicht mehr leisten können) stärken zwar die Solidarität im System. Die voraussichtliche Teilfinanzierung durch Pauschalbeiträge schwächt die Solidarität jedoch zugleich. Zudem werden Wettbewerbsnachteile von Kassen mit vielen Geringverdienern nicht ausgeglichen (Wettbewerb um gute Risiken statt Qualitätswettbewerb) und das duale, ungleiche System der GKV und PKV bleibt erhalten.

In den Niederlanden wurde das duale System dagegen aufgehoben und auch die Rahmenbedingungen zur Schaffung eines Qualitätswettbewerbs scheinen hier etwas günstiger zu sein. Längerfristig abzuwarten bleibt allerdings, welche Effekte die bereits stattgefundenen Versicherungsfusionen auf das Preis- und Versorgungsniveau haben werden. Von den Niederlanden könnte Deutschland allerdings lernen, dass ein funktionierender Risikostrukturausgleich eine wichtige Funktionsvoraussetzung für das Wettbewerbssystem darstellt, dass Elemente des Solidarausgleichs so geregelt sein müssen, dass sie nicht zu Wettbewerbsverzerrungen zwischen den Kassen führen sowie dass auch umfassendere Maßnahmen des Solidar- und Risikoausgleiches innerhalb der PKV sowie zwischen GKV und PKV (solche Regelungen gab es in den Niederlanden bereits lange vor 2006) möglich sind.

Während es sich also andeutet, dass in den Niederlanden der Qualitätswettbewerb zumindest besser als in Deutschland funktioniert[20] und auch die Solidarbruchstelle „duales Krankenversicherungssystem" aufgehoben wurde, muss jedoch gleichzeitig beachtet werden, dass die niederländische Reform mit einer bis dahin ungekannten Privatisierung von Gesundheitskosten einherging. Durch den Gesundheitszuschuss und gleichzeitige Entlastungen in anderen Bereichen (z.B. erhöhtes Kindergeld) wurden diese Belastungen allerdings teilweise ausgeglichen (Greß 2006: 25). Fakt bleibt dennoch: Für Geringverdiener und selbst Sozialleistungsempfänger deckt der Gesundheitszuschuss nur einen Teil der einkommensunabhängig zu leistenden Prämienzahlungen ab. Zudem sind die

---

[20] Als ein Indikator dafür kann auch das weitaus stärker als in Deutschland diversifizierte Leistungsspektrum der Krankenkassen auf der Basis von Satzungsleistungen gelten.

Versicherten zu einer direkten Kostenbeteiligung von 150 Euro pro Jahr verpflichtet. Um den Gesundheitszuschuss zu erhalten, müssen die Versicherungsnehmer ihre Bedürftigkeit anmelden. Dies trifft immerhin auf ca. 60% der Versicherten zu, was den Charakter des Systems von der reinen Versicherungsleistung in Richtung einer Fürsorgeleistung verändert.

Insgesamt zeigte die Analyse, dass ausgebaute Wettbewerbselemente sehr voraussetzungsvoll sind, insbesondere was die regulierende Rolle des Staates betrifft. Keinem der beiden Untersuchungsländer gelang bisher eine Umsetzung, die Wettbewerb und Solidarität erfolgreich vereinbart, wobei die jeweiligen Problempunkte sich unterscheiden.

Literatur

Alber, Jens (1992): Das Gesundheitswesen der Bundesrepublik Deutschland. Entwicklung, Struktur und Funktionsweise. Frankfurt/M.

Aust, Judith/Bothfeld, Silke/Leiber, Simone (2006): Eigenverantwortung – eine sozialpolitische Illusion? In WSI-Mitteilungen 59(4). 186-193.

Berliner Morgenpost (2008): Brandenburgs Krankenkassen klagen über Nichtzahler, http://www.morgenpost.de/brandenburg/article706387/Brandenburgs_Krankenkassen_klagen_ueber_Nichtzahler.html (Zugriff 29.07.2008).

Boelema, Bob (2006): Supervision and the Dutch health insurance reform. München, Vortrag beim Workshop "Reform der niederländischen Krankenversicherung" des Max-Planck-Institutes für ausländisches und internationales Sozialrecht am 17.2.2006.

BMG – Bundesministerium für Gesundheit (2005): Statistisches Taschenbuch Gesundheit 2005. Berlin.

CPB - Centraal Planbureau (2005): Centraal Economisch Plan 2006. Den Haag, CPB http://www.cpb.nl/nl/pub/cepmev/cep/ (Zugriff 1.5.2008).

Delnoij, Diana/Schee, Evelien van de (2006): Collectief aanbod nodigt uit tot wisselen van zorgverzekeraar. Utrecht.

Enthoven, Alain C. (1988): Managed competition in health care finance. Amsterdam.

ESB (2007): Voor- en nadelen van een prijsplafond voor ziekenhuizen, http://www.cpb.nl/nl/org/homepages/rcmhd/maatstafconcurrentie_esb_2007.pdf (Zugriff 25.6.2008).

Gerlinger, Thomas (2002a): Zwischen Korporatismus und Wettbewerb. Gesundheitspolitische Steuerung im Wandel. Veröffentlichungsreihe der Arbeitsgruppe Public Health Nr. P02-204, Wissenschaftszentrum Berlin, http://skylla.wz-berlin.de/pdf/2002/p02-204.pdf (Zugriff 3.05.2008).

Gerlinger, Thomas (2002b): Gemeinwohlorientierungen und politische Steuerung im Wandel – das Beispiel der Gesundheitspolitik, in: Schuppert, Gunnar u.a. (Hrsg.): Gemeinwohl – auf der Suche nach Substanz. Berlin. 421-444.

Gerlinger, Thomas (2003): Ein Schritt vorwärts – zwei Schritte zurück? Rot-grüne Gesundheitspolitik 1998-2003, in: Prokla 33(3). 365-388.

Gerlinger, Thomas (2004): Privatisierung – Liberalisierung – Reregulierung: Konturen des Umbaus des Gesundheitssystems, in: WSI-Mitteilungen 57 (9). 501-506.

Greß, Stefan (2002): Krankenversicherung und Wettbewerb. Das Beispiel Niederlande. Frankfurt/M.

Greß, Stefan/Groenewegen, Peter (2004): Die Plombe ist Privatsache, in: Gesundheit und Gesellschaft 7(1). 36-41.

Greß, Stefan/Wasem, Jürgen (2007): Transnationale Reformtrends in der Gesundheitspolitik – Die Niederlande und Deutschland auf dem Weg zur Konvergenz?, Vortrag auf der Jahrestagung der Sektion Sozialpolitik der Deutschen Gesellschaft für Soziologie, 6.-7.7.2007. Göttingen.

Greß, Stefan/Walendzik, Anke/Wasem, Jürgen (2005): Nichtversicherte Personen im Krankenversicherungssystem der Bundesrepublik Deutschland – Bestandsaufnahmen und Lösungsmöglichkeiten, Expertise für die Hans-Böckler-Stiftung. Essen.

Greß, Stefan/Manouguian, Maral/Wasem, Jürgen (2006): Krankenversicherungsreform in den Niederlanden: Vorbild für einen Kompromiss zwischen Bürgerversicherung und Pauschalprämie in Deutschland? Expertise für die Hans-Böckler-Stiftung vorgelegt im Juni. Duisburg-Essen.

Hartmann, Anja K. (2003): Patientennah, leistungsstark, finanzbewusst? Die Gesundheitspolitik der rot-grünen Bundesregierung 1998-2002, in: Egle, Christoph/Ostheim, Tobias/Zohlnhöfer, Reimut (Hrsg.): Das rot-grüne Projekt. Wiesbaden. 259-281.

Hassenteufel, Patrick/Palier, Bruno (2007): Towards Neo-Bismarckian Health Care States? Comparing Health Insurance Reforms in Bismarckian Welfare Systems, in: Social Policy and Administration 41(6). 574-596.

Heldermann, Jan-Kees/Schut, Frederik T./van der Grinten, Tom E.D./van de Ven, Wynand P.M.M. (2005): Market-oriented health care reforms and policy learning in the Netherlands, in: Journal of Health Politics, Policy and Law 30(1-2). 189-210.

Herndl, René (2008): Österreichisches Gesundheitssystem: Schlagobers vom Staat, in: Gesundheit und Gesellschaft 11(6). 37-41.

Kania, Helga/Blanke, Bernhard (2000): Von der "Korporatisierung" zum "Wettbewerb". Gesundheitspolitische Kurswechsel in den Neunzigerjahren, in: Czada, Roland/Wollmann, Hellmut (Hrsg.): Von der Bonner zur Berliner Republik. Wiesbaden. 567-591.

Lüngen, Markus/Gerber, Aandreas/Lauterbach, Karl W. (2006): Gesundheitsfonds oder/und steuerfinanziert – die Umgestaltung der Krankenversicherung, in: ifo Schnelldienst 16. 3-5.

Leiber, Simone (2006): Wohin steuert die "Bismark'sche" Sozialversicherung? Aktuelle Gesundheitsreformen im Vergleich, in: Schäfer, Claus/Seifert, Hartmut (Hrsg.): Kein bisschen leise: 60 Jahre WSI. Hamburg. 57-74.

Leiber, Simone (2007): Paradigmatic Change in Social Insurance Countries? Assessing Recent Health Care Reforms in Germany, the Netherlands and Austria. Paper presented at the ESPAnet 2007 Conference. Vienna.

Leiber, Simone/Rudolf Zwiener (2006): Zwischen Bürgerversicherung und Kopfpauschale: Vorschläge für eine tragfähige Kompromisslösung, WSI-Diskussionspapier 146. Düsseldorf.

Manouguian, Maral/Greß, Stefan/Wanlendzik, Andreas/Wasem, Jürgen (2008): Finanzielle Auswirkungen des Zusatzbeitrages auf die Mitglieder der gesetzlichen Krankenversicherung, Diskussionsbeitrag aus dem Fachbereich Wirtschaftswissenschaften Universität Duisburg-Essen, Campus Essen Nr. 166.

Palier, Bruno (2006): The Politics of Reforms in Bismarckian Welfare Systems, in: Revue Française des Affaires Sociales 60 (1). 47-72.

Palier, Bruno/Martin, Claude (2007): Editorial Introduction. From 'a Frozen Landscape' to Structural Reforms: The Sequential Transformation of Bismarckian Welfare Sytems, in: Social Policy and Administration 41(6). 535-554.

Pfaff, Anita B./Langer, Bernhard/Mamberer, Florian/Freund, Florian/Kern, Axel O./Pfaff, Martin (2003): Zuzahlungen nach dem GKV-Modernisierungsgesetz (GMG) unter Berücksichtigung von Härtefallregelungen, Volkswirtschaftliche Diskussionsreihe 253, Augsburg, http://www.wiwi.uni-augsburg.de/vwl/institut/paper/253.pdf (Zugriff 20.6.2005).

Rothgang, Heinz/Cacace, Mirella/Grimmeisen, Simone/Helmert, Uwe/Wendt, Claus (2006): Wandel von Staatlichkeit in den Gesundheitssystemen von OECD-Ländern, in: Stephan Leibfried/Michael Zürn (Hrsg.): Transformation des Staates? Frankfurt/M. 309-355.

Schut, Frederik T./ van de Ven, Wynand P.M.M. (2005): Rationing and Competition in the Dutch Health Care System, in: Health Economics 14. 59-74.

Tálos, Emmerich/Obinger, Herbert (2006): Die Krankenversicherung in Österreich – ein Erfolgsmodell? in: WSI-Mitteilungen 59(4). 220-226.

Walser, Christina (2006): Reform der niederländischen Krankenversicherung aus deutscher Perspektive. München, Vortrag beim Workshop "Reform der niederländischen Krankenversicherung" des Max-Planck-Institutes für ausländisches und internationales Sozialrecht am 17.2.2006.

Solidarität in der europäisierten Gesundheitspolitik? Zum Verhältnis von Wettbewerb und Solidarität im europäischen Binnenmarktprojekt

Rolf Schmucker

1 Einleitung

Die politische Steuerung von Gesundheitspolitik geschieht zunehmend unter den Vorzeichen der europäischen Integration. Die Abgrenzung zwischen europäischer Marktintegration und nationaler Sozial- und Gesundheitspolitik ist in den vergangenen Jahren immer brüchiger geworden. Dabei spielt das europäische Markt- und Wettbewerbsrecht sowie seine (Un-)Vereinbarkeit mit den Steuerungsinstrumenten der Gesundheitssysteme der Mitgliedstaaten eine zentrale Rolle. Die große Bedeutung fiskal- und wettbewerbspolitischer Parameter im Rahmen eines sich herausbildenden europäischen Mehrebenensystems wirft die Frage nach dem künftigen Stellenwert solidarischer Prinzipien in der Gesundheitspolitik auf. Während die EU hinsichtlich des Binnenmarktes über eine stabile rechtliche und institutionelle Grundlage verfügt, mit fest verankerten Grundprinzipien und einer bindenden Rechtsprechung, bleibt die soziale Dimension auf der europäischen Ebene in einem diffusen Zustand zwischen Absichtserklärungen, einzelnen, häufig binnenmarktbezogenen Aktivitäten und nationalen Zuständigkeiten. Vor diesem Hintergrund wird im Folgenden der Frage nachgegangen, welche Bedeutung (gesundheitspolitische) Solidarität in der europäischen Markt- und Wettbewerbsordnung besitzt. Zu diesem Zweck wird der Solidaritätsbegriff in der Gesundheitspolitik diskutiert und den gesundheitspolitischen Integrationsmechanismen in der EU gegenübergestellt. Anschließend werden verschiedene Bereiche des Integrationsprozesses daraufhin analysiert, inwiefern sie auf solidarische Normen Bezug nehmen und welche Wirkungskraft diese besitzen. Unabhängig von der Diskussion, ob bzw. in welchem Umfang ein solidarischer Wettbewerb oder ein regulierter Wohlfahrtsmarkt eine Kombination von solidarischen und wettbewerblichen Steuerungsinstrumenten erlaubt, soll hier der grundsätzlichen Frage nachgegangen werden, wie das Verhältnis von Wettbewerb und Solidarität im europäischen Rahmen bestimmt ist und welche Konsequenzen dies für die Gestaltung der Gesundheitssysteme mit sich bringt.

2 Solidarische Gesundheitspolitik im Wandel

Solidarität ist ein schillernder Begriff. Vom fürsorgenden, barmherzigen Handeln bis zur Vorstellung einer allgemeinen „Brüderlichkeit", von der Solidarität als „Bindemittel" sozialer Zusammenhänge über den politischen Kampfbegriff bis hin zur Begründung wohlfahrtsstaatlicher Strukturen reichen seine moralischen, philosophischen und sozialwissenschaftlichen Konnotationen (Bayertz 1998). Als politischer Begriff, mit dem „das Bestehen einer wechselseitigen moralischen Verpflichtung zwischen Individuum und Gemeinschaft" bezeichnet wird (Bayertz 1998: 11), erlangte „Solidarität" seit der Französischen Revolution einen wachsenden Stellenwert. Grundsätzlich lässt sich zwischen zwei Bedeutungen unterscheiden: Zum einen wird Solidarität als moralischer Wert verstanden, der die persönlichen Einstellungen und Handlungen von Individuen prägt (das Eintreten für Arme, Schwache und Benachteiligte). Zum anderen existiert eine Vorstellung von „struktureller Solidarität", d.h. der Unterstützung für Bedürftige, in Not geratene Personen, die nicht als mildtätige Handlung, sondern als garantiertes Recht aller Angehörigen eines Gemeinwesens konzipiert ist (Hengsbach 2001: 471). Im Folgenden wird mit Blick auf die Gesundheitspolitik vor allem die zweite Bedeutungsebene im Mittelpunkt stehen.

Strukturelle Solidarität findet ihren Ausdruck in entwickelten kapitalistischen Gesellschaften u.a. in Form wohlfahrtsstaatlicher Regulierungen, deren Grundlage in der Regel in einer verfassungsrechtlichen Kodifizierung sozialer Bürgerrechte besteht (Marshall 1992). Sie ist das institutionalisierte Resultat langwieriger sozialer Konflikte und wurde zur Legitimationsgrundlage und einem (auch ökonomisch) stabilisierenden Moment moderner Gesellschaften. Die konkreten Strukturen der Solidarität sind allerdings nicht vorgegeben, sondern das kontingente Ergebnis variierender sozioökonomischer, politischer und kultureller Entwicklungskonstellationen. Dies drückt sich u.a. darin aus, dass in ihrem Entwicklungsstand vergleichbare Gesellschaften unterschiedliche Solidaritätsstrukturen bzw. Wohlfahrtsstaatstypen ausgebildet haben (Esping-Andersen 1992). Strukturelle Solidarität ist zudem einem zeitlichen Wandel unterworfen. Veränderte gesellschaftliche Rahmenbedingungen und politische Kräfteverhältnisse führen dazu, dass überkommene Vorstellungen in Frage gestellt und konkurrierende Modelle in den Vordergrund gerückt werden, die die bestehenden Strukturen und den Bedeutungsgehalt von Solidarität verändern. Augenfälliges Beispiel für die aktuellen Umbrüche in der strukturellen Solidarität des deutschen Sozialstaats sind die im Rahmen der Agenda 2010 umgesetzten sozialpolitischen Reformen. Innerhalb des Deutungskontextes eines verschärften globalen Standortwettbewerbs erscheinen die sozialen Sicherungssysteme nun vorrangig als Kostenfaktor, der die Konkurrenzfähigkeit der inländischen Unternehmen gefährde. Zudem untergraben zu großzügige Sozialleistungen die Leistungsbereitschaft der Empfänger und seien damit für die hohe Arbeitslosigkeit mitverantwortlich. In der Konsequenz werden Reformen in der Arbeitsmarkt-, Alterssicherungs- und Gesundheitspolitik vorangetrieben, mit denen die Ausgaben gesenkt und die Empfänger „aktiviert" und zu mehr Eigenverantwortung gedrängt werden sollen (Dingeldey 2006).

Strukturelle Solidarität ist somit auch ein politisches Steuerungsinstrument, mit dem die Interaktionen und Handlungen von Individuen und Gruppen in eine gewünschte Richtung gelenkt werden sollen. Sie steht damit in Konkurrenz mit anderen Steuerungsprinzipien wie der hierarchischen oder der marktlichen Steuerung, die das Akteursverhalten über Ge- und Verbote sowie monetäre Anreize regulieren. „Im Unterschied zum marktförmigen Tausch, der gemäß dem Äquivalenzgrundsatz auf strenger, transparenter Gegenseitigkeit von Beitrag und Leistung beruht, ist die Steuerungsform der Solidarität an die Einschätzung gebunden, dass diejenigen, die sich solidarisieren, sich einander als gleich ansehen und gleich setzen, weil sie eine gleiche Interessenlage teilen, dass aber trotz oder wegen der gleichen Interessenlage ein ungleiches Verhältnis der Lebenschancen bestehen bleibt." (Hengsbach 2001: 472). Die Etablierung struktureller Solidarität in den Systemen der sozialen Sicherung beruhte demnach auch auf der Einsicht, dass bestimmte Güter und soziale Dienste, wenn die Verfügung über sie als soziales Bürgerrecht anerkannt wird, im Rahmen einer Markt- und Wettbewerbsordnung nicht allen Bürgern in gewünschtem Umfang zur Verfügung gestellt werden können. Als Bestandteil einer öffentlichen Daseinsvorsorge sollten sie dagegen in staatlicher Verantwortung oder durch den Staat selbst erbracht und besonderen, solidarischen Steuerungsformen unterworfen werden, die sich v.a. durch die „Nicht-Äquivalenz von Beitragszahlung und Leistungsanspruch" auszeichnen (Hengsbach 2001: 472).

Der Bedarf an struktureller Solidarität im Gesundheitswesen wird gemeinhin mit der Besonderheit des Gutes Gesundheit begründet, die eine Verteilung über den freien Markt nicht zulasse. Die herrschende Anbieterdominanz, beruhend auf fehlender Transparenz im Leistungsgeschehen und Informationsasymmetrie zwischen Leistungserbringer und Patient, verbunden mit der vulnerablen Position des Kranken, der sich oftmals in einer Situation der Ungewissheit und Angst befindet, erschweren eine einfache Übertragung des Marktmodells auf die Gesundheitsversorgung (Deppe 2005:176-178). Zudem lässt sich das Ziel einer umfassenden Absicherung der Bevölkerung gegen das Krankheitsrisiko schwerlich mit der Funktionsweise des privaten Versicherungsmarktes vereinbaren. Das Prinzip der Risikoäquivalenz, nach dem die Versicherungsbeiträge entsprechend des individuellen Krankheitsrisikos berechnet werden, würde – übertragen auf die gesamte Bevölkerung – dazu führen, dass eine große Gruppe (chronisch) kranker Personen ein „nicht versicherbares Risiko" darstellt und eine andere Gruppe nicht über die finanziellen Ressourcen verfügte, die notwendig wären, um eine Krankenversicherung abzuschließen. Das Gesundheitssystem der USA, wo etwa 45 Millionen Menschen ohne Krankenversicherungsschutz und eine noch größere Zahl ohne Krankenvollversicherung leben, verdeutlicht die möglichen Konsequenzen der Übertragung marktlicher Steuerungsmechanismen auf den Sektor der Krankenversicherung. Um solche Exklusionseffekte zu vermeiden, gibt es in einer Reihe entwickelter Wohlfahrtsstaaten umfassendere solidarische Strukturen in der Gesundheitsversorgung. Im deutschen Gesundheitswesen ist die Gesetzliche Krankenversicherung (GKV), in der knapp 90 Prozent der Bevölkerung versichert sind, eine zentrale Institution der strukturellen Solidarität. Im Sozialgesetzbuch wird die Krankenversicherung als „Solidargemeinschaft" definiert, mit der Aufgabe, „die Gesundheit der Versicherten zu erhalten, wiederherzustellen oder ihren Gesundheitszustand zu bessern" (§ 1 SGB V). Dabei haben die Krankenkassen „eine bedarfsgerechte und gleichmäßige, dem allgemein anerkannten Stand der medizinischen Erkenntnisse entsprechende Versorgung der Versicherten zu gewährleisten" (§ 70 SGB V). Alle Versicherten haben, sofern dies medizinisch begründet ist, ein Recht auf eine Versorgung mit den im Leistungskatalog der GKV aufgeführten Behandlungen. Das Gesetz schreibt ein solidarisches Finanzierungsverfahren vor, in dem die Beiträge der Versicherten nicht nach Alter, Geschlecht oder Gesundheitszustand kalkuliert werden, sondern sich nach der finanziellen Leistungsfähigkeit, d.h. nach der Höhe der beitragspflichtigen Einnahmen der Mitglieder richten. Familienangehörige ohne eigenes Einkommen sind beitragsfrei mitversichert. Die „Nicht-Äquivalenz von Beitragszahlung und Leistungsanspruch" resultiert in einem relativ hohen Grad der Umverteilung zwischen unterschiedlichen Einkommensniveaus, Geschlechtern, Familiengrößen, Altersgruppen und Gesundheitszuständen. Die solidarischen Elemente in der Finanzierungsstruktur der GKV sind eng verbunden mit einer bestimmten Gerechtigkeitsvorstellung im Gesundheitswesen. Ein wesentliches Ziel der GKV besteht in der Realisierung von Bedarfsgerechtigkeit und steht damit im Gegensatz zum

Prinzip der Leistungsgerechtigkeit („je höher die Beiträge, desto mehr Leistungen"), das eine zentrale Grundlage marktlicher Steuerungsprinzipien bildet.
   Die bewusste Herausnahme gesundheitspolitischer Institutionen aus der Marktsteuerung spiegelt sich auch im besonderen kartellrechtlichen Status der GKV wider. Die Paragraphen 19 bis 21 des Gesetzes gegen Wettbewerbsbeschränkungen (v.a. die Regelungen über den Missbrauch einer marktbeherrschenden Stellung) gelten nicht für die Vertragsbeziehungen der gesetzlichen Krankenkassen mit den Leistungserbringern, sofern die Kassen oder ihre Verbände zum Abschluss der betreffenden Verträge gesetzlich verpflichtet sind (§ 69 Satz 2 SGB V). Die GKV wurde vom Gesetzgeber gegenüber herkömmlichen Marktakteuren privilegiert, um die ihr zugewiesene Aufgabe – die Gesundheitsversorgung der Versicherten – erfüllen zu können. Als Solidargemeinschaften, die öffentlich-rechtlich handeln, können die Kassen kein Adressat des nationalen Kartellrechts sein (Ebsen 2004). Sie sind sozusagen berechtigt, ihre „marktbeherrschende" Stellung im Verhältnis mit den Leistungserbringern zur Geltung zu bringen. Streitigkeiten, die sich im Verhältnis der Kassen zu den Leistungserbringern ergeben, sind daher auf der nationalen Ebene sozial- und nicht kartellrechtlich zu klären. Die Festlegung von Höchstgrenzen für die Erstattung von Arzneimittelkosten (Festbeträge), mit denen die Finanzierbarkeit der Arzneimittelversorgung der Versicherten gewährleistet werden soll, ist nur ein Beispiel für den Handlungsspielraum, den die Kassen in einem nicht primär marktlichen Steuerungsumfeld besitzen.
   Allerdings gilt die strukturelle Solidarität im deutschen Gesundheitswesen und in der GKV nicht uneingeschränkt. Sie findet ihre Grenzen in der parallelen Existenz von gesetzlicher und privater Krankenvollversicherung, die es einzelnen Bevölkerungsgruppen – Selbständigen, Beamten, Besserverdienenden – erlaubt, sich der solidarischen Finanzierung in der GKV zu entziehen. Etwa 10 Prozent der Bevölkerung nutzen diese Möglichkeit mit der Absicht, ihre Krankenversicherungsbeiträge zu reduzieren bzw. eine möglicherweise hochwertigere, umfangreichere oder schnellere Versorgung im Krankheitsfall zu erhalten. Damit wird nicht nur das Solidaritätsprinzip in der Finanzierung des Gesundheitswesens geschwächt, sondern auch der Grundsatz der gleichwertigen, bedarfsgerechten Versorgung in Frage gestellt. Aber auch innerhalb der GKV stößt die Solidarität an Grenzen. Die Beitragsbemessungsgrenze bewirkt, dass Bezieher höherer Einkommen einen geringeren Anteil ihrer Einkünfte als Beitrag entrichten als die Bezieher niedriger Einkommen. Weitere Einkommensarten neben denen aus selbständiger oder abhängiger Erwerbstätigkeit wie Miet- oder Zinseinkünfte, die in den vergangen Jahrzehnten eine steigende Bedeutung

erlangt haben, werden bei der Beitragsberechnung nicht mit einbezogen. Auch hier findet eine Entlastung tendenziell wohlhabenderer Bevölkerungsgruppen statt. Schließlich bewirkt die durch die Gesundheitspolitik der vergangenen Jahre betriebene Privatisierung von Krankheitskosten, z.B. durch die Erhöhung von Zuzahlungen, eine Höherbelastung von kranken Versicherten, die wiederum – sozialepidemiologisch gut belegt (Mielck 2005) – überwiegend aus den niedrigeren Einkommensgruppen stammen. Entgegen den weiter oben skizzierten Prinzipien einer solidarischen, an Bedarfsgerechtigkeit orientierten Gesundheitsversorgung, tragen aktuelle Entwicklungen in der Krankenversorgungspolitik dazu bei, die soziale Ungleichheit von Zugangschancen zur gesundheitlichen Versorgung zu verstärken (Gerlinger 2007a).

Die institutionalisierte strukturelle Solidarität im deutschen Gesundheitswesen gerät zudem durch einen steuerungspolitischen Paradigmenwechsel unter Druck, der sich seit dem Gesundheitsstrukturgesetz (GSG) von 1992 abzeichnet. Die Bemühungen der Gesundheitspolitik seit den 1970er Jahren, die Ausgaben- und Beitragssatzsteigerungen in der GKV durch Kostendämpfungsgesetze zu bremsen, hatten nicht den erwünschten Erfolg gehabt. Seit Ende der 1980er Jahre wurden Elemente der Markt- bzw. Wettbewerbssteuerung in die GKV eingefügt, in der Hoffnung, dadurch eine größere Effizienz der beteiligten Akteure zu bewirken und Wirtschaftlichkeitsreserven im Gesundheitswesen zu erschließen. Auf Seiten der Krankenkassen und der Leistungserbringer werden korporatistische Arrangements der Verbände zunehmend durch einen Wettbewerb zwischen den Individualakteuren abgelöst. Neue Finanzierungsmechanismen und die Möglichkeit selektiver Vertragsgestaltung sind die Instrumente, mit denen die Akteure zu wirtschaftlichem Handeln gelenkt werden sollen. Hinsichtlich der Versicherten geht die gesundheitspolitische Tendenz in Richtung einer stärkeren Betonung der Eigenverantwortung. Solidarische und egalitäre Elemente werden zurückgedrängt (Klammer 1998). Statt dessen wird auf der Ebene des individuellen Verhaltens ein Anreizsystem geschaffen, das die Nicht-Inanspruchnahme von Vorsorgeleistungen durch erhöhte Zuzahlungen sanktioniert, das Selbstverschuldensprinzip in der GKV stärkt und gesunden Versicherten erlaubt, ihren solidarischen Finanzierungsbeitrag durch Selbstbehalt- und Rückerstattungstarife zu reduzieren. Es kommt zu einer Neugewichtung solidarischer und wettbewerblicher Elemente in der GKV, mit der die Tendenz zur Entsolidarisierung in der GKV verstärkt wird (Gerlinger 2007b). Die Veränderungen struktureller Solidarität in der Gesundheitsversorgung gehen jedoch nicht nur auf die nationale Ebene zurück. Auch im Rahmen des europäischen Integrationsprozesses kommen verstärkt die gesundheitspolitischen Arrangements der Mitgliedstaaten auf den Prüfstand der europäischen Markt- und Wettbewerbsordnung.

3 Die Übertragung der europäischen Markt- und Wettbewerbsordnung auf die Gesundheitspolitik

Seit Beginn des europäischen Integrationsprozesses in den 1950er Jahren gilt eine klare Verteilung der Zuständigkeiten zwischen der europäischen Ebene und den Mitgliedstaaten. Die Kompetenzen der EG/EU liegen vorrangig auf ökonomischem Gebiet: Die Schaffung eines gemeinsamen Marktes sowie die Wirtschafts- und Währungspolitik sind ihre Kernaufgaben. Dagegen bleibt die Zuständigkeit der Mitgliedstaaten für die Gestaltung ihrer Sozial- und Gesundheitssysteme unberührt. Entsprechend dem Subsidiaritätsprinzip wird die Gemeinschaft in Bereichen, die nicht in ihre ausschließliche Zuständigkeit fallen, nur tätig, „sofern und soweit die Ziele der in Betracht gezogenen Maßnahmen auf Ebene der Mitgliedstaaten nicht ausreichend erreicht werden können und daher wegen ihres Umfangs oder ihrer Wirkungen besser auf Gemeinschaftsebene erreicht werden können" (Art. 5 EGV). Für die Gesundheitspolitik gilt, dass die Mitgliedstaaten hinsichtlich der Gestaltung, Organisation und Finanzierung der Gesundheitssysteme grundsätzlich frei sind. In Art. 152 Abs. 5 EGV wird dieses „Harmonisierungsverbot" bekräftigt: „Bei der Tätigkeit der Gemeinschaft im Bereich der Gesundheit der Bevölkerung wird die Verantwortung der Mitgliedstaaten für die Organisation des Gesundheitswesens und die medizinische Versorgung in vollem Umfang gewahrt."

Dass es in den vergangenen Jahrzehnten dennoch zu einer schrittweisen Ausdehnung europäischer Kompetenzen auf dem Feld der Gesundheitspolitik gekommen ist, hat verschiedene Ursachen: Schon frühzeitig wurde erkannt, dass die Freizügigkeit von Arbeitskräften in der Gemeinschaft unmittelbar mit dem Geltungsbereich der Systeme der Sozialen Sicherheit kollidierte. Um die Benachteiligung von Wanderarbeitnehmern hinsichtlich ihres Sozialschutzes zu verhindern, wurde ein koordinierendes Sozialrecht geschaffen (Eichenhofer 2006). Mit der Verordnung 1408/71 (später ersetzt durch die Verordnung 883/2004) wurde geregelt, dass die Beschäftigungszeiten im europäischen Ausland so behandelt werden, als ob sie im für den Sozialschutz zuständigen Staat erbracht worden wären. Für die Krankenbehandlung bedeutete dies, dass Voraussetzungen definiert wurden, unter denen die grenzüberschreitende Inanspruchnahme medizinischer Versorgungsleistungen gewährleistet wurde (Busse 2002: 232-236). Die grenzüberschreitende Ausbreitung von gesundheitlichen

Risiken führte dazu, dass der Gemeinschaft eine Reihe von Public Health-Kompetenzen übertragen wurden (Hervey 2002). Bestandteil der gemeinschaftlichen Aktionsprogramme sind präventive und gesundheitsfördernde Maßnahmen, die Verbesserung der Gesundheitsberichterstattung und die Abwehr grenzüberschreitender Gesundheitsrisiken, u.a. durch die Einrichtung des Europäischen Zentrums für die Prävention und die Kontrolle von Krankheiten (ECDC) in Stockholm im Jahr 2005. Auch der Verbraucherschutz und die Lebensmittelsicherheit sind gesundheitsrelevante Bereiche, in denen die EU mit Blick auf den gemeinsamen Markt eigene rechtliche und institutionelle Kapazitäten erlangte (Clergeau 2005). Im Rahmen des Binnenmarktprojektes wurde der EG zudem die Kompetenz für den Erlass von Arbeitsschutzrichtlinien übertragen. Dies geschah auch als politisches Zugeständnis an die Gewerkschaften, die im Rahmen des Binnenmarktprojektes ein verstärktes „Sozialdumping" befürchteten. Im Ergebnis wurden arbeitsplatzbezogene Sicherheits- und Gesundheitsstandards europaweit auf einem hohen Niveau harmonisiert (Gerlinger 2000). Die Vollendung des Binnenmarktes für Waren führte schließlich dazu, dass europäische Qualitäts- und Sicherheitsstandards für medizinische Produkte und Arzneimittel entwickelt wurden. Insbesondere die Regulierung der Arzneimittelsicherheit, die eine Voraussetzung für die Schaffung eines europäischen Arzneimittelmarktes darstellte, führte zu einer Kompetenzübertragung auf die europäische Ebene. Seit 1995 können Arzneimittel bei der Europäischen Arzneimittelagentur (EMEA) nach europäischen Verfahren für den gesamten Markt der EG zugelassen werden (Permanand 2006).

Die (unvollständige) Aufzählung zeigt, wie vielfältig und umfangreich die gesundheitspolitischen Kompetenzen der EG/EU mittlerweile sind. Eine strategische Rolle bei der Erweiterung der europäischen Kompetenzen spielt die Kommission, die die Dynamik der Marktschaffung ebenso zum supranationalen „Capacity-Building" nutzte, wie das Auftreten grenzüberschreitender Gesundheitskrisen und die Interessen einflussreicher „Stakeholder" (Lamping 2007). Dennoch handelt es sich bei diesen Aspekten gesundheitspolitischer Europäisierung um intendierte Entwicklungen, die auf der Zustimmung der Mitgliedstaaten beruhen. Sie entsprechen zudem im Wesentlichen immer noch der vertraglich vorgesehenen Kompetenzverteilung: Sie ergänzen und unterstützen die Politiken der Mitgliedstaaten auf verschiedenen, definierten Feldern, berühren jedoch nicht „die Verantwortung der Mitgliedstaaten für die Organisation des Gesundheitswesens und die medizinische Versorgung" (Art. 152 Abs. 5 EGV). Anders verhält es sich mit der Seite gesundheitspolitischer Europäisierung, die sich gegen den Willen der Mitgliedstaaten als „Spillover" der Marktintegration entwickelt hat (Greer 2006). Das „Übergreifen" markt- und wettbewerbspolitischer Regeln des europäischen Rechts auf die Steuerung der nationalen Gesundheitssysteme hängt mit der besonderen rechtlichen Konstruktion des Integrationsprozesses und der einflussreichen Stellung des Europäischen Gerichtshofes (EuGH) zusammen. Die oben geschilderte Kompetenzverteilung zwischen EG/EU und Mitgliedstaaten führt zu einer „konstitutionellen Asymmetrie", in deren Rahmen weitreichende supranationale Kompetenzen mit dem Ziel der Marktöffnung bzw. der Beseitigung von Markthindernissen existieren, während der Sozialschutz lediglich eine untergeordnete Bedeutung besitzt (Scharpf 2002). Seit Mitte der 1980er Jahre wurde die Marktorientierung radikalisiert und zielt nun auf die Ausdehnung des Marktwettbewerbs in Bereiche, die vormals staatlicher bzw. öffentlicher Regulierung unterlagen. „It thus became a European governing function to eliminate national subsidies, public procurement practices and the ‚privileges' of public enterprises, public utilities and public services that could be construed as distortions of free market competition." (Scharpf 2000: 9). In der Konsequenz stehen mitgliedstaatliche Steuerungsinstrumente im sozial- und gesundheitspolitischen Bereich unter dem Generalverdacht, die Entwicklung des Wettbewerbs und des Binnenmarktes zu behindern.

Die Europäische Kommission als „Hüterin der Verträge" besitzt mit dem Vertragsverletzungsverfahren nach Artikel 226 EGV ein Instrument, mit dem (vermutete) Verstöße der Mitgliedstaaten gegen die vertraglichen Grundlagen geahndet werden können. Das Verfahren verläuft über verschiedene Stufen. Kommt der jeweilige Mitgliedstaat den Aufforderungen der Kommission zur Korrektur der beanstandeten Maßnahme nicht nach, kann die Kommission den Gerichtshof anrufen. Die besondere Stellung des EuGH im Integrationsprozess resultiert aus der Anerkennung von Rechtsdoktrinen durch die Mitgliedstaaten, die vertraglich nicht unmittelbar fixiert sind. In den 1960er Jahren entwickelte der EuGH zum einen die „Doktrin von der unmittelbaren Anwendbarkeit" des EG-Rechts (1963), nach der nicht nur die Gemeinschaften und die Mitgliedstaaten betroffen sind , sondern auch subjektive Rechte begründet werden, d.h. primäres und sekundäres Gemeinschaftsrecht (Ausnahme: Richtlinien) erzeugt gerichtlich durchsetzbare Rechte auch im Verhältnis zwischen Staat und Bürgern sowie zwischen den Bürgern. Zum anderen formulierte der Gerichtshof die „Doktrin des Vorrangs des Gemeinschaftsrechts" (1964), mit denen die Normen des EG-Rechts den Normen des nationalen Rechts übergeordnet werden. Beide Doktrinen bewirken eine „Sperrwirkung" mit der Folge, dass ein Mitgliedstaat nicht mehr eigenmächtig handeln darf, sobald ein Regelungsfeld vom europäischen Recht erfasst wird (Haltern 2005: 401-403). Neben dem Vertragsverletzungsverfahren sind die Vorabentscheidung, bei der nationale Gerichte dem EuGH Fragen über die Auslegung des Gemeinschaftsrecht vorlegen, sowie Nichtigkeitsklagen, bei denen neben Mitgliedstaaten und EG-Organen auch natürliche und juristische Personen klagebefugt sind, wichtige Auslöser für das Tätigwerden des Gerichtshofs.

Die „Integration durch Recht" hat seit den 1990er Jahren verstärkt das Feld der Gesundheitspolitik erfasst. Mit den EuGH-Entscheidungen „Kohll" (Rs. C-158/96) und „Decker" (Rs. C-120/95) aus dem Jahr 1998 bestätigte der Gerichtshof die Geltung des freien Waren- und Dienstleistungsverkehrs (Art.23ff., 49ff. EGV) in den Gesundheitssystemen der Mitgliedstaaten (Schmucker 2003). Die beklagten Krankenversicherungen aus den Niederlanden und Luxemburg wurden verpflichtet, ambulante Versorgungsleistungen zu erstatten, die ihre Versicherten ohne vorherige Genehmigung im EU-Ausland in Anspruch genommen hatten. Das Territorialitätsprinzip in der Gesundheitsversorgung wurde zu Gunsten einer weit gehenden Patientenmobilität aufgebrochen (Steinmeyer 1999). Im gleichen Jahr entschied der EuGH, dass die Inanspruchnahme von Geldleistungen der deutschen Pflegeversicherung nicht davon abhängig ist, dass der Versicherte sich in Deutschland aufhält (Entscheidung „Molenaar", Rs. C-160/96). Das Pflegegeld muss an Anspruchsberechtigte in das EU-Ausland exportiert werden. In den nachfolgenden Jahren wurde eine Reihe weiterer gesundheitspolitischer Steuerungsinstrumente durch den EuGH überprüft (Englaender 2007). In den Rechtssachen Vanbraekel (C-368-98), Geraets-Smits und Peerbooms (C-157-99) sowie Watts (C-372/04) bekräftigte der Gerichtshof, dass auch die stationäre Versorgung eine Dienstleistung nach Art. 49 EGV darstellt. Die Genehmigung dieser Dienstleistung durch einen Versicherten im EU-Ausland ist daher nur unter eng definierten Voraussetzungen zu versagen. Dies gilt auch für nationale Gesundheitsdienste wie den britischen NHS. Nach den Kohll-/Decker-Entscheidungen hatten Vertreter der deutschen GKV argumentiert, dass die Urteile nur für Systeme gelten, in denen das Kostenerstattungsprinzip angewendet wird. Die Hoffnung, aufgrund des Sachleistungsprinzips bei der Finanzierung medizinischer Leistungen von der Geltung der Dienstleistungsfreiheit ausgenommen zu sein, wurde durch die Entscheidung Müller-Fauré und van Riet (Rs. C-385/99) im Jahr 2003 durchkreuzt. Der Gerichtshof entschied, dass auch in Sachleistungssystemen Mechanismen für die nachträgliche Erstattung von Behandlungskosten vorgesehen sein müssten, um den elementaren Grundsatz des freien Dienstleistungsverkehrs zu gewährleisten.

Die gesundheitspolitischen Steuerungsinstrumente der Mitgliedstaaten werden allerdings nicht nur durch den freien Verkehr von Waren und Dienstleistungen berührt. Auch die europäische Wettbewerbsordnung entfaltete gesundheitspolitische Wirksamkeit (Bien 2004). Im Mittelpunkt steht dabei die Frage, inwiefern es sich bei Einrichtungen des Gesundheitssystems um Unternehmen oder Unternehmensverbände handelt. Würde dies bejaht – etwa im Falle der Gesetzlichen Krankenversicherung oder der Kassenärztlichen Vereinigungen – wäre die Anwendung des europäischen Wettbewerbsrechts (Art. 81ff. EGV) gerechtfertigt. Die Herausnahme der GKV aus den deutschen kartellrechtlichen Bestimmungen nach § 69 SGB V spielt dann aufgrund des Vorrangs des europäischen Rechts keine Rolle mehr. Im Jahr 2004 war die Festlegung von Höchstbeträgen für die Erstattung von Arzneimitteln durch die Spitzenverbände der GKV (Festbeträge) Gegenstand einer wettbewerbsrechtlich begründeten EuGH-Entscheidung (siehe 4.3). Derzeit sind zwei weitere Verfahren anhängig: Der private Klinikbetreiber Asklepios Kliniken GmbH versucht, die in Deutschland übliche Übernahme von Defiziten kommunaler Krankenhäuser durch die Öffentliche Hand als Wettbewerbsverzerrung und unvereinbar mit dem Beihilferecht nach Art. 87 EGV erklären zu lassen und die Kommission strengt aktuell ein Vertragsverletzungsverfahren gegen die Bundesrepublik Deutschland an, weil der Abschluss von Rabattverträgen zwischen Gesetzlichen Krankenversicherungen und Arzneimittelherstellern nicht dem europäischen Vergaberecht entspreche.

Die unvollständige Aufzählung belegt, wie weit diese nicht-intendierte Form negativer Integration mittlerweile in die Gesundheitspolitik hinein wirkt. Die europäische Markt- und Wettbewerbsordnung überlagert die alleinige Zuständigkeit der Mitgliedstaaten für die Gestaltung ihrer Gesundheitssysteme. Es kommt zu einer Verengung des gesundheitspolitischen Handlungskorridors der Regierungen durch die Zielvorgaben der europäischen Verträge. Die Überprüfung, ob ein gesundheitspolitisches Vorhaben mit dem EU-Recht vereinbar ist, wird zum festen Bestandteil der Gesetzgebungsverfahren. Dabei wird eine Rechtsgrundlage zum Bezugspunkt, „die weitgehend den Idealen einer neoliberalen Wirtschaftsverfassung" entspricht (Scharpf 2003: 224) und die Herausnahme der Gesundheitssysteme aus der Marktsteuerung in Frage stellt. Eine vollständige Umstellung der Gesundheitssysteme auf eine marktliche Steuerung wird allerdings aus den oben genannten, an solidarischen Zielen orientierten Gründen von den wenigsten Akteuren gefordert. Fraglich ist allerdings, welchen Stellenwert solidarische Prinzipien in der speziellen rechtlichen Konstruktion der EG/EU besitzen. Hier bietet sich eine Reihe von Ansatzpunkten, die im Folgenden genauer betrachtet werden sollen.

4 Solidarität im Integrationsprozess

Die vielfältigen Bedeutungen des Solidaritätsbegriffs finden sich auch in den Debatten um den Europäischen Integrationsprozess wieder. Insbesondere die Rede vom „Europäischen Sozialmodell" zur Beschreibung der EG/EU bzw. ihrer Zielperspektive kommt kaum ohne den Verweis auf solidarische Prinzipien aus. Dennoch ist der Stellenwert von struktureller Solidarität im Rahmen der Marktintegration eher gering. Mechanismen der Umverteilung sind – mit Ausnahme der Sozial- und Strukturfonds – auf europäischer Ebene nicht vorgesehen. Eine Politik der Umverteilung bleibt den Mitgliedstaaten vorbehalten. Wo also findet sich „Solidarität" im Integrationsprozess? Im Folgenden werden zur besseren Strukturierung verschiedene Begriffe und Orte von Solidarität auf der europäischen Ebene unterschieden und ihre Konsequenzen für die Gesundheitspolitik diskutiert.

4.1 Deklamatorische Solidarität

Mit dem Begriff der deklamatorischen Solidarität soll der Sachverhalt beschrieben werden, dass allgemeinen solidarischen Werten und Zielbestimmungen auf einer rechtsunverbindlichen Ebene ein hoher Stellenwert eingeräumt wird. Das Bekenntnis zu solidarischen Prinzipien hat im politischen Kontext oftmals die Funktion, Zustimmung der Bevölkerung zu geplanten politischen Projekten und Maßnahmen zu generieren, unabhängig davon, wie deren solidarischer Gehalt im Einzelnen zu bewerten ist. Folglich kann deklamatorische Solidarität mit Steuerungsprinzipien einher gehen, die sich an Bedarfsgerechtigkeit und Umverteilung orientieren, sie kann aber auch dazu dienen, die Abwesenheit konkreter solidarischer Prinzipien zu kaschieren, indem auf gemeinsame Wertebestände und Verfassungstraditionen verwiesen wird. Im europäischen Kontext spielt deklamatorische Solidarität in der Debatte um ein Europäisches Sozialmodell (ESM) seit Mitte der 1980er Jahre eine wichtige Rolle. Nach der „Hinwendung zum Markt" mit der Einheitlichen Europäischen Akte im Jahr 1986 (Manow 2006) wuchs die öffentliche Kritik an der fehlenden sozialen Dimension des Integrationsprozesses. Die erhoffte Entfesselung der Marktkräfte durch die Vollendung des Binnenmarktes sollte nach der Vorstellung des damaligen Kommissionspräsidenten Jacques Delors in ein ESM eingebettet sein. In Abgrenzung zum US-amerikanischen Gesellschaftsmodell sollte Europa über institutionalisierte Mechanismen des sozialen Ausgleichs verfügen, mit denen Marktprozesse in sozialpolitischer Absicht reguliert werden können: „Ich sehe meine Verantwortung darin, mich um ein gerechtes Gleichgewicht zwischen Ökonomischem und Sozialem zu kümmern und bin nicht dazu da, auf den Trümmern des Sozialen für eine starke Wirtschaft zu kämpfen." (Delors, zit.n. Däubler 1989: 44). Trotz solcher Ankündigungen blieb die Entwicklung aktiver europäischer Sozialpolitik – mit Ausnahme des Arbeitsschutzrechts – in den folgenden Jahren nur schwach ausgeprägt (Leibfried 2006). Trotzdem – oder gerade deshalb – ist das ESM seitdem auf der deklamatorischen Ebene ein stetiger Bezugspunkt in den Stellungnahmen der relevanten europäischen Akteure. Die Unschärfe des Begriffs – Giddens spricht von einem „Gemisch von Werten, Errungenschaften und Hoffnungen, die hinsichtlich ihrer Form und des Grades ihrer Verwirklichung in den einzelnen europäischen Staaten unterschiedlich ausfallen" (Giddens 2006) – lässt dabei Raum für vielfältige Interpretationen.

Die Europäische Kommission sieht in ihrer sozialpolitischen Agenda den Bedarf, im Rahmen der Lissabon-Strategie die „Modernisierung und Entwicklung des europäischen Sozialmodells" voranzutreiben (Kommission 2005). Die Konzentration der Lissabon-Strategie auf Wettbewerbsfähigkeit, Wirtschaftswachstum und Arbeitsplätze prägt die Vorstellung künftiger Sozialpolitik. Diese müsse einen Ansatz verfolgen, „der eine positive Interaktion der wirtschafts-, sozial- und beschäftigungspolitischen Maßnahmen" gewährleiste. Vor dem Hintergrund tief greifender wirtschaftlicher und sozialer Veränderungen in einer globalisierten Welt müsse es darum gehen, „die Systeme der sozialen Sicherung so zu modernisieren, dass sie den aktuellen Ansprüchen unserer Gesellschaft gerecht werden, und zwar auf der Grundlage der Solidarität und unter Betonung der Rolle dieser Systeme als produktiver Faktor" (Kommission 2005: 2). Die produktivistische Einbindung von Sozialpolitik verdeutlicht, dass die Deklamation von Solidarität mit unterschiedlichen Zielen verbunden sein kann. Im Gegensatz zu den charakteristischen Merkmalen des ESM in den westeuropäischen Nachkriegsgesellschaften, das auf Marktregulierungen, Umverteilungen und universalistischen Elementen in der Sozialpolitik beruhte, liegt den aktuellen Debatten eine veränderte Vorstellung von der Rolle des Marktes und der Wohlfahrtsstaaten zu Grunde. Der „Sachzwang" des Wettbewerbs rückt in den Vordergrund. Das Ziel des sozialen Augleichs verliert gegenüber den Merkmalen der Rekommodifizierung und Leistungsgerechtigkeit an Gewicht (Aust 2002).

Die zunehmende gesundheitspolitische Relevanz des Integrationsprozesses hat im Jahr 2006 dazu geführt, dass der Europäische Rat das ESM für den Bereich der Gesundheitspolitik präzisierte. Auf der Luxemburger Ratstagung, die sich mit den Themen Beschäftigung, Sozialpolitik, Gesundheit und Verbraucherschutz befasste, wurde eine Erklärung mit dem Titel „Gemeinsame Werte und Prinzipien in den Europäischen Union-Gesundheitssystemen" verabschiedet (Rat der Europäischen Kommission 2006). Die Erklärung ist eine Reaktion auf die vorausgegangenen gesundheitspolitisch relevanten Entwicklungen im Rahmen des Integrationsprozesses, die aus den Wechselwirkungen zwischen der europäischen Markt- und Wettbewerbsordnung sowie den nationalen Gesundheitssystemen resultierten. Der Rat bezieht sich explizit auf die gesundheitspolitisch einschlägige Rechtsprechung des EuGH und die Absicht der Kommission, Regelungen über den Verkehr mit Gesundheitsdienstleistungen im europäischen Sekundärrecht zu verankern. In der Erklärung betont der Rat seine Überzeugung, „dass die Entwicklungen in diesem Bereich aus einem politischen Konsens und nicht nur aus der Rechtsprechung erwachsen sollten" (Rat der Europäischen Kommission 2006: 2). Die Grundlagen eines solchen Konsenses werden in dem Ziel der Mitgliedstaaten gesehen, über ein hohes Gesundheitsschutzniveau einen Beitrag für sozialen Zusammenhalt, soziale Gerechtigkeit und nachhaltige Entwicklung zu leisten. Dabei wird eingeräumt, dass die praktische Umsetzung der gemeinsamen Werte und Prinzipien in den Mitgliedstaaten sehr unterschiedlich ausfällt. In einer kurzen Passage werden die gemeinsamen Werte benannt, die quasi eine gesundheitspolitische Zuspitzung des ESM darstellen:

„Die **Grundwerte** *Universalität, Zugang zu einer Gesundheitsversorgung von guter Qualität, Gleichbehandlung und Solidarität* finden im Handeln der verschiedenen EU-Organe breite Zustimmung. Zusammen bilden sie ein Wertgefüge, das in ganz Europa geteilt wird. Universalität bedeutet, dass niemandem der Zugang zur Gesundheitsversorgung verwehrt ist; Solidarität ist eng verbunden mit der finanziellen Gestaltung unserer nationalen Gesundheitssysteme und dem Erfordernis, die Zugänglichkeit für alle zu gewährleisten; Gleichbehandlung bezieht sich auf gleichen Zugang je nach den Bedürfnissen, unabhängig von ethnischer Zugehörigkeit, Geschlecht, Alter, sozialem Status oder Zahlungsfähigkeit. Die EU-Gesundheitssysteme haben auch zum Ziel, entsprechend dem Anliegen der EU-Mitgliedstaaten bestehende Ungleichheiten bei der Gesundheitsversorgung zu verringern; in enger Verbindung damit steht die Arbeit in den Systemen der Mitgliedstaaten zur Verhütung von Krankheiten, unter anderem durch die Förderung einer gesunden Lebensweise." (Rat der Europäischen Union 2006: 2, Herv.i.Orig., R.S.).

Die Betonung solidarischer Ziele in sozial- und gesundheitspolitischen Absichtserklärungen bleibt – im Gegensatz zu den Bestimmungen des europäischen Markt- und Wettbewerbsrechts – zunächst einmal ohne verbindliche Konsequenzen. Deklamatorische Solidarität könnte allenfalls mittelbare Wirkung entfalten, sofern sich andere Akteure (etwa der EuGH) an die Erklärungen von

Rat und Kommission gebunden fühlen. Allerdings bleibt auch dann offen, mit welchem Inhalt der Begriff der Solidarität gefüllt wird. Die unterschiedlichen Auslegungen des ESM machen deutlich, dass das Verständnis von Solidarität und die sich daran möglicherweise anschließenden Strategien einem historischen Wandel unterliegen.

4.2 Solidarität in den europäischen Verträgen

Der Begriff der Solidarität spielt in den europäischen Verträgen keine hervorgehobene Rolle. Im EU-Vertrag wird auf die solidarische Gestaltung der „Beziehungen zwischen den Mitgliedstaaten" (Art. 1) und auf die „gegenseitige Solidarität" in der Außen- und Sicherheitspolitik (Art. 11 Abs. 2) verwiesen. Im EG-Vertrag erscheint der Begriff lediglich einmal, in Art. 2, wo neben anderen Zielen die Förderung der „Solidarität zwischen den Mitgliedstaaten" als Gemeinschaftsaufgabe benannt wird. Auch die Bestimmungen zum Gesundheitsschutz enthalten keinen direkten Hinweis auf solidarische Zielsetzungen der Gemeinschaft. Die Absicht, „einen Beitrag zur Erreichung eines hohen Gesundheitsschutzniveaus" zu leisten (Art. 3 Abs. 1p EGV) und darauf bei der „Festlegung und Durchführung aller Gemeinschaftspolitiken und -maßnahmen" zu achten (Art. 152 Abs.1 EGV) lässt keinerlei Rückschlüsse auf die Art und Weise zu, wie diese Ziele erreicht werden sollen. Das Primat der Marktschaffung wird an einigen Stellen lediglich mit dem Hinweis versehen, dass die getroffenen Maßnahmen die öffentliche Gesundheit nicht gefährden bzw. ein hohes Gesundheitsschutzniveau beachten sollen. Diese Vorgabe findet sich z.B. beim Verbot mengenmäßiger Beschränkungen im Warenverkehr (Art. 30), im Rahmen der Niederlassungsfreiheit (Art. 46 abs. 1) oder bei der Angleichung der Rechtsvorschriften, die der Verwirklichung des Binnenmarktes dienen (Art. 95 Abs. 3).

Ein Verweis auf soziale Grundrechte findet sich in Art. 136 EGV, wo die Europäische Sozialcharta, die 1961 vom Europarat verabschiedet wurde, und die Gemeinschaftscharta der sozialen Grundrechte der Arbeitnehmer, die auf der Ratstagung in Straßburg 1989 verabschiedet wurde, als Bezugssysteme herangezogen werden. Während in der Sozialcharta das Recht auf Schutz der Gesundheit proklamiert wird, ohne präzisere Aussagen über die gesundheitssystemischen Gestaltungsprinzipien zu treffen, fordert die Gemeinschaftscharta „zufriedenstellende Bedingungen" für den Gesundheitsschutz und die Sicherheit am Arbeitsplatz. Aus der Sozialcharta leiten sich allerdings keine individuell einklagbaren Rechte ab. Bei Verstößen von Unterzeichnerstaaten gegen die Normen der Charta kann der Europarat in einer Resolution die betroffenen Staaten dazu auffordern, die nationale Rechtslage in Übereinstimmung mit der Sozialcharta zu bringen. Die Sozialcharta verfügt jedoch über keinerlei Sanktionsmöglichkeiten. Ähnliches gilt für die Gemeinschaftscharta, die nicht die Qualität eines verbindlichen Rechtsaktes oder eines völkerrechtlichen Vertrages besitzt. Dass die Wirkung der beiden Erklärungen dennoch über einen rein deklamatorischen Akt hinausgeht, liegt daran, dass sie als Hilfsmittel zur Auslegung des EG-Vertrags herangezogen werden. Sie können der Kommission als Rechtfertigung für geplante Richtlinien dienen. Auch der EuGH greift in seinen Entscheidungen sowohl auf die Sozialcharta als auch auf die Gemeinschaftscharta als Rechtserkenntnisquelle zurück. Da die gesundheitspolitischen Aussagen der beiden Erklärungen ausgesprochen vage bleiben, besitzt der Gerichtshof hier einen weiten Interpretationsspielraum. Die Herausbildung einer gemeinschaftlichen Grundrechtsordnung durch die Rechtsprechung des EuGH entwickelte sich seit Ende der 1960er Jahre. Seit diesem Zeitpunkt betont der Gerichtshof, dass die Beachtung der Grundrechte zu den allgemeinen Grundsätzen der Gemeinschaftsordnung gehöre. Der konkrete Gehalt wurde vom EuGH in Einzelfallentscheidungen präzisiert. Dabei legten die Richter einzelne Vertragsbestimmungen aus (z.B. das Diskriminierungsverbot) und entwickelten und ergänzten sie auf der Grundlage gemeinsamer Verfassungstraditionen der Mitgliedstaaten. Auf diesem Wege wurde eine Reihe von Grundrechten und von grundrechtsverwandten rechtsstaatlichen Prinzipien entwickelt. Diese Art der Grundrechtsordnung musste allerdings unvollständig bleiben, da der EuGH immer im Rahmen des jeweiligen Einzelfalls zu entscheiden hatte (Borchardt 1999).

Einen wichtigen Schritt in der europäischen Entwicklung der Grundrechte ist die nach zähen Verhandlungen im Jahr 2000 verabschiedete „Charta der Grundrechte der Europäischen Union". Sie stellt eine politische Willenserklärung ohne rechtsverbindlichen Charakter dar, soll allerdings die Organe der Gemeinschaft und die Mitgliedstaaten binden, sofern sie das Recht der Union durchführen (Art. 51). Eine Besonderheit der Charta liegt in der vergleichsweise ausgeprägten Betonung sozialer Grundrechte. Dies beginnt damit, dass bereits in der Präambel der Wert der Solidarität neben der Menschenwürde, der Freiheit und der Gleichheit als Bestandteil des „geistig-religiösen und sittlichen Erbes" der Union benannt wird. Dies ist in anderen internationalen Menschenrechtsdokumenten nicht der Fall. Das Kapitel 4 der Charta steht unter der Überschrift „Solidarität" und enthält eine Reihe klassischer sozialer Grundrechte. Von gesundheitspolitischer Bedeutung ist Art. 35, in dem es heißt: „Jede Person hat das Recht auf Zugang zur Gesundheitsvorsorge und auf ärztliche Versorgung nach Maßgabe der einzelstaatlichen Rechtsvorschriften und Gepflogenheiten." In den

Verhandlungen über eine europäische Verfassung war vorgesehen, die Charta in den Verfassungsvertrag zu integrieren. Nach der gescheiterten Ratifizierung einigten sich die Mitgliedstaaten im Rahmen der Verhandlungen um den Reformvertrag von Lissabon darauf, der Charta europarechtlich den gleichen Wert wie den Verträgen zu verleihen. Damit soll sie ab 2009 Rechtsverbindlichkeit in der EU erlangen.[1] Die besondere Bedeutung dieses Schrittes liegt darin, dass erstmals soziale Grundrechte systematisch in das Rechtssystem der EU integriert würden. Die entsprechenden Normen besäßen damit nicht länger lediglich den Status eines allgemeinen Bekenntnisses. Wie weit sich allerdings eine – durch den EuGH zu überwachende – materiell-rechtliche Wirksamkeit entfalten könnte, ist politisch und rechtlich umstritten (Tomuschat 2004: 145).

4.3 Solidarität als Ausnahmetatbestand

Die Anwendung des europäischen Markt- und Wettbewerbsrechts auf die nationalen Gesundheitssysteme ist vorrangig darauf ausgerichtet, (unzulässige) Behinderungen der „vier Freiheiten" und des Wettbewerbs zu beseitigen. Der EG-Vertrag ist in seiner derzeitigen Fassung keine Rechtsgrundlage, mit der ein Ausbau von solidarischen, marktregulierenden Steuerungsinstrumenten in der Gesundheitspolitik betrieben werden könnte. Die fehlenden Kompetenzen der europäischen Ebene für die Gestaltung der Gesundheitssysteme haben den EuGH jedoch nicht daran gehindert, die eigene Zuständigkeit für gesundheitssystemische Fragen zu reklamieren, sofern sie in einen Zusammenhang mit der europäischen Marktordnung gebracht werden können. Der Grundtenor der EuGH-Entscheidungen lautet: Die Mitgliedstaaten besitzen für die Gestaltung ihrer Gesundheitssysteme zwar die alleinige Kompetenz, sie müssen dabei jedoch das europäische Markt- und Wettbewerbsrecht beachten. Das Primat wettbewerblicher Steuerung auf der europäischen Ebene stellt grundsätzlich gesundheitspolitische Regelwerke auf der nationalstaatlichen Ebene in Frage, die die Allokation von Gütern und Dienstleistungen nicht über den Markt organisieren. Damit kommt es zu der widersprüchlichen Konstellation, dass sich Steuerungsinstrumente im Kontext der europäischen Wettbewerbsordnung rechtfertigen müssen, die in der Absicht etabliert worden waren, durch die Herausnahme aus dem Markt solidarische Zielvorstellungen in der Gesundheitspolitik zu realisieren. Die Öffnung der nationalen Gesundheitspolitik gegenüber dem europäi-

---

[1] Großbritannien und Polen haben sich diesem Vorgehen nicht angeschlossen und sich für ein Opt-out entschieden.

schen Binnenmarkt- und Wettbewerbsrecht hat – wie weiter oben aufgeführt – zu einer Reihe von EuGH-Entscheidungen geführt, in denen Regulierungen der Mitgliedstaaten als nicht gerechtfertigte Verstöße gegen das europäische Recht interpretiert wurden. Die Rechtsprechung des EuGH hat allerdings an verschiedenen Punkten Einschränkungen des Markt- und Wettbewerbsrechts für zulässig erklärt. Dabei greift der EuGH bei der Legitimierung solcher „solidarischen Ausnahmetatbestände" partiell auf nicht rechtsverbindliche Erklärungen (wie die Sozialcharta oder die Charta der Grundrechte) sowie europäische Verfassungstraditionen zurück. In diesem Zusammenhang kommt auch der – vertraglich nicht definierte – Wert der Solidarität bei der Beurteilung gesundheitspolitischer Steuerungsinstrumente zur Geltung. Dies ist vor allem dann von Bedeutung, wenn es um die wettbewerbsrechtliche Einstufung von Einrichtungen geht, die mit Aufgaben der sozialen Sicherheit betraut sind.

Eine wegweisende Entscheidung fällte der EuGH im Jahr 1993 hinsichtlich eines Rechtsstreits zwischen zwei französischen Staatsbürgern und der französischen Krankenversicherung (Rechtssache Poucet und Pistre, C-159/91 und C-160/91). Die Kläger hatten argumentiert, dass die Versicherungspflicht in der Krankenversicherung nicht mit den kartellrechtlichen Vorschriften des EG-Vertrags (Art. 81 ff. EGV) vereinbar sei, da so eine nicht zu rechtfertigende marktbeherrschende Stellung begründet werde. Im Kern war die Frage zu entscheiden, ob es sich bei der Krankenversicherung um ein Unternehmen im Sinne des EG-Vertrags handele. Erst wenn dies der Fall ist, greift das Wettbewerbsrecht. In einer früheren Entscheidung (Rechtssache Höfner und Elser, C-41/90) hatte der Gerichtshof alle „Einheiten" als Unternehmen definiert, die eine „wirtschaftliche Tätigkeit" ausüben, unabhängig von ihrer Rechtsform und der Art ihrer Finanzierung. Damit liegt eine weit gefasste Definition des Unternehmensbegriffs vor. Allerdings, so der EuGH in der Entscheidung Poucet-Pistre, erfüllten die Krankenkassen eine Aufgabe mit „ausschließlich sozialem Charakter", die „auf dem Grundsatz der nationalen Solidarität" und ohne Gewinnzweck ausgeübt werde. Die Leistungen der Kassen werden „von Gesetzes wegen" erbracht und richten sich nicht nach der Höhe der Beiträge. Das Gericht schlussfolgert, dass es sich aufgrund dieser Merkmale nicht um eine wirtschaftliche Tätigkeit handele und die Krankenkassen daher keine Unternehmen im Sinne des europäischen Wettbewerbs darstellten (Rn. 16ff.). Hinsichtlich des Grundsatzes der Solidarität nimmt der EuGH eine Präzisierung vor, die darauf abzielt, dass der Versicherungsschutz unabhängig von der Vermögenslage des Versicherten erfolge und die Finanzierung auf einkommensabhängigen Beiträgen beruhe. Ausdrücklich wird der Aspekt der Einkommensumverteilung im Finanzierungssystem erwähnt, um den solidarischen Charakter der Krankenversicherung zu kennzeichnen. Zudem existiere ein Finanzausgleich zwischen den einzelnen Systemen der sozialen Sicherung, der ebenfalls durch solidarische Erwägungen begründet sei. Folglich stelle die Versicherungspflicht im System der Krankenversicherung in Frankreich keinen Verstoß gegen das Wettbewerbsrecht dar.

Für die deutsche GKV und ihre Spitzenverbände wurde die Frage, ob es sich bei ihnen um Unternehmen bzw. Unternehmensverbände handelt, zu Beginn des Jahrtausends aufgeworfen. Verschiedene Pharmahersteller hatten gegen die Festsetzung von Höchstbeträgen für die Kostenübernahme bestimmter Arzneimittel geklagt, die sich nach ihrer Auffassung nicht mit dem europäischen Wettbewerbsrecht vertrage. Der EuGH entschied unter Bezugnahme auf seine im Poucet-Pistre-Urteil vorgenommene Definition, dass es sich auch bei den deutschen Krankenkassen nicht um Unternehmen handele, da sie eine „rein soziale Aufgabe" wahrnehmen, die auf dem Grundsatz der Solidarität beruht und ohne Gewinnerzielungsabsicht ausgeführt wird (Rn. 51ff.). Im Rahmen ihrer sozialen Aufgabe sei die Bestimmung von Festbeträgen für Arzneimittel keine wirtschaftliche Tätigkeit und unterliege daher nicht dem europäischen Kartellrecht (Rechtssachen C-264/01, C-306/01, C-354/01, C-355/01). Bei dieser Entscheidung handelt es sich allerdings um eine strittige Position. Die im Rahmen der Verhandlungen des EuGH vor den Beratungen des Gerichtshof abgegebenen Schlussanträge des europäischen Generalanwalts, an dessen Empfehlungen sich der Gerichtshof in den meisten Entscheidungen orientiert, weicht von dieser Auffassung ab. Der Generalanwalt versteht die Tätigkeit der Krankenkassen als wirtschaftlich, da es ein gewisses Maß an Wettbewerb zwischen GKV-Kassen sowie mit den privaten Krankenversicherungen gebe. Da die Aufgabe, die die GKV wahrnehme, auch von privaten Unternehmen mit Gewinnerzielungsabsicht ausgeübt werden könne, sei das Wettbewerbsrecht der Gemeinschaft anwendbar. Die Spitzenverbände handelten bei der Festlegung der Höchsterstattungsbeträge als Unternehmensvereinigungen mit Eigeninteressen, die durch eine faktische Festlegung von Preisen ausdrücklich ein wettbewerbswidriges Verhalten nach den Bestimmungen des EG-Vertrags an den Tag legten. Offen ließ der Generalanwalt, ob sich dieses Verhalten rechtfertigen lasse, weil es sich beim Kassenhandeln um die Erbringung von Dienstleistungen von allgemeinem Interesse handele (Jacobs 2003).

Die Rechtsprechung des EuGH zum Unternehmenscharakter von Krankenkassen verdeutlicht den ungeklärten und widersprüchlichen Stellenwert des Solidaritätsprinzips im Rahmen der europäischen Wettbewerbsordnung. Bemerkenswert ist, erstens, dass der EuGH auch ohne explizite vertragliche Grundlage das Prinzip der Solidarität bei der Entscheidung über gesundheitspolitische Steuerungsinstrumente heranzieht und es zu einem wettbewerbsrechtlichen Ausnahmetatbestand entwickelt hat. Zweitens wird angesichts des Plädoyers des Generalanwalts deutlich, dass es sich bei der Charakterisierung der Gesetzlichen Krankenkassen als soziale Organisationen ohne Unternehmenscharakter um eine rechtlich umstrittene Position handelt. Drittens schließlich macht die Rechtsprechung des EuGH darauf aufmerksam, dass die Krankenkassen durchaus als Unternehmen charakterisiert werden können, sobald ihr Finanzierungssystem, die Prinzipien der Leistungserbringung oder ihre Wettbewerbsposition gegenüber privaten Versicherungen verändert werden. Insofern kommt nationalen Gesundheitsreformen, in denen das Steuerungsinstrument des Wettbewerbs und die erweiterten Wahlmöglichkeiten der verschiedenen Akteure eine Schlüsselrolle für die weitere Entwicklung der GKV spielen, für die europarechtliche Positionierung und die Anwendung des Wettbewerbsrechts eine entscheidende Bedeutung zu.

4.4 Solidarität als Benchmark

Mit der Offenen Methode der Koordinierung (OMK) wurde seit Ende der 1990er Jahre ein neues Politikinstrument auf der europäischen Ebene entwickelt, das als „weicher" Steuerungsmechanismus gilt. Im Rahmen der Lissabon-Strategie wird die OMK als Methode europäischer Politikentwicklung für verschiedene Politikfelder vereinbart. Im Weißbuch „Europäisches Regieren" (Kommission 2001a) werden die Grundzüge der OMK dargelegt. Mit dem Verfahren soll jenseits der Harmonisierung von Rechtsvorschriften die Kooperation und der Informationsaustausch hinsichtlich ausgewählter politischer Ziele zwischen den Mitgliedstaaten intensiviert werden. Mit der Festlegung gemeinsamer Ziele und entsprechender Indikatoren, anhand derer die Zielerreichung gemessen werden kann, sollen erfolgreiche Strategien identifiziert und somit ein politischer Lernprozess zwischen den Regierungen in Gang gesetzt werden. Auf der Grundlage einer jährlichen Berichtspflicht sollen die Fortschritte der einzelnen Mitgliedstaaten transparent gemacht werden. Diese Form des politischen Benchmarkings zeichnet sich dadurch aus, dass sie für die Mitgliedsländer keine formal bindenden Konsequenzen nach sich zieht.

Nachdem die OMK in den Bereichen Beschäftigungspolitik, Alterssicherung und soziale Inklusion bereits eingesetzt wird, wird ihre Anwendung auf das Feld der Gesundheitspolitik und Langzeitpflege seit dem Jahr 2000 schrittweise vorbereitet. Ein wesentliches Problem stellt dabei die Auswahl und weitere Entwicklung von gemeinsamen Zielen und insbesondere der entsprechenden überprüfbaren Indikatoren dar. Auf der Ebene der Zielsetzungen nahm der Europäische Rat einen Vorschlag der Kommission auf, die drei übergeordnete, langfristige Ziele für die Gesundheitspolitik der Mitgliedstaaten formuliert hatte (Kommission 2001b). Erstens: Die Mitgliedstaaten sollen allen EU-Bürgern einen Zugang zur Gesundheitsversorgung gewährleisten. Unter Verweis auf die Charta der Grundrechte der EU wird die medizinische Versorgung als ein Grundrecht anerkannt. Eine besondere Stellung im Rahmen dieses Ziels nimmt die soziale Ungleichheit und die daraus resultierenden Unterschiede im Gesundheitszustand und im Zugang zur Versorgung ein. Mit dem Ziel der Verringerung gesundheitlicher Ungleichheit ist ein wesentliches Merkmal solidarischer Gesundheitspolitik in die OMK integriert worden. Zweitens: Die Gesundheitssysteme sollen qualitativ hochwertige Leistungen anbieten. Damit soll nicht nur die öffentliche Gesundheit verbessert, sondern auch die Effizienz der eingesetzten (öffentlichen) Mittel erhöht werden. Nicht zuletzt mit Blick auf den entstehenden Binnenmarkt für Gesundheitsdienstleistungen misst die Kommission der Transparenz und der Verbesserung qualitativer Standards einen hohen Stellenwert zu. Drittens: Gesundheitspolitik soll dazu beitragen, die langfristige Finanzierbarkeit der Versorgungssysteme zu gewährleisten. Der angesichts des demographischen Alterns der Bevölkerungen und der Innovationen in Medizintechnik und Arzneimittelforschung zu erwartende Anstieg der öffentlichen Gesundheitsausgaben kann nach Auffassung der Kommission „langfristig untragbar" werden. Es stellt sich daher die Frage, wie strukturelle Einsparungen und Kostenkontrollen in den nationalen Gesundheitssystemen realisiert werden können. Die OMK soll auch auf diesem Gebiet zur Identifizierung von „best practices" beitragen.

Die Präzisierung der drei Oberziele in mess- und vergleichbaren Indikatoren wirft allerdings verschiedene Probleme auf. Zum einen fehlten bislang die statistischen Grundlagen, die einen Vergleich von mittlerweile 27 Mitgliedstaaten erlauben. Die Unterschiede in den Organisationsstrukturen und Finanzierungssystemen sowie den Systemen und Methoden der Gesundheitsberichterstattung der einzelnen Länder schränken die Vergleichbarkeit erheblich ein (Schneider 2002). Zum anderen besteht ein Zielkonflikt zwischen der Absicht, bei Reduzierung sozial bedingter gesundheitlicher Ungleichheiten einen umfassenden Zugang der Bevölkerung zur Gesundheitsversorgung zu gewährleisten, und dem Vorhaben, die öffentlichen Gesundheitsausgaben zu kontrollieren, um mit einer geringen Steuer- und Abgabelast die Wettbewerbsfähigkeit europäischer Unternehmen zu unterstützen. In der Debatte um die OMK ist daher – auch aus dem deutschen Gesundheitsministerium – die Befürchtung geäußert worden, dass im Rahmen des europäischen Benchmarkings Gesundheitsausgaben primär als Kostenfaktor gesehen und gesundheitsbezogene und v.a. präventive Politikansätze „zugunsten einer rein fiskalpolitischen Betrachtungsweise verloren gehen bzw. vernachlässigt werden" (Schreiber 2005: 152). Die Auswahl der Vergleichsindikatoren ist somit nicht allein eine Herausforderung für die Gesundheitsstatistik und -berichterstattung, sondern zudem eine politisch relevante Entscheidung, die die spätere Bewertung gesundheitspolitischer Strategien präjudiziert. Die Entwicklung der Indikatoren ist in den vergangenen Jahren auf der europäischen Ebene vorangetrieben worden. Mittlerweile liegt ein vorläufiges europäisches Indikatorentableau vor, mit dem die Entwicklung in den verschiedenen Zieldimensionen abgebildet werden soll (European Commission 2006). Allerdings bleibt das Problem nicht vergleichbarer Daten bestehen. Für das Ziel der Qualitätsförderung wurde bislang nur ein vergleichbarer EU-Indikator (die Impfrate bei Kindern) definiert. Der Zugang und die Ungleichheit der Versorgung sollen vorrangig über die Indikatoren Säuglingssterblichkeit und Lebenserwartung abgebildet werden, während es für den Umfang des Krankenversicherungsschutzes aufgrund der organisatorischen Unterschiede der einzelnen Systeme nur nationale Indikatoren gibt. Die meisten EU-Indikatoren liegen bislang für den Bereich der Nachhaltigkeit der Finanzierung vor, wo die Gesundheitsausgaben pro Kopf, die Gesundheitsausgabenquote, die Quote der öffentlichen Gesundheitsausgaben und der Anteil der Selbstzahlung an den Gesundheitsausgaben vergleichbar gemacht worden sind (Schneider 2007).

Der erste gemeinsame OMK-Bericht zur den Feldern sozialer Inklusion, Alterssicherung sowie Gesundheitsversorgung und Langzeitpflege, der auf den nationalen Strategieberichten aller Mitgliedstaaten beruht, erschien im Jahr 2007. Neben den gemeinsamen Herausforderungen, die in den drei Oberzielen benannt werden, wird darauf aufmerksam gemacht, dass die konkreten sozioökonomischen und gesundheitssystemischen Verhältnisse große Unterschiede zwischen den Mitgliedstaaten aufweisen. Hinsichtlich der Vereinbarkeit der solidarischen Zielsetzung (access) und einer nachhaltigen Finanzierbarkeit (sustainability) weist der Bericht auf den bestehenden Zielkonflikt hin. „Solidarity and equitable financing are principles inherent in the systems and all countries pledge universal rights to access. However, these do not necessarily translate into universal access and significant inequities remain. All countries are firmly committed to ensuring access to adequate health care and long-term care for everyone and refuse any trade-off between access and sustainability." (European Commission 2007: 110). In seinen Empfehlungen hinsichtlich der "best practices" ist dieser erste Bericht relativ zurückhaltend. Dies mag auch an der weiterhin unbefriedigenden Datenlage liegen. Dennoch werden einige Maßnahmen aufgelistet, die für einen beispielhaften Umgang mit dem Solidaritäts-Nachhaltigkeits-Konflikt stehen sollen: so etwa die Kombination von privaten Zuzahlungen mit einer Belastungs-Obergrenze in Belgien, der kostenfreie Zugang zu bestimmten ambulanten Einrichtungen für Personen unterhalb einer Einkommensgrenze in Frankreich und Österreich oder die Einführung einer Telefonberatung durch einen Allgemeinmediziner in Fällen, in denen keine andere Behandlung zugänglich ist, in Estland. Als ein „best practice example" für eine bessere Kostenkontrolle in Deutschland wird die Einführung von Fallpauschalen (DRGs) in die stationären Vergütungssysteme aufgeführt (European Commission 2007: 112).

Eine abschließende Bewertung des solidaritätsstärkenden Potenzials der OMK ist angesichts des frühen Stadiums dieses Politikprozesses nicht möglich. Es lassen sich jedoch einige begründete Vermutungen über die möglichen Effekte der OMK im Gesundheitswesen benennen. Zum einen ist der Erfolg dieser „weichen" Steuerungsform von der Bereitschaft der Mitgliedstaaten abhängig, die Methode im beabsichtigten Sinne zu nutzen. Andernfalls werden die OMK-Berichte wenig aussagekräftig und politisch wirkungslos bleiben. Im Interesse einer Stärkung solidarischer Elemente in der Gesundheitspolitik bietet die OMK zumindest theoretisch neue Optionen. Solidarität als Benchmark – sofern geeignete Indikatoren entwickelt werden – stellt eine neue Facette in der gesundheitspolitischen Governance dar. Sie steht allerdings in einem Zielkonflikt mit der angestrebten finanziellen Nachhaltigkeit. Die Einbindung der OMK in die Lissabon-Strategie, d.h. in einen fiskal-, wettbewerbs- und beschäftigungspolitischen Kontext, sprechen dafür, dass letztlich die Kostenperspektive das angestrebte Policy Learning dominieren wird (Gerlinger/Urban 2004). Eine mögliche solidaritätsstärkende Wirkung der OMK müsste zudem dem Vorrang des europäischen Markt- und Wettbewerbsrechts genügen. Was auch immer an „best practice"-Beispielen benannt wird – die entsprechenden politischen Strategien müssten vor dem EuGH Bestand haben. "Even when responding to OMC guidelines, therefore, Member States continue to operate under exactly the same legal and economic constraints of economic integration which limit their policy choices when they are acting individually." (Scharpf 2002: 655).

5 Schluss

Wettbewerb und Solidarität befinden sich im Prozess der europäischen Integration in einem asymmetrischen Verhältnis. Zwar lässt sich in verschiedenen inhaltlichen, rechtlichen und diskursiven europäischen Kontexten eine Bezugnahme auf solidarische Normen finden, ihre Verpflichtungsfähigkeit ist jedoch weitaus geringer als die der existierenden markt- und wettbewerbspolitischen Instrumente. Solidarität ist in Europa vorrangig in „weichen" Steuerungskontexten vorzufinden – übereinstimmend mit der allgemeinen Beobachtung, dass „Präambeln (...) ein bevorzugter Ort von Solidaritätsbekundungen" sind (Denninger 1998: 320). Die „harten" Steuerungsinstrumente liegen im Gebiet der Marktschaffung und haben insbesondere in den vergangenen zehn Jahren auch eine gesundheitspolitische Wirksamkeit entfaltet. Die grundlegende Tendenz, die aus der konstitutionellen Asymmetrie resultiert, ist die Infragestellung nationaler gesundheitspolitischer Arrangements auf der Basis europäischen Rechts. Politische Steuerung über Formen der strukturellen Solidarität müssen sich im europäischen Kontext legitimieren, ohne dass es dafür eine differenzierte rechtliche Basis gibt. Es kommt zu einer Verschiebung der „Demarkationslinie" zwischen den Aufgaben des Wohlfahrtsstaates und denen privater bzw. marktlicher Versorgung (Scharpf 2002: 650). Allerdings gibt es Hinweise darauf, dass die „weichen" Solidaritäts-Diskurse nicht völlig wirkungslos bleiben. Immerhin wurde die bislang „härteste" Definition solidarischer Prinzipien vom EuGH vorgenommen, der in einer wettbewerbsrechtlichen Entscheidung die Existenz solidarischer Prinzipien und Einrichtungen in den gesundheitlichen Versorgungssystemen rechtfertigte. Diese Entscheidung ließ sich nur mittels des richterrechtlichen Rückgriffs auf gemeinsame Verfassungsbestände und die Traditionen eines ESM begründen. Die gerichtliche Auslegung dessen, was als solidarisch gilt und vom Wettbewerbsrecht auszunehmen ist, entbehrt allerdings einer demokratischen Grundlage im Sinne eines europäischen Meinungs- und Willensbildungsprozesses. So bleibt die Legitimation struktureller Solidarität im Integrationsprozess der Interpretationskunst des EuGH überlassen, der letztlich immer auf der Grundlage des Markt- und Wettbewerbsrechts zu entscheiden hat.

Die Asymmetrie im Verhältnis von Wirtschafts- und Sozialintegration bedeutet für die Mitgliedstaaten der EU, dass sie bei gesundheitspolitischen Entscheidungen die Regeln des europäischen Binnenmarktes berücksichtigen müssen. Der Handlungskorridor nationaler Gesundheitspolitik wird in Richtung marktlicher und wettbewerblicher Steuerungsoptionen verengt. Die Regierungen der Mitgliedstaaten haben mittlerweile auf diese Entwicklung reagiert, indem sie vor der Verabschiedung gesundheitspolitischer Reformen Expertisen über die Vereinbarkeit mit dem europäischen Recht einholen. Besonders drastisch ist das Beispiel der niederländischen Regierung, die im Vorfeld der großen Gesundheitsreform von 2006 direkt bei der Europäischen Kommission anfragte, ob die geplanten Veränderungen europarechtlich Bestand haben würden. Potenzielle Verstöße gegen europäisches Recht bergen die Gefahr, dass die in Frage stehende Regelung vor dem EuGH verworfen wird. Vor diesem Hintergrund kommt es zu einer Anpassung des nationalen Sozialrechts an die Rechtsprechung des EuGH. In Deutschland ist dies z.B. als Reaktion auf die Entscheidungen zu Auslandsbehandlungen im ambulanten und stationären Sektor erfolgt. Die vom EuGH entwickelten Leitsätze wurden mit dem GKV-Modernisierungsgesetz (GMG) von 2004 in das Sozialgesetzbuch übernommen. Im § 13 Abs. 4 SGB V wird das Prinzip der Kostenerstattung für ambulante Auslandsbehandlungen eingeführt, die ohne vorherige Zustimmung durch die Krankenkassen in Anspruch genommen werden. Eine Bewertung dieser Veränderung unter Berücksichtigung solidarischer Aspekte fällt widersprüchlich aus. Zwar werden Patientenrechte erweitert und die Mobilität erhöht; diese Verbesserungen, die für einen relativ kleinen Teil des gesamten Behandlungsbedarfs der GKV wirksam werden, gehen allerdings mit einer sozialrechtlichen Aufwertung des Kostenerstattungsprinzips einher. Es kommt zu einer europarechtlich induzierten Schwächung des Sachleistungsprinzips in der GKV, dessen Entstehung u.a. mit dem solidarisch motivierten Interesse begründet war, eine unmittelbare medizinische Versorgung von Menschen zu gewährleisten, die nicht über ausreichende finanzielle Mittel verfügen. Es ist davon auszugehen, dass das Kostenerstattungsprinzip eine Option darstellt, deren Vorteile v.a. von materiell besser gestellten Schichten genutzt werden können.

Es wäre jedoch zu einfach, in erster Linie den europäischen Integrationsprozess für Vermarktlichungs- und Privatisierungstendenzen in der Gesundheitspolitik verantwortlich zu machen. Der Einsatz wettbewerblicher Instrumente ist in der deutschen Gesundheitspolitik seit Beginn der 1990er Jahre in der Hoffnung forciert worden, Effizienzsteigerungen und Kostendämpfungen realisieren zu können. Die verstärkte Nutzung wettbewerblicher Steuerungsinstrumente führt in der skizzierten europarechtlichen Konstellation allerdings dazu, dass strukturelle Solidarität begründungsbedürftig wird. Je größer die Bedeutung von Markt und Wettbewerb im Gesundheitswesen wird, desto schwieriger wird es, Ausnahmen zu legitimieren. Abweichungen von solidarischen Prinzipien, wie sie etwa im Ausbau von Selbstbehalt- und Rückerstattungstarifen in der Gesundheitsreform 2007 vorgenommen wurden (Gerlinger 2007b), werfen die Frage nach den Unternehmenseigenschaften der gesetzlichen Krankenkassen neu auf. Die „Verdünnung des Solidarprinzips" durch das GKV-WSG lässt es als fraglich erscheinen, „ob die gesetzlichen Krankenkassen nach wie vor durch Verneinung ihrer Unternehmenseigenschaft dem Einfluss des europäischen Kartellrechts entzogen werden können" (Kingreen 2007: 48). Befürworter marktlicher Steuerung in der Gesundheitspolitik sehen daher in der konstitutionellen Asymmetrie des Integrationsprozesses eine Chance, Veränderungen durchzusetzen, die im nationalen Rahmen auf größeren Widerstand stoßen würden. Die Erkenntnis, „dass das europäische Gemeinschaftsrecht ein größeres Potential an marktwirtschaftlichen Kräften enthält als das deutsche Grundgesetz und die Verfassungen anderer Mitgliedsländer" (Henke 2005: 146), eröffnet neue Möglichkeiten der Marktschaffung im Gesundheitswesen. Insofern stehen nationale Gesundheitspolitik und das europäische Recht in einem Wechselspiel, in dem überkommene Bestände struktureller Solidarität auch weiterhin in Frage gestellt werden. Dieser Mechanismus wird so lange wirksam sein, solange es nicht gelingt, den erodierenden nationalstaatlichen Grundlagen von Solidarität durch eine Transnationalisierung (struktureller) Solidarität im europäischen Rahmen zu begegnen.

Literatur

Aust, Andreas/Leitner, Sigrid/Lessenich, Stephan (2002): Konjunktur und Krise des Europäischen Sozialmodells. Ein Beitrag zur politischen Präexplantationsdiagnostik. In: Politische Vierteljahresschrift 43. Jg. 272-301.

Bayertz, Kurt (1998): Begriff und Problem der Solidarität. In: Ders. (Hrsg.), Solidarität. Begriff und Problem. Frankfurt a.M./New York. 11-53.

Bien, Annika S. (2004): Die Einflüsse des europäischen Kartellrechts auf das nationale Gesundheitswesen. Berlin.

Borchardt, Klaus-Dieter (1999): Das ABC des Gemeinschaftsrechts. In: http://ec.europa.eu /publications/booklets/eu_documentation/02/txt_de.pdf. (Zugriff 15.01.2008).

Busse, Reinhard/Drews, Markus/Wismar, Matthias (2002): Consumer choice of healthcare services across borders. In: Busse, Reinhard/Wismar, Matthias/Berman, Philip C. (Hrsg.): The European Union and Health Services. The Impact of the Single European Markt on Member States. Amsterdam. 231-248.

Clergeau, Christophe (2005): European food safety policies: between a single market and a political crisis. In: Steffen, Monika (Hrsg.): Health Governance in Europa. Issues, challenges and theories. London/New York. 113-133.

Däubler, Wolfgang (1989): Sozialstaat EG? Notwendigkeit und Inhalte einer Europäischen Grundrechtsakte. In: Ders. (Hrsg.): Sozialstaat EG? Die andere Dimension des Binnenmarktes. Gütersloh.

Denninger, Erhard (1998): Verfassungsrecht und Solidarität. In. Bayertz, Kurt (Hrsg.): Solidarität. Begriff und Problem. Frankfurt a.M./New York. 319-344.

Deppe, Hans-Ulrich (2005): Zur sozialen Anatomie des Gesundheitssystems. Neoliberalismus und Gesundheitspolitik in Deutschland. Frankfurt a.M.

Dingeldey, Irene (2006): Aktivierender Wohlfahrtsstaat und sozialpolitische Steuerung. In: Aus Politik und Zeitgeschichte 8-9/2006. 3-9.

Ebsen, Ingwer (2004): Kartell- und vergaberechtliche Aspekte des vertraglichen Handelns der Krankenkassen. In: Die Krankenversicherung 56. Jg. 95-100.

Eichenhofer, Eberhard (2006): Sozialrecht der Europäischen Union. Berlin.

Englaender, Anna (2007): EuGH-Urteile zur grenzüberschreitenden Inanspruchnahme von Gesundheitsdienstleistungen. Observatorium für die Entwicklung der sozialen Dienste in Europa. In: http://www.soziale-dienste-in-europa.de/dokumente/Aktuelles/EUGH_Urteile_Zusammenfassung.pdf. (Zugriff 15.01.2008).

Esping-Andersen, Gøsta (1990): The Three Worlds of Welfare Capitalism. Cambridge.

European Commission (2006): Portfolio of overarching Indicators and streamlined Social Inclusion, Pensions, and Health Portfolios. D(2006), Brussels, 7 June 2006. In: http://ec.europa.eu/employment_social/social_inclusion/docs/2006/indicators_en.pdf. (Zugriff 15.01.2008).

European Commission (2007): Joint Report on Social Protection and Social Inclusion [2007]. Social inclusion, Pensions, Healthcare and Long Term care. Luxemburg.

Gerlinger, Thomas (2000): Arbeitsschutz und europäische Integration. Europäische Arbeitsschutzrichtlinien und nationalstaatliche Arbeitsschutzpolitik in Großbritannien und Deutschland. Opladen.

Gerlinger, Thomas (2007a): Soziale Ungleichheit von Gesundheitschancen: Anmerkungen zum Beitrag der Gesundheitspolitik. Diskussionspapier 2007-2. Institut für Medizinische Soziologie an der Johann Wolfgang Goethe-Universität Frankfurt a.M.

Gerlinger, Thomas/Mosebach, Kai/Schmucker, Rolf (2007b): Wettbewerbssteuerung im GKV-WSG. Eine Einschätzung möglicher Effekte auf das Akteurshandeln im Gesundheitssystem. In: Jahrbuch für Kritische Medizin 44. Hamburg. 6-24.

Gerlinger, Thomas/Urban, Hans-Jürgen (2004): Auf neuen Wegen zu neuen Zielen? Die Offene Methode der Koordinierung und die Zukunft der Gesundheitspolitik in Europa. In: Kaelble, Hartmut/Schmid, Günther (Hrsg.), Das europäische Sozialmodell. Auf dem Weg zum transnationalen Sozialstaat. Berlin. 263-288.

Giddens, Anthony (2006): Die Zukunft des europäischen Sozialmodells. In: Berliner Republik 8. Jg. 20-29.

Greer, Scott L. (2006): Uninvited Europeanization: neofunctionalism and the EU in health policy. In: Journal of European Public Policy Vol. 13, 134-152.

Haltern, Ulrich (2005): Integration durch Recht. In: Bieling, Hans-Jürgen/Lerch, Marika (Hrsg.): Theorien der europäischen Integration. Wiesbaden. 399-423.

Hengsbach, Friedhelm (2001): Solidarität im Sturzflug? Eine sozialethische Reflexion. In: WSI-Mitteilungen 54.Jg. 471-477.

Henke, Klaus-Dirk (2005): Wie lassen sich Gemeinwohl und Wettbewerb in der Krankenversicherung miteinander verbinden? – Eine nationale und europaweite Herausforderung. In: Kirchhof, Paul (Hrsg.): Gemeinwohl und Wettbewerb. Heidelberg. 129-146.

Hervey, Tamara K. (2002): The Legal Basis of European Community Public Health Policy. In: McKee, Martin/Mossialos, Elias/Baeten, Rita (Hrsg.): The Impact of EU Law on Health Care Systems. Brussels. 23-55.

Jacobs, Francis (2003): Schlussanträge des Generalanwalts Francis Jacobs in den verbundenen Rechtssachen C-264/01, C-306/01, C-354/01 und C-355/01. EuGH Pressemitteilung Nr. 44/03 vom 22.05.2003.

Kingreen, Thorsten (2007): Europarechtliche Implikationen des Entwurfs eines Gesetzes zur Stärkung des Wettbewerbs in der Gesetzlichen Krankenversicherung (GKV-Wettbewerbsstärkungsgesetz – GKV-WSG). Rechtsgutachten für den Deutschen Gewerkschaftsbund und die Hans Böckler-Stiftung. In: http://www.boeckler.de/pdf_fof/S-2006-922-4-1.pdf. (Zugriff 15.01.08).

Klammer, Ute (1998): Gerechtigkeit in der Gesundheitsversorgung – von der Verfehlung des Ziels zur Auflösung der Zielvorstellung? In: Blasche, Siegfried/Döring, Dieter (Hrsg.): Sozialpolitik und Gerechtigkeit. Frankfurt a.M./New York. 258-313.

Kommission der Europäischen Gemeinschaften (2001a): Europäisches Regieren. Ein Weißbuch. KOM(2001)428 endgültig. Brüssel, den 25.07.2001.

Kommission der Europäischen Gemeinschaften (2001b): Mitteilung der Kommission an den Rat, das Europäische Parlament, den Wirtschafts- und Sozialausschuss und den Ausschuss der Regionen. Die Zukunft des Gesundheitswesens und der Altenpflege: Zugänglichkeit, Qualität und langfristige Finanzierbarkeit sichern. KOM(2001) 723 endgültig, Brüssel, den 05.12.2001.

Kommission der Europäischen Gemeinschaften (2005): Mitteilung der Kommission. Sozialpolitische Agenda. KOM(2005) 33 endgültig. Brüssel, den 09.02.2005.

Lamping, Wolfram (2007): Die Kunst des Bohrens dicker Bretter. Die Europäische Kommission und die Europäisierung von Gesundheitspolitik. In: Fischer, Robert/Karrass, Anne/Kröger, Sandra (Hrsg.): Die Europäische Kommission und die Zukunft der EU. Ideenfabrik zwischen europäischem Auftrag und nationalen Interessen. Opladen/Farmington Hills. 275-296.

Leibfried, Stephan (2006): Europäische Sozialpolitik – Richtern und Märkten überlassen? In: WSI-Mitteilungen 59. Jg. 523-531.

Manow, Philipp/Schäfer, Armin/Zorn, Hendrik (2006): Europäische Sozialpolitik und Europas parteipolitisches Gravitationszentrum in den Jahren 1957-2003. In: Zeitschrift für internationale Beziehungen 13. Jg. 75-107.

Marshall, Thomas H. (1992): Bürgerrechte und soziale Klassen. Frankfurt a.M./New York.

Mielck, Andreas (2005): Soziale Ungleichheit und Gesundheit. Empirische Ergebnisse der sozialepidemiologischen Forschung in Deutschland. Opladen.

Permanand, Govin (2006): EU pharmaceutical regulation. The politics of policy-making. Manchester.

Rat der Europäischen Union (2006): Schlussfolgerungen des Rates zum Thema "Gemeinsame Werte und Prinzipien in den Europäischen Union-Gesundheitssystemen". In: Amtsblatt der Europäischen Union C 146 vom 22.06.2006. 1-3.

Scharpf, Fritz W. (2000): Notes Toward a Theory of Multilevel Governing in Europe. MPIfG Discussion Paper 00/5. Köln.

Scharpf, Fritz W. (2002): The European Social Model: Coping with the Challenges of Diversity. In: Journal of Common Market Studies, Vol. 40. 645-70.

Scharpf, Fritz W. (2003): Politische Optionen im vollendeten Binnenmarkt. In: Jachtenfuchs, Markus/Kohler-Koch, Beate (Hrsg.): Europäische Integration. Opladen. 219-253.

Schmucker, Rolf (2003): Europäischer Binnenmarkt und nationale Gesundheitspolitik. Zu den Auswirkungen der „vier Freiheiten" auf die Gesundheitssysteme der Mitgliedsländer. In: Jahrbuch für Kritische Medizin 38. Hamburg. 107-120.

Schneider, Markus (2002): Gesundheitssystemforschung und Gesundheitsstatistik in der Europäischen Union. Stand und Perspektiven im Hinblick auf die „offene Methode der Koordinierung", in: Gesundheit und Gesellschaft Wissenschaft 2. Jg. 15-21.

Schneider, Markus/Hofmann, Uwe/Köse, Aynur/Biene, Peter/Krauss,Thomas (2007): Indikatoren der OMK im Gesundheitswesen und der Langzeitpflege. Gutachten für das Bundesministerium für Gesundheit. Augsburg.

Schreiber, Arnold (2005): Die Offene Methode der Koordinierung im Gesundheitswesen und zur aktuellen Situation. In: Sozialer Fortschritt 54. Jg. 149-152.

Steinmeyer, Heinz-Dietrich (1999): Hat das Territorialitätsprinzip in der GKV noch Zukunft? In: Die Krankenversicherung 51. Jg. 288-291.

Tomuschat, Christian (2004): Die völkerrechtlichen Grundlagen der Zivilgesellschaft: Internationale Abkommen als Garanten internationaler Solidarität? In: Beckert, Jens/Eckert, Julia/Kohli, Martin/Streeck, Wolfgang (Hrsg.): Transnationale Solidarität. Chancen und Grenzen. Frankfurt a.M. 135-147.

Autorenverzeichnis

Prof. Dr. Nils C. Bandelow ist Lehrstuhlinhaber am Institut für Sozialwissenschaften an der Technischen Universität Braunschweig. Seine Forschungsschwerpunkte sind Politikfeldanalyse, Vergleichende Politikforschung, Europäische Integration, Policybezogenes Lernen und politische Steuerung (www.tu-braunschweig.de/innenpolitik).

Roman Böckmann ist Doktorand der Graduate School of Politics (GraSP) an der Westfälischen Wilhelms-Universität Münster. Seine Forschungsschwerpunkte sind Wohlfahrtsmärkte, Regulierung und Steuerung von Gesundheits- und Alterssicherungsmärkten und die Private Krankenversicherung (www.uni-muenster.de/grasp).

Dr. Bernard Braun ist Diplomsoziologe und Leiter der Forschungseinheit Gesundheitspolitik und Evaluation medizinischer Versorgung am Zentrum für Sozialpolitik (ZeS) der Universität Bremen. Zu seinen Arbeitsscherpunkten zählen die patienten- und beschäftigtenorientierte Versorgungsforschung, Gesundheitssystemforschung, Gesundheitspolitik-Folgenforschung, Sozialmedizin und Public Health sowie Dissemination evidenzbasierten Wissens über das deutsche und andere Gesundheitssysteme im Internet (www.forum-gesundheitspolitik.de).

Prof. Dr. Dr. Thomas Gerlinger ist Professor für Medizinische Soziologie und Direktor des Instituts für Medizinische Soziologie und des Instituts für Europäische Gesundheitspolitik und Sozialrecht an der Johann Wolfgang Goethe-Universität in Frankfurt a.M. Zu seinen Forschungsschwerpunkten zählen Gesundheitspolitik in Deutschland und Europa, Gesundheitssystemforschung sowie der internationale Vergleich von Gesundheitssystemen.

Prof. Dr. Gerd Glaeske ist Co-Leiter der Abteilung für Gesundheitsökonomie, Gesundheitspolitik und Versorgungsforschung am Zentrum für Sozialpolitik (ZeS) der Universität Bremen (www.arzneimittelversorgungsforschung.de) und Mitglied im Sachverständigenrat zur Begutachtung der Entwicklung im Gesundheitswesen (www.svr-gesundheit.de).

Claudia Heilig ist Doktorandin am Zentrum für Sozialpolitik (ZeS) der Universität Bremen und Stipendiatin der Hans-Böckler-Stiftung. Ihre Forschungsschwerpunkte liegen im Bereich Arzneimittelversorgung, betriebswirtschaftliche Strategien von Pharmaunternehmen und Marketingwirkung auf den Arzneimittelendverbraucher (www.claudiaheilig.de).

Rebecca Jahn, Dipl.-Oecotrophologin, ist Wissenschaftliche Mitarbeiterin am Lehrstuhl für Medizinmanagement und Leiterin des Arbeitsbereichs „Gesundheitssystem, Gesundheitspolitik und Arzneimittelsteuerung" am Alfried Krupp von Bohlen und Halbach-Stiftungslehrstuhl der Universität Duisburg-Essen.

Dr. Simone Leiber ist Wissenschaftlerin im Bereich Sozialpolitik am Wirtschafts- und Sozialwissenschaftlichen Institut (WSI) in der Hans-Böckler-Stiftung. Zu ihren Forschungsschwerpunkten zählen EU-Sozialpolitik, Wohlfahrtsstaaten im Vergleich und Gesundheitspolitik.

Maral-Sonja Manouguian, MSc., studierte Volkswirtschaft an der Universität Maastricht (Niederlande) und ist seit Dezember 2007 Doktorandin am Wirtschafts- und Sozialwissenschaftlichen Institut (WSI) in der Hans-Böckler-Stiftung. Ihre Arbeitsschwerpunkte liegen in den Bereichen Internationaler Gesundheitssystemvergleich und Gesundheitssysteme.

Mathieu Schade, MA., ist Mitarbeiter der Deutsche Telekom AG, Stab Personalvorstand. Seine Forschungsschwerpunkte sind Politische Ökonomie, Politikfeldanalyse, Vergleichende Politikforschung, Arbeitsrecht, Sozialpolitik und Internationale Wirtschaftsbeziehungen.

Dr. Rolf Schmucker, Dipl. Pol., ist Wissenschaftlicher Mitarbeiter am Institut für Medizinische Soziologie an der Goethe-Universität Frankfurt a.M. Seine Forschungsschwerpunkte sind Gesundheitspolitik, Gesundheitssystemvergleich und Europäische Integration.

Susanne Staudt ist Mitarbeiterin am Lehrstuhl für Medizinmanagement der Universität Duisburg-Essen.

Prof. Dr. Jürgen Wasem ist Inhaber des Lehrstuhls für Medizinmanagement an der Universität Duisburg-Essen. Seine Forschungsschwerpunkte liegen im Bereich des Risikostrukturausgleichs, der Gesundheitsökonomie und des Medizinmanagements (www.mm.wiwi.uni-due.de).

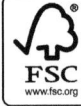

MIX
Papier aus verantwortungsvollen Quellen
Paper from responsible sources
FSC® C105338

If you have any concerns about our products,
you can contact us on
ProductSafety@springernature.com

In case Publisher is established outside the EU,
the EU authorized representative is:
**Springer Nature Customer Service Center GmbH
Europaplatz 3, 69115 Heidelberg, Germany**

Printed by Libri Plureos GmbH
in Hamburg, Germany